Humanernährung

Iwer Diedrichsen
Herausgeber

Human-ernährung

Ein interdisziplinäres Lehrbuch

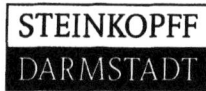

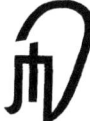

Prof. Dr. IWER DIEDRICHSEN
Universität Hohenheim
Institut für Sozialwissenschaften
des Agrarbereichs
Schloß – Museumsflügel
D-70599 Stuttgart

Die Deutsche Bibliothek – CIP-Einheitsaufnahme

Humanernährung: ein interdisziplinäres Lehrbuch /
Iwer Diedrichsen Hrsg. – Darmstadt: Steinkopff, 1995
ISBN 978-3-7985-1027-2   ISBN 978-3-642-57872-4 (eBook)
DOI 10.1007/978-3-642-57872-4
NE: Diedrichsen, Iwer (Hrsg.)

Dieses Werk ist urheberrechtlich geschützt. Die dadurch begründeten Rechte, insbesondere die der Übersetzung, des Nachdrucks, des Vortrages, der Entnahme von Abbildungen und Tabellen, der Funksendung, der Mikroverfilmung oder der Vervielfältigung auf anderen Wegen und der Speicherung in Datenverarbeitungsanlagen, bleiben, auch bei nur auszugsweiser Verwertung, vorbehalten. Eine Vervielfältigung dieses Werkes oder von Teilen dieses Werkes ist auch im Einzelfall nur in den Grenzen der gesetzlichen Bestimmungen des Urheberrechtsgesetzes der Bundesrepublik Deutschland vom 9. September 1965 in der Fassung vom 24. Juni 1985 zulässig. Sie ist grundsätzlich vergütungspflichtig. Zuwiderhandlungen unterliegen den Strafbestimmungen des Urheberrechtsgesetzes.

© 1995 by Springer-Verlag Berlin Heidelberg
Ursprünglich erschienen bei Dr. Dietrich Steinkopff Verlag, GmbH & Co. KG Darmstadt 1995
Verlagsredaktion: Dr. Maria Magdalene Nabbe – Herstellung: Heinz J. Schäfer
Umschlaggestaltung: Erich Kirchner, Heidelberg

Die Wiedergabe von Gebrauchsnamen, Handelsnamen, Warenbezeichnungen usw. in dieser Veröffentlichung berechtigt auch ohne besondere Kennzeichnung nicht zu der Annahme, daß solche Namen im Sinne der Warenzeichen- und Markenschutz-Gesetzgebung als frei zu betrachten wären und daher von jedermann benutzt werden dürften.

Satz: SZ-Satzherstellung GmbH, Darmstadt

Gedruckt auf säurefreiem Papier

Vorwort

Die Autorinnen und Autoren dieses interdisziplinär konzipierten Lehrbuchs haben sich die Aufgabe gestellt, dem Leser ihre jeweiligen Fachgebiete kurz darzustellen. Dazu werden neuere Entwicklungen und Strömungen in der Humanernährung dokumentiert. Das Buch vermittelt fachübergreifend studienbezogenes Grundlagenwissen auf dem Gebiet der Ernährung des Menschen. Es soll darüber hinaus dazu beitragen, Wissenschaft und Praxis in engeren Kontakt zu bringen, damit theoretisches Wissen leichter in gesundheitsbewußtes Ernährungshandeln umgesetzt werden kann.

Das Buch wendet sich vor allem an Ernährungs- und Haushaltswissenschaftler, Lebensmittelchemiker, Lebensmitteltechnologen, Mediziner, Psychologen, Soziologen, Pädagogen, Diätassistentinnen, Fachkräfte in der Verbraucherberatung, Ernährungsmedizinische Berater, Lebensmittelhersteller sowie Ernährungsfachjournalisten.

Mein besonderer Dank gilt Frau Dr. Dr. habil. Inge Bundschu, Herrn Prof. Dr. Claus Leitzmann, Frau Prof. Dr. Ingrid-Ute Leonhäuser sowie Frau Dipl. oec. troph. Eva-Maria Spitzmüller, die mit ihren Fachbeiträgen das Erscheinen dieses Buches ermöglichten. Danken möchte ich ferner allen nicht namentlich genannten Personen, die an dem Entstehen des Buches mitgewirkt haben.

Zu Dank verpflichtet bin ich ebenfalls Herrn Dr. T. Thiekötter und Frau Dr. M. M. Nabbe vom Steinkopff Verlag, die bei der Projektierung und Betreuung des Buchs verständnisvoll auf meine Vorstellungen und Wünsche eingingen.

Stuttgart, im Herbst 1995   IWER DIEDRICHSEN

Inhaltsverzeichnis

Vorwort V
Über die Autoren XI

Einleitung 1

1   **Ernährungswissenschaft** 4
         I.-U. Leonhäuser

1.1   Einleitung 4
1.2   Historischer Überblick 4
1.2.1   Allgemein 4
1.2.2   Die organischen Nährstoffe: Kohlenhydrate, Fett und Eiweiß 6
1.2.3   Energieumsatz und Stoffwechsel 8
1.2.4   Anorganische Nährstoffe 9
1.2.5   Vitamine 10
1.3   Definition und Gegenstand 12
1.3.1   Vorbemerkungen 12
1.3.2   Analytisch experimentelle Ernährungswissenschaft 12
1.3.3   Sozialwissenschaftlich orientierte Ernährungswissenschaft 18
1.4   Methoden zur Untersuchung des Ernährungsverhaltens 21
1.5   Relevante Themen, Aufgaben und Ziele der verhaltensorientierten Ernährungswissenschaft 25
1.6   Perspektiven der verhaltensorientierten Ernährungswissenschaft   32
1.7   Zusammenfassung 34

2   **Ernährungspsychologie** 37
         I. Diedrichsen

2.1   Einleitung 37
2.2   Geschichtliche Entwicklung 38
2.2.1   Beiträge der Psychologie 38
2.2.2   Zur Situation der Ernährungspsychologie 39
2.3   Definition und Gegenstand 40
2.3.1   Hunger, Sättigung und Appetit 40
2.3.2   Steuerung der Nahrungsaufnahme 41
2.3.3   Determinanten des Eß- und Trinkverhaltens 44
2.3.4   Forschungsgebiete 45
2.4   Methoden 46
2.4.1   Beobachtung 47
2.4.2   Experiment 47
2.4.3   Befragung 47
2.4.4   Gespräch 48
2.4.5   Fragebogen und Testverfahren 49
2.5   Ausgewählte Themen 51
2.5.1   Ernährung und Verhalten 51

2.5.2	Ernährung und Lernen	55
2.5.3	Ernährung und Umwelt	58
2.5.4	Übergewicht und Adipositas	62
2.5.5	Eßstörungen	68
2.6	Perspektiven	72
2.7	Zusammenfassung	73
3	**Ernährungssoziologie**	**80**
	I. Bundschu	
3.1	Einleitung	80
3.2	Historische Entwicklung: Sozialwissenschaftliche Forschungsansätze im Ernährungsbereich	80
3.2.1	Strukturalistische und strukturfunktionalistische Ansätze in der ethnologischen Nahrungsforschung	81
3.2.2	Symbolischer Strukturalismus in der ethnologischen Nahrungsforschung	82
3.2.3	Ernährungsstudien der Cultural und Social Anthropology	84
3.2.4	„Klassische" Soziologie und Ernährung	85
3.2.5	Analyseansätze in der zeitgenössischen Ernährungssoziologie	87
3.3	Definition und Gegenstand der Ernährungssoziologie	89
3.3.1	Normen, Werte und Ernährung	90
3.3.2	Ernährungsverhaltensmuster	93
3.3.3	Soziale Ordnung und Ernährung	100
3.3.4	Soziale Prozesse und Ernährung	106
3.3.5	Gesellschaftliches Ernährungssystem	107
3.3.6	Die wichtigsten Definitionen der Ernährungssoziologie im Überblick	108
3.4	Methoden der Ernährungssoziologie	108
3.4.1	In der Ernährungssoziologie anwendbare Methoden der Soziologie	109
3.4.2	Empirische Sozialforschung und spezielle Aspekte ernährungssoziologischer Untersuchungen	110
3.5	Relevante Themen, Ziele und Aufgaben	113
3.6	Perspektiven des Fachgebiets Ernährungssoziologie	115
3.7	Zusammenfassung	116
4	**Ernährungsökologie – eine ganzheitliche Betrachtung des Ernährungssystems**	**121**
	C. Leitzmann und E.-M. Spitzmüller	
4.1	Einleitung	121
4.2	Historischer Überblick	122
4.2.1	Entwicklung und Verwendung des Begriffs Ökologie	122
4.2.2	Die Sonderrolle des Menschen	126
4.3	Die Ernährung des Menschen in den Systemen – Ernährungsökologie	127
4.4	Die Notwendigkeit einer neuen Betrachtungsweise	129
4.5	Aufgaben und Ziele	130

4.5.1	Die ernährungsökologische Betrachtungsweise der natürlichen Umwelt	130
4.5.2	Die ernährungsökologische Betrachtungsweise des sozialen Systems	135
4.6	Die ernährungsökologische Betrachtungsweise des einzelnen Menschen (Menschliches System)	141
4.6.1	Mangelernährung in sog. Entwicklungsländern	142
4.6.2	Fehlernährung in Industrieländern	143
4.7	Zusammenfassung und Perspektiven – ernährungsökologische Empfehlungen für eine zeitgemäße Ernährungsweise	147
5	**Ernährungspädagogik** I. Diedrichsen	**153**
5.1	Einleitung	153
5.2	Erziehung	154
5.2.1	Erziehungsbegriff	154
5.2.2	Erziehungs- und Lernziele	156
5.2.3	Moralische Erziehung	156
5.2.4	Ästhetische Erziehung	157
5.2.5	Familienerziehung	158
5.2.6	Erziehungsstile	158
5.3	Entwicklung des Eß- und Trinkverhaltens	159
5.3.1	Säuglingsalter	159
5.3.2	Kindes- und Jugendalter	163
5.3.3	Erwachsenenalter und Alter	164
5.4	Ernährungserziehung in der Familie	166
5.4.1	Gesundheitserziehung	166
5.4.2	Essen am Familientisch	169
5.4.3	Erziehungspraktiken	169
5.5	Ernährungserziehung in der Schule	170
5.5.1	Situation und Zielsetzung	170
5.5.2	Lehrerqualifikation	174
5.5.3	Ernährungsunterricht	175
5.5.4	Programme	178
5.6	Verhaltensmodifikation	179
5.6.1	Soziale Beeinflussung	179
5.6.2	Erziehungsprinzipien	180
5.6.3	Spezielle Verfahren	181
5.7	Zusammenfassung	183

Autorenregister ... 187
Sachregister ... 190

Über die Autoren

*Dr. Dr. habil.
Inge Bundschu*
Fabrikstraße 6
D-85354 Freising

Inge Bundschu, geb. 1951 in Geislingen/Steige. Studium der Englischen Philologie, Ethnologie und Geographie in Tübingen, Nottingham und Los Angeles. I. Staatsexamen 1978, II. Staatsexamen 1980. Promotion zum Dr. rer. pol. 1984 im Fachbereich Angewandte Rechtswissenschaft/ Sozialwissenschaften an der Universität Kassel. Dozentin für Entwicklungssoziologie und Wirtschaftsgeographie an der Fachhochschule Nürtingen 1985-1988. Dozentin (Akad. Rätin) für Familiensoziologie, Ernährungssoziologie und Humanökologie an der Technischen Universität München 1988-1994. Habilitation zum Dr. agr. habil. für Land- und Agrarsoziologie an der Technischen Universität München 1993.

Forschungsschwerpunkte: Agrarverfassungen (Sozial- und Produktionssysteme), Kooperationsformen und Genossenschaftswesen, Frauen im ländlichen Bereich, Entwicklungsländerforschung.

*Prof. Dr.
Iwer Diedrichsen*
Universität Hohenheim
Institut für
Sozialwissenschaften
des Agrarbereichs
Schloß - Museumsflügel
D-70599 Stuttgart

Iwer Diedrichsen, geb. 1939 in Neumünster. Studium der Psychologie, Pädagogik und Philosophie in Hamburg, Kiel und Tübingen. Haupt-Diplom für Psychologen 1964. Wissenschaftlicher Mitarbeiter an der Universität Tübingen 1966-1970. Promotion zum Dr. phil. 1970. Dozent für Psychologie an der Berufspädagogischen Hochschule Stuttgart 1971-1974. Professor für Psychologie an der Berufspädagogischen Hochschule Stuttgart/Esslingen 1974-1987. Seit 1987 Professur für Angewandte Psychologie (Ernährungspsychologie) an der Universität Hohenheim.

Forschungsschwerpunkte: Eß- und Trinkverhalten, Ernährungsberatung, Ernährungserziehung. Verhaltensstörungen, Eßstörungen, Alkoholmißbrauch und -abhängigkeit. Verhaltenstherapie. Schulisches Lehren und Lernen.

Prof. Dr.
Claus Leitzmann
Justus-Liebig-
Universität
Institut für Ernährungs-
wissenschaft
Wilhelmstraße 20

D-35392 Gießen

Claus Leitzmann, geb. 1933 in Dahlenburg. Studium der Chemie, Mikrobiologie und Biochemie in Columbus, Ohio und Minneapolis, Minnesota, USA. Promotion 1967. Wissenschaftlicher Mitarbeiter an der Universität von Kalifornien, Los Angeles 1967-1969. Dozent an der Mahidol University, Bangkok, Thailand 1968-1971. Leiter des Forschungslabors der Universität, Chiang Mai, Thailand 1971-1974. Seit 1974 an der Universität Gießen, dort seit 1979 Professur für Ernährung in Entwicklungsländern.

Forschungsschwerpunkte: Ernährung in Entwicklungsländern, Ernährungsverhalten, Vegetarismus, Vollwert-Ernährung, Ernährungsökologie.

Prof. Dr.
Ingrid-Ute Leonhäuser
Justus-Liebig-
Universität
Institut für Ernährungs-
wissenschaft
Goethestraße 55

D-35390 Gießen

Ingrid-Ute Leonhäuser, geb. 1948 in Düsseldorf. Studium der Haushalts- und Ernährungswissenschaft in Gießen. Wissenschaftliche Mitarbeiterin am Institut für Wirtschaftslehre des Haushalts und Verbrauchsforschung der Universität Gießen 1974-1979. Promotion zum Dr. oec.-troph. 1986. Dezernentin für Verbraucheraufklärung im Hessischen Landesamt für Ernährung, Landwirtschaft und Landentwicklung in Frankfurt/M. 1980-1990. Lehraufträge an der Johann-Wolfgang-Goethe-Universität Frankfurt/M. und an der Justus-Liebig-Universität Gießen im Fach Verbrauchslehre 1986-1990. Seit 1990 Professur für Ernährungsberatung und Verbraucherverhalten an der Universität Gießen.

Forschungsschwerpunkte: Konsumenten- und Ernährungsverhalten. Beratungsmethoden, Verhaltensmodifikation, Evaluation. Empirische Untersuchungen zum Ernährungsverhalten von ausgewählten Bevölkerungsgruppen.

Dipl. oec.-troph.
Eva-Maria Spitzmüller
Kaiser-Wilhelm-Str. 67

D-20355 Hamburg

Eva-Maria Spitzmüller, geb. 1964 in Konstanz. Studium der Oecotrophologie an der Unversität Gießen. Mitbegründerin des Studentischen Arbeitskreises Ernährungsökologie in Gießen. Diplom 1989. Fachdozentin beim Verband für Unabhängige Gesundheitsberatung 1989-1992. Seit 1992 freiberufliche Tätigkeit in der Ernährungsberatung und Gesundheitsaufklärung.

Einleitung

In letzter Zeit werden zunehmend Fachgebiete aus den Sozialwissenschaften in die Forschungs- und Ausbildungskonzeptionen der Ernährungswissenschaft einbezogen. Diese Beobachtung ermutigt zur Herausgabe eines interdisziplinären Lehrbuchs der Humanernährung. Der Herausgeber möchte mit dem Erscheinen des Buches die ganzheitliche Betrachtungsweise der menschlichen Ernährung fördern und darüber hinaus die Kooperation zwischen *Natur- und Sozialwissenschaften* in Forschung und Lehre im Interesse der Gesundheit der Bevölkerung vorantreiben.

Humanernährung hat interdisziplinären Charakter. Die Ernährung des Menschen ist ein weites Forschungsfeld, auf dem heute einzelne Wissenschaftszweige weitgehend zufällig interdisziplinär zusammenarbeiten, um der Komplexität der menschlichen Ernährung besser gerecht zu werden. Der Gegenstand Ernährung läßt sich am besten aus vielfältigen Perspektiven erforschen. Ernährung hat außer rein naturwissenschaftlichen auch sozialwissenschaftliche Aspekte. Zu den Sozialwissenschaften zählen die Wirtschafts- und Geschichtswissenschaften, die Rechts- und Politikwissenschaft, die Psychologie, Soziologie und Erziehungswissenschaft. Im weiteren Sinne gehören auch die soziale Anthropologie und Sozialmedizin zu den Sozialwissenschaften. Die Forschung bezüglich gesunder Ernährung und Nahrungszubereitung berücksichtigt in jüngster Zeit auch den Umweltschutz und umweltverträgliches Ernährungsverhalten.

Ernährung ist nicht nur als biologischer Prozeß zu verstehen, sondern auch als soziales Verhalten. Sozialwissenschaften beschäftigen sich intensiv mit der Untersuchung des Ernährungsverhaltens von Menschen in ihrer natürlichen, sozialen und kulturellen Umwelt. Da Ernährungsverhalten überwiegend Gruppenverhalten ist, kann es am besten in den sozialen Alltagsbezügen der Menschen verstanden werden. Motive für Ernährungsverhalten erwachsen aus der individuellen Entwicklung und der sozialen Situation eines Menschen. Verhaltensnormen in sozialen Gruppen können geradezu gesundheitsschädigendes Verhalten fordern. Deshalb müssen Maßnahmen zur positiven Beeinflussung des Ernährungsverhaltens das soziale Umfeld mit einschließen.

Erst die Erkenntnis der mehrfachen Bindung und Stellung des Menschen, nämlich als Individuum (biologisch-psychologischer Bereich) und als „homo societatis" (soziologischer Bereich) in seiner natürlichen Lebenswelt (ökologischer Bereich), macht deutlich, wie sich die Erhaltung und Steigerung biologischer Energie positiv als Wohlbefinden und Wohlstand, biologische Defizite hingegen als Krankheit und Armut negativ auswirken können. Diese Einsicht bildet die Grundlage des modernen *Gesundheitswesens,* das sich mit Aufgaben und Problemen der Erhaltung, Förderung und Wiederherstellung der Gesundheit befaßt. Die *Sozialmedizin,* die u. a. den Zusammenhang zwischen Gesellschaft und Krankheit untersucht, lehrt, daß Krankheit durch gesellschaftlich bestimmte Zustände mitbedingt ist. So trägt in westlichen

Industriestaaten der risikoreiche Lebensstil wesentlich zu der anwachsenden Verbreitung von Zivilisationskrankheiten bei.

Das 1. Kapitel *Ernährungswissenschaft* widmet sich sowohl den naturwissenschaftlichen als auch den sozialwissenschaftlichen Gesichtspunkten der Ernährung. Leonhäuser beschreibt in einem historischen Überblick die geschichtliche Entwicklung dieser Disziplin, um für die gegenwärtig praktizierte Ernährungswissenschaft und Ernährungsforschung den Nachweis für ihren experimentell-analytischen Schwerpunkt zu erbringen. Die Ernährungswissenschaft umfaßt eine Vielzahl von wissenschaftlichen Spezialdisziplinen. Die Verfasserin erörtert Definition und Gegenstand der Ernährungswissenschaft und stellt die analytisch experimentelle Ernährungswissenschaft der sozialwissenschaftlich orientierten Richtung gegenüber. Leonhäuser setzt sich mit relevanten Themen, Aufgaben und Zielen sowie Methoden und Perspektiven der Ernährungswissenschaft auseinander. Da Ernährungswissenschaft multidisziplinär ist, fließen wesentliche Erkenntnisse der Verhaltenswissenschaften in die verhaltensorientierte Ernährungswissenschaft ein.

Das 2. Kapitel befaßt sich mit der *Ernährungspsychologie,* die das menschliche Eß- und Trinkverhalten zum Gegenstand hat. Auf die Appetit- und Sättigungssteuerung wirkt eine Vielzahl von psychologischen Faktoren ein, die das Ernährungsverhalten determinieren. Nach der Erörterung einschlägiger Methoden behandelt Diedrichsen aktuelle Themen. Der Autor untersucht Beziehungen, die zwischen Ernährung und Verhalten bestehen, und bespricht die Bedeutung von Lernprozessen für die Entwicklung des Eß- und Trinkverhaltens. Der Verfasser legt ferner dar, wie Ernährungs- und Umweltverhalten zusammenhängen und wie Umwelteinflüsse Menschen in ihren Ernährungsentscheidungen beeinflussen. Gegen Ende des Kapitels geht der Autor auf Übergewicht, Adipositas und Eßstörungen ein.

Das 3. Kapitel *Ernährungssoziologie* beginnt mit der historischen Entwicklung der Ernährungssoziologie und präsentiert in diesem Zusammenhang verschiedene sozialwissenschaftliche Forschungsansätze. Der Leser erhält Einblick in Formen der menschlichen Vergesellschaftung und in Handlungsweisen, die am Mitmenschen und seinen Gruppierungen orientiert sind. Ernährungssoziologie untersucht soziale Phänomene der Ernährung und wendet dabei soziologische Begriffe und Theorien an. Bundschu skizziert den Gegenstandsbereich der Ernährungssoziologie, in dem die Mahlzeitenordnung eine zentrale Stellung einnimmt. Zur Erhebung empirischer Daten werden die Methoden der empirischen Sozialforschung angewendet. Die Autorin arbeitet relevante Themen, Ziele und Aufgaben der Ernährungssoziologie heraus und schließt das Kapitel mit der Erörterung von Perspektiven für das Fachgebiet Ernährungssoziologie.

Das 4. Kapitel *Ernährungsökologie* betrachtet das Ernährungssystem unter ganzheitlichem Gesichtspunkt. Die Ernährung des Menschen in Systemen steht im Mittelpunkt und wird unter natürlichen, sozialen und gesundheitlichen Gesichtspunkten behandelt. Bei der Ernährung geht es um viele Einzelvorgänge, die nach bestimmten Gesetzen wechselseitig aufeinander wirken, d.h. dynamisch voneinander abhängig sind. Die komplexen Wechselwirkungen der Ernährung mit dem Individuum, der Gesellschaft und der Umwelt werden verdeutlicht. Das führt einerseits zur Betonung interdisziplinärer Zusammenarbeit, andererseits zu einer kritischen Einstellung gegenüber rein experimenteller Ernährungswissenschaft, in der Umwelt auf wenige kontrollierte Stimuli eingeengt wird. Leitzmann und Spitzmüller arbeiten Aufgaben und Ziele der Ernährungsökologie heraus. Die Autoren erörtern im Zusammenhang mit dem menschlichen System Mangelernährung in Entwicklungsländern sowie Fehlernährung in Industrienationen und geben abschließend Empfehlungen für eine zeitgemäße Ernährungsweise.

Das 5. Kapitel behandelt die *Ernährungspädagogik,* die sich mit Ernährungsunterricht und Ernährungserziehung befaßt. Diedrichsen diskutiert den Erziehungsbegriff und stellt verschiedene Formen und Stile der Erziehung vor. Die Entwicklung des kindlichen Eß- und Trinkverhaltens wird in Phasen beschrieben. Für die Formung des Gesundheits- und Ernährungsverhaltens haben die familiäre und schulische Ernährungserziehung eine entscheidende Bedeutung. Traditionelle Maßnahmen der Ernährungserziehung und -aufklärung, wie Ge- und Verbote sowie Informationen über die Folgen gesundheitsschädigender Verhaltensweisen, sind wenig effektiv. Auf dem Hintergrund psychologisch-pädagogischer Erkenntnisse über Zusammenhänge zwischen Einstellung und Verhalten zeigt der Autor Wege, um gesundheitsschädigende Einstellungen zu verändern. Spezielle Verfahren der Verhaltensmodifikation bilden den Abschluß des Kapitels.

1 Ernährungswissenschaft

I.-U. LEONHÄUSER

1.1 Einleitung

Tagtäglich können wir an uns selbst beobachten, daß Essen und Trinken in der Regel mehr bedeutet als das bloße Stillen von Hunger und Durst. Mit Essen und Trinken verbinden die Menschen einerseits Genuß, Gesundheit, Wohlbefinden, andererseits aber auch Risikoverhalten und Krankheit. Essen und Trinken hat auch einen starken kommunikativen Charakter, denkt man an die gemeinsame Speiseneinnahme im Familien- und Freundeskreis. Der Verzehr von Nahrungs- und Genußmitteln umfaßt also nicht nur die Frage der physischen Bedürfnisbefriedigung, sondern ist auch Ausdruck von psychosozialen Bedeutungsinhalten.

Der Ernährungswissenschaft als wissenschaftliche Disziplin lag es zunächst fern, sich mit dem Phänomen Ernährung auseinanderzusetzen, einem Phänomen, das sich in den Verhaltensweisen und Handlungen der Menschen überall auf der Welt widerspiegelt und zu den Verantwortlichkeiten des Lebensalltags gehört.

Es ist auf die bahnbrechenden Entdeckungen der Naturwissenschaften vor allem in der zweiten Hälfte des 19. und zu Beginn des 20. Jahrhunderts zurückzuführen, daß die Ernährungswissenschaft der Erforschung des Stoffwechselgleichgewichts dient und damit der Gesundheit des Individuums in Abhängigkeit von der Zufuhr von Nährstoffen und Energie.

Heute liegen relativ eindeutige Empfehlungen dazu vor, wie sich eine vernünftige Ernährung zusammensetzt. Da jedoch in weiten Teilen der Bevölkerung die Ernährungsempfehlungen nicht oder nur bedingt bei den alltäglichen Entscheidungen zur individuellen Ernährungsversorgung umgesetzt werden, wird die Ernährungswissenschaft u.a. zunehmend mit Ernährungsfehlverhaltensweisen konfrontiert. Damit rückt immer stärker der Untersuchungsgegenstand „Ernährungsverhalten" in den Mittelpunkt des Forschungsinteresses. Entsprechend dieser Entwicklung widmet sich der folgende Beitrag sowohl den naturwissenschaftlichen als auch den sozialwissenschaftlichen Aspekten der Ernährungswissenschaft.

1.2 Historischer Überblick

1.2.1 Allgemein

Lange bevor sich die Wissenschaft von der Ernährung entwickelte, wußte man von den vorbeugenden und heilenden Kräften der Nahrung. Dieses Wissen zählte vor allem zum Gedankengut der Ärzte im Altertum. So wurde beispielsweise über die antike Diätetik (griech.: diaita = Lebensweise) bei Hippokrates (460-377 v. Chr.) und Galen (129-199 n. Chr.) in einer mehr als zweitausendjährigen Überlieferung das Lebensmuster für eine gesunde Lebensführung entworfen, in deren Mittelpunkt die Kultur des Essens und Trinkens stand (Cremer, 1980; Schipperges, 1979).

Auch wenn man zu dieser Zeit kaum etwas darüber wußte, welche Nahrungsbestandteile von besonderer Bedeutung waren, und wie sie vom Körper nutzbar gemacht bzw. von ihm aufgenommen wurden, so wird heute auf Hippokrates die erste wissenschaftlich begründete Ernährungslehre zurückgeführt. Er ging nämlich davon aus, „daß sich in allen Nahrungsmitteln ein Grundstoff befinden würde, der von Pflanze, Tier und Mensch gleichermaßen assimilierbar sei, wobei nur der Grad der Assimilation – später von den Griechen auch „Metabole" genannt – für die mehr oder weniger gute Ausnutzung entscheidend sein sollte" (Schadewaldt, 1986, S. 169). Wie weiter zu verfolgen ist, hat 1839 dann Theodor Schwann (1810-1882) diesen altgriechischen Begriff, der im ursprünglichen Sinn sich auf „die Veränderung in eine andere Lage" bezieht, für die Assimilierung der Nahrungsmittel verwandt. Justus von Liebig (1803-1873) hat 1842 statt dessen den deutschen Begriff „Stoffwechsel" in die wissenschaftliche Literatur eingeführt.

Eine Ernährungswissenschaft als naturwissenschaftliches Fach, so die einhellige Meinung von Cremer (1980) und Bässler (1992), konnte sich erst entwickeln, nachdem einige grundlegende Erkenntnisse zu den Verknüpfungen von Chemie, Biologie und Medizin gewonnen worden waren. Der Beginn der naturwissenschaftlich fundierten Ernährungswissenschaft erfolgte etwa in der Mitte des 18. Jahrhunderts, als es den Chemikern gelang, die organischen Substanzen in bestimmte Elemente zu zerlegen. Lavoisier (1743-1794) und Fourcroy (1755-1809) fanden als erste einen im Pflanzen- und Tierreich gleichermaßen vorhandenen Eiweißstoff als „das Prinzip des Lebens" heraus. Die Entdeckung des Wasserstoffs von Cavendish (1731-1819), des Stickstoffs von Rutherford (1749-1819) und die Entdeckung des Sauerstoffs von Priestley (1733-1804) und Scheele (1742-1786) führten dazu, daß von einer Differenzierung der Nahrungsbestandteile auszugehen ist (Schadewaldt, 1986). Die These von Hippokrates von der einheitlichen Grundsubstanz aller Nahrungsmittel war somit widerlegt.

1777 stellte zudem Lavoisier fest, daß Verbrennungsprozesse Voraussetzung für die Funktionstüchtigkeit des Organismus sind. Lavoisier wies also nach, daß die Atmung einer langsamen Verbrennung entspricht, bei der Sauerstoff aufgenommen und Kohlendioxyd abgegeben wird. Er stellte somit den grundlegenden Zusammenhang dafür her, die Funktion der Nahrung im Organismus zu verstehen, d.h. die Nahrung in ihrer Funktion als Brennmaterial aufzufassen, deren Brennwert später in Wärmeeinheiten bzw. in Kalorien gemessen werden kann.

Im Verlauf des 19. Jahrhunderts wurde die Weiterentwicklung und Begründung einer Ernährungswissenschaft entscheidend geprägt „durch die chemische Untersuchung und Betrachtung des Nutritionsprozesses" (Mani, 1976, S. 22). Sie wurde vorangetrieben durch die Herausbildung von organischer, physiologischer und analytischer Chemie. Der Begriff „Nährstoff" wurde definiert, und es wurde versucht, die physiologische Bedeutung der *Nährstoffe* zu erkennen. Außerdem war die Verknüpfung von biochemischen Verfahren mit neuen Methoden für physiologische Experimente grundlegend für die Weiterentwicklung der Ernährungswissenschaft (Mani, 1976). Sie bildete eine wesentliche Grundlage für die Erfolge, die die Ernährungswissenschaft im 19. Jahrhundert erzielte. Ebenso bedeutsam wurde die *thermochemische* und *physikalisch-energetische Betrachtung* der Ernährungs- und Stoffwechselprozesse. Diese Forschungsrichtung entwickelte sich ausgehend von den Erkenntnissen Lavoisiers bis zu denen von Max Rubner (1854-1932). Rubner charakterisierte die organischen Nährstoffe nach ihrem Kaloriengehalt, was zugleich das abschließende Ergebnis von diesen energetischen Untersuchungen darstellte (Mani, 1976).

1.2.2 Die organischen Nährstoffe: Kohlenhydrate, Fett und Eiweiß

Die Kenntnis der elementaren Zusammensetzung der organischen Stoffe ermöglichte es, die Nahrungsmittel chemisch zu charakterisieren. Lussac (1778-1850) und Thénard (1777-1857) zeigten 1811, daß auch die zuckerhaltigen Stoffe und die Stärke aus den Elementen Kohlenstoff und Wasserstoff bestehen, wobei das H und O im Gewichtsverhältnis des Wassers vertreten sind. Diese Kombination führte zur begrifflichen Bezeichnung des „Kohlenhydrats". Der französische Physiologe Magendie (1783-1855) unterteilte die Nahrungsmittel in zwei Hauptgruppen und zwar in die stickstoffhaltigen Eiweißkörper und die stickstofffreien Zuckerstoffe, was einer ersten modernen Differenzierung in der Ernährungsforschung entsprach (Schadewaldt, 1986). Der französische Chemiker Chevreul (1786-1889) zerlegte 1823 die Fettkörper in Glyzerin und Fettsäuren und schuf somit die Grundlage für die Untersuchung des Fettstoffwechsels. Der englische Chemiker und Arzt Prout (1785-1850) teilte die Nährstoffe in die drei Gruppen „*zuckrig*", „*ölig*" und „*eiweißartig*" ein. Für die eiweißartige Nährstoffgruppe prägte 1838 der holländische Chemiker Mulder (1802-1880) den Namen „Protein" (protos, griech.: der erste). Er war der Auffassung, daß die eiweißhaltigen Substanzen die wichtigste Bedeutung für die Ernährung hätten (Schadewaldt, 1986).

Im folgenden begann man damit, anhand von chemischen und biochemischen Arbeiten, diese drei Nährstoffgruppen im menschlichen und tierischen Organismus zu identifizieren. Tiedemann (1781-1861) und Gmelin (1788-1853) beschrieben diese Versuche in ihrem klassischen Werk „*Die Verdauung nach Versuchen*". Dabei ging es um die sogenannte Verzuckerung der pflanzlichen Stärke im Darmkanal. Darauf aufbauend konnten die französischen Forscher Bouchardart und Sandras 1845 im Pankreas eine Substanz nachweisen, die Stärke in Zucker spaltete. Bernard untersuchte zwischen 1848 und 1857 in einer Reihe von Experimenten den tierischen Zuckerhaushalt und stellte fest, daß die Leber Glukose produzierte und daß in der Leber eine zuckerbildende Substanz, das Glykogen, durch ein Ferment in Zucker gespalten wird (Mani, 1976; Schadewaldt, 1986). Auch von Liebig wurde in den vierziger Jahren die Theorie vertreten, daß der tierische Organismus imstande sei, Zucker in Fette umzuwandeln. Hierfür sprachen die in der Landwirtschaft erzielten Erfolge bei der Aufzucht von Schweinen und Gänsen mit reiner Kohlenhydratkost.

Mit der zusätzlichen Entdeckung von Bernard, daß die Bauchspeicheldrüse *Neutralfette* zu emulgieren und in Fettsäuren und Glycerin zu spalten vermag, war eine weitere Frage des tierischen Stoffwechsels geklärt. Ungeklärt blieb die Frage, wie Fette resorbiert werden. Sicher war man, daß die Fette im Innern der Darmwand resynthetisiert würden. Für die menschliche und tierische Ernährung, so wird deutlich, war die Frage der *Fettbildung* aus *Kohlenhydraten* von großer Bedeutung. Die Kohlenhydrate wurden sogar von einigen Forschern als „Fettbildner" bezeichnet (Mani, 1976).

Auf dem Gebiet der *Eiweißforschung* kam es ebenso zu wesentlichen Fortschritten. Beispielsweise wurde von Wollaston 1819 die erste Aminosäure, das Cystin, aus einem Blasenstein gewonnen. Weitere eiweißhaltige Substanzen wurden als Aminosäuren erkannt, wobei in tierexperimentellen Fütterungsversuchen festgestellt wurde, daß nicht alle Aminosäuren gleichwertig waren und daß es sogenannte essentielle von weniger lebenswichtigen Aminosäuren zu unterscheiden galt. Ein weiterer Erkenntnisschritt erfolgte durch die neue Einteilung der Nahrungsmittel von Justus von Liebig in plastische Nährstoffe und in solche mit wärmebildenden Effekten, den sogenannten Respirationsmitteln. Die von Justus von Liebig vorgenommene Einteilung der Nahrungsmittel ist aus nachfolgender Tabelle 1.1 zu ersehen.

Tabelle 1.1. Einteilung der Nahrungsmittel nach Justus von Liebig (Feldheim, 1970, zitiert nach Elmadfa & Leitzmann, 1990, S. 14).

Plastische Nahrungsmittel	Respiratorische Nahrungsmittel
Pflanzliches Fibrin	Fett
Pflanzliches Albumin	Stärke (Amylon)
Pflanzliches Casein	Zucker
Fleisch	Pektin
Blut	Biere
	Branntwein

Plastische Nährstoffe sind nach Liebig Eiweißsubstanzen, die zwei Funktionen erfüllen. Einmal bauen sie die Substanz der Gewebe und Körperorgane auf; zum anderen liefern sie die mechanische Kraft für die Muskelarbeit. Mani (1976, S. 33) arbeitete hierzu heraus, daß nach Liebig „der Stoffwechsel im eigentlichen Sinne ... im Abbau der lebenden organisierten Materie" besteht und Harnstoff und Harnsäure liefert. Liebigs Worte selbst dazu lauten: „Es ist augenscheinlich, die plastischen Bestandtheile der Nahrung sind die nächsten Bedingungen der Krafterzeugung im Organismus und aller seiner sinnlichen und geistigen Thätigkeiten" (Liebig 1851, zitiert nach Mani, 1976).

1.2.3 Energieumsatz und Stoffwechsel

Als Respirationsmittel bezeichnete Liebig die Fette und Kohlenhydrate. Er ging davon aus, daß der durch die Respiration absorbierte Sauerstoff diese Substanzen oxidiert, Wärme erzeugt und somit die Körpertemperatur im lebenden Organismus garantiert. Er erkannte also, daß die beiden Nährstoffe im Körper oxidiert werden und als Energielieferanten dienen. Allerdings können seiner Ansicht nach im Gegensatz zu den plastischen Nahrungsmitteln die respiratorischen Nahrungsmittel nicht in das Blut übergehen. Unabhängig davon stellte Liebig zutreffend fest, daß Fette und Kohlenhydrate nicht die plastischen Funktionen des Eiweißes ersetzen konnten. Eiweiß war für ihn daher der wichtigste und durch keine andere Substanz ersetzbare Nährstoff. Die Frage des Eiweißbedarfs – so die medizinisch-historischen Befunde – wurde zu einer Kardinalfrage der wissenschaftlichen Ernährungslehre. Nachfolgende Untersuchungen setzten sich mit der Festlegung des für den arbeitenden Menschen notwendigen Eiweißbedarfs auseinander. Dieser wurde etwa 1847 von dem Niederländer Mulder am Beispiel des Kostmaßes (dieses errechnete sich aus der täglichen Nahrungsmenge von z.B. 500 g Weizenmehl [= 85 g Eiweiß], 250 g frischem Fleisch [= 28,75 g Eiweiß], 60 g Reis [= 2,2 g Eiweiß]) von holländischen Soldaten auf im Durchschnitt 115 g Eiweiß pro Tag festgesetzt. Aufgrund der Tatsache, daß der Eiweißumsatz an der Menge des ausgeschiedenen Harnstoffs gemessen wurde, war die Bestimmung des Harnstoffs im Urin für die Frage von großer Relevanz, ob bei einem Individuum ein Eiweißdefizit bestand oder nicht. Somit rückten Fragen der *Stickstoffbilanz* in den Vordergrund.

Der Physiologe Carl von Voit (1831-1908) widmete sein Forschungsinteresse großen Bilanzversuchen. Bereits in seiner Dissertation setzte er sich mit dem Kreislauf des Stickstoffs auseinander und erkannte ihn als entscheidenden Indikator des Eiweißstoffwechsels. Seine Untersuchungen zeigten, daß es wesentlich erschien, ein Stickstoffgleichgewicht zwischen aufgenommener Eiweißmenge und dem in den Exkreten ausgeschiedenen Stickstoffmengen zu erzielen. In diesem Zusammenhang waren die Ergebnisse von Stoffwechselstudien, das „*Gesetz von der Isodynamie der Nährstoffe*" von Bedeutung, das besagt, daß die in der Kost vorhandenen Kohlenhydrate, Fette und Eiweiße auf der Basis ihres Energieäquivalents in weitem Maß austauschbar sind (Cremer, 1980).

Schadewaldt (1986) recherchierte hierzu folgendes: Ein Landwirt Thaer hatte 1809 dafür einen sogenannten „Heuwert" postuliert, d.h. diejenige Menge eines Futtermittels, die imstande sei, eine bestimmte Quantität Heu zu ersetzen. 100 Pfund Heu sollten nach ihm den gleichen Wert wie 200 Pfund Kartoffeln, 525 Pfund Wasserrüben oder 90 Pfund Kleeheu besitzen. Später wurde der Stickstoffgehalt der Nahrungsmittel von Kjehldahl als Maß herangezogen. Es zeigte sich aber, daß er z.B. für die Berechnung der Fettäquivalenz nicht brauchbar war. Schließlich kam Liebig auf die Idee, den Wärmeeffekt der Nahrungsmittel zu vergleichen. Er stellte fest, daß 100 g Fett genauso viel Sauerstoff verbrennen, wie 240 g Stärke, 249 g Rohrzucker oder 770 g Muskelfleisch, und Pettenkofer und Voit konnten zeigen, daß sich die verschiedenen organischen Nährstoffe weitgehend vertreten konnten. Zucker und Eiweiße waren nach ihren Untersuchungen imstande, Fett im weiten Maße zu ersetzen (S. 172).

Daraus leitete der Voit-Schüler Rubner (1854-1932) Empfehlungen für die Nährstoffzufuhr ab. Rubner konnte anhand von Fütterungs- und Hungerversuchen zeigen, daß er „für jene Fälle, in denen die sogenannte gemischte Kost von dem Menschen aufgenommen wird, pro 1 g Eiweiß 4,1 Kalorien, pro 1 g Fett 9,3 Kalorien, pro 1 g Kohlenhydrate 4,1 Kalorien als Wärmewert zu ersetzen seien" (Rubner in Schadewaldt, S. 172). Damit verbunden war eine tägliche wünschenswerte Aufnahme von 118 g Protein, 500 g Kohlenhydraten und 56 g Fett, die er für einen Mann errechnete. Der Energiegehalt dieser empfohlenen Kostzusammensetzung betrug 3055 kcal pro Tag.

Voit und Pettenkofer (1818-1901) widmeten sich intensiv der Stoffwechselforschung. Mit Hilfe eines Respirationsapparats waren sie in der Lage, die Stoffwechselvorgänge eines Menschen über mehrere Tage zu beobachten und die respiratorischen Quotienten für Protein, Fett und Kohlenhydrate zu bestimmen. Voit konnte zwei Fehleinschätzungen seines Lehrers Liebig korrigieren. So konnte zum einen belegt werden, daß nicht die Sauerstoffaufnahme Stoffwechselvorgänge auslöst, sondern daß der Zellstoffwechsel die Ursache für die Sauerstoffaufnahme ist. Des weiteren konnte gezeigt werden, daß der Proteinstoffwechsel nicht vom Umfang der Muskelarbeit abhängig ist (Elmadfa & Leitzmann, 1990).

1.2.4 Anorganische Nährstoffe

Die Entdeckung, daß nicht nur organische, sondern auch anorganische Stoffe für den Menschen bzw. in der Human- und Tierernährung von Bedeutung sind, läßt sich auf naturwissenschaftlich experimentelle Untersuchungen zu Fragen der Pflanzenernährung zurückführen. In zahlreichen Pflanzen wurde eine Reihe von anorganischen Substanzen bestimmt, und es konnte nachgewiesen werden, daß ihre Konzentration in vielen Fällen von der Zusammensetzung des Bodens abhing, auf dem sie wuchsen. In diesem Zusammenhang sind die von Wigmann und Polstorff 1838 veröffentlichten experimentellen Arbeiten hervorzuheben. Sie ließen eine Reihe von Pflanzen, wie z.B. Getreidearten und Tabak, auf Böden wachsen, die zum einen aus reinem Sand bestanden und zum anderen aus einer Mineralstoffmischung aus Calcium, Phosphat, Sulfat, Mangan, Kalium, Natrium, Chlor, Magnesium und Eisen. Das Wachstum und der Aschegehalt der auf den beiden Böden gezüchteten Pflanzen zeigten solche Unterschiede, daß an dem Mineralstoffbedarf der

Pflanzen nicht zu zweifeln war (Cremer, 1980). Justus von Liebig gehörte zu den ersten, der diese Erkenntnisse auf Mensch und Tier übertrug. In seinem Band „Chemische Briefe" ist nachzulesen (Liebig, 1865, zitiert in Huth, Muskat & Winzen, 1989):

> Die notwendigsten Vermittler der organischen Prozesse, durch welche die plastischen Nahrungsmittel und die Respirationsmittel diejenigen Eigenschaften erlangen, die sie geschickt und geeignet zur Erhaltung des Lebens machen, sind die unverbrennlichen Bestandteile oder die Salze des Blutes. Alle diese Materien waren, ehe sie zu Bestandteilen des Blutes wurden, Bestandteile der Speisen, welche der Mensch, oder des Futters, welches das Tier genoß. Keine Art von Nahrung wird das Leben erhalten können, worin diese Stoffe fehlen. (S. 72)

Während die Bedeutung von Natrium, Kalium, Calcium und Phosphor Anfang des 19. Jahrhunderts entdeckt wurde, ist die Bedeutung des Magnesiums lange Zeit unbekannt geblieben. Magnesiummangel wurde erst 1931 von McCullum anhand von typischen Krankheitssymptomen beschrieben. Das Eisen in seiner essentiellen Funktion für zahlreiche Enzyme wurde erst in neuerer Zeit ermittelt, obwohl bereits Sydenham (1624-1689) Eisen zur Behandlung von Anämien empfahl. Über den Physiologen Bunge wurde 1889 bekannt, daß Eisenmangel dann auftritt, wenn Milch als einzige Energiequelle für ältere Säuglinge und Kleinkinder dient (Huth, Muskat & Winzen, 1989). Viel früher als das Mengenelement Magnesium wurde das Spurenelement Jod entdeckt, nämlich 1811. Der Chemiker Baumann wies 1896 nach, daß Jod hauptsächlich in der Schilddrüse vorkommt (Elmadfa & Leitzmann, 1990). Die Verteilung der genannten anorganischen Stoffe in den meisten Nahrungs- und Futterbestandteilen erschwerte es, nicht nur qualitative, sondern eben auch quantitative Vorstellungen über die notwendige Zufuhr dieser Stoffe zu gewinnen. Exakte Einzelheiten hierzu sind erst vor einigen Jahrzehnten bekannt geworden, ohne daß auch nicht exakte Kenntnisse über weitere Nahrungsbestandteile, nämlich über die Spurenelemente, erzielt wurden.

1.2.5 Vitamine

Zu Beginn unseres Jahrhunderts wurden zusätzlich Nahrungsbestandteile erforscht, die ab 1912 von Funk (1884-1967) als Vitamine bezeichnet wurden. Ausgehend von der Beobachtung, daß Beriberi eine ernährungsbedingte Mangelerkrankung ist und nach dem Verzehr von ungeschältem Reis die Symptome zurückgingen bzw. nicht mehr auftraten, war der niederländische Arzt Eijkmann (1858-1930) davon überzeugt, daß die Ursache der Beriberi im Verzehr von geschältem Reis lag. Das Vorhaben, aus der Reiskleie einen wirksamen Faktor zu isolieren, gelang nicht. Eijkmanns Nachfolger Grijus (1865-1944) stellte fest, daß der gesuchte akzessorische Faktor sich als eine hitzelabile Substanz erwies. Die Reindarstellung des „antineuritischen" Vitamins (B_1) gelang 1926 den niederländischen Biochemikern Jansen und Donath. Es erhielt später den Namen *Thiamin* (Elmadfa & Leitzmann, 1990).

Die Synthese erfolgte wenige Jahre später, und die Identität der synthetischen mit der aus Naturstoffen isolierten Substanz konnte 1936 nachgewiesen werden. 1937 entdeckten Lohmann und Schuster, daß Thiamin-Pyrophosphat als Coenzym der Carboxylase wirkt. Somit war der grundsätzliche Wirkungsmechanismus aller B-Vitamine entdeckt, „nämlich, daß sie als Bestandteile von Coenzymen bei den verschiedensten enzymatischen Vorgängen wirken" (Cremer, 1980, S. 15). Auch Funk arbeitete an der Isolierung des Thiamins und erkannte, daß dieser Faktor lebenserhaltend (vita) ist. Weitere Vitamine des B-Komplexes, wie z.B. *Riboflavin* (B_2), *Pyridoxin* (B_6) und *Biotin* wurden 1933 isoliert. *Vitamin B_{12}* und Folsäure folgten. Die Isolierung von Tryptophan machte es möglich, die Mangelerkrankung Pellagra („Rauhe Haut") zu heilen. Das *Niacin* wurde 1937 von Elvehjem (1901-1962) in den USA entdeckt. 1907 konnten zwei norwegische Forscher die Ursache des Skorbuts aufklären. Sie wurde auf das Fehlen eines nur mit „C" bezeichneten wasserlöslichen Faktors zurückgeführt. Später dann, 1928, gelang es dem Ungarn Györgyi eine Reinsubstanz aus der Nebenniere zu gewinnen, die er als Ascorbinsäure bezeichnete.

Die Geschichte der Entdeckung des fettlöslichen *Vitamin A* begann mit der seit der Antike bekannten Nachtblindheit, die lange vor der Aufhellung ihrer Ätiologie von den Seeleuten mit der sehr stark Vitamin-A-haltigen Haifischleber behandelt wurde. Erforscht wurde es allerdings erst, als 1913 McCollum (1879-1967) die Ratte für zahlreiche Ernährungsversuche einsetzte und in einem Fall das üblicherweise verabreichte Butterfett durch Olivenöl ersetzte. Er stellte eine Wachstumsbehinderung fest und postulierte, daß im Butterfett eine lebensnotwendige Substanz, die er „A" nannte, enthalten sein müsse (Schadewaldt, 1986). Zur weiteren Aufklärung der chemischen Beschaffenheit trugen 1919 die Amerikaner Steenbock und Gross bei. Sie fanden heraus – so Cremer (1980) –, daß gelb aussehende Nahrungsmittel wie Karotten oder Süßkartoffeln gute Quellen für das Vitamin A waren, während weiße Nahrungsmittel offensichtlich nicht diesen Wirkstoff enthielten. Irritierend war aber dann auch die Tatsache, daß der aus Butterfett gewonnene Wirkstoff, das Vitamin A, farblos war. Dieser Widerspruch wurde erst 1929 von Moore geklärt.

Er verabreichte Vitamin-A-verarmten jungen Ratten hochgereinigte Carotinpräparate und konnte damit belegen, daß der Gehalt der Leber an Vitamin A anstieg. Das Carotin mußte also innerhalb des Körpers in das Vitamin umgewandelt worden sein. Carotin war Provitamin A.

Zusammenfassend weisen Elmadfa und Leitzmann (1990) zur Erforschung der Vitamine darauf hin, daß deren Entdeckung erst durch die Verbesserung von chemischen Methoden ermöglicht werden konnte. Ihr Nachweis und ihre Isolierung waren notwendig, um den Vitaminbedarf zu ermitteln und um entsprechende Empfehlungen für die Höhe ihrer Zufuhr zu erarbeiten. Sie merken kritisch an, daß bis heute für fast kein Vitamin eine einheitliche Zufuhrempfehlung besteht und daß die Empfehlungen für eine optimale Zufuhr von Vitamin C am stärksten voneinander abweichen.

1.3 Definition und Gegenstand

1.3.1 Vorbemerkungen

Wie bereits aufgezeigt werden konnte, hat die Wissenschaft von der Ernährung, wie andere Wissenschaften, ihre historischen Wurzeln. Diese lassen sich bis in die Zeit der Antike zurückführen - in eine Zeit, in der berühmte Philosophen und Ärzte die ältere Heilkunde und diätetischen Grundsätze für eine gesunde und geordnete Lebensführung proklamierten. Der historische Überblick verdeutlicht jedoch auch, daß es *die* eindeutig beschreibbare Ernährungswissenschaft in den Anfängen gar nicht gab, sondern daß dieses in unserer Zeit vertretene Fachgebiet sich zunächst im Verlauf des 18. und 19. Jahrhunderts und insbesondere aus der Medizin und aus den Naturwissenschaften herausgebildet hat. Diese Entwicklung wurde vom Ideal einer naturwissenschaftlichen und kausal-analytischen Forschungsweise getragen und „der Glaube an einen strengen Determinismus in allem Naturgeschehen, die Lehren des philosophischen Positivismus und Materialismus und der weite Kreise ergreifende Szientismus mit seiner naturwissenschaftlichen Heilslehre bildete auch für die Ernährungswissenschaft einen mächtigen Ansporn zur Forschung" (Mani, 1976, S. 23). Die Kenntnisse über Ernährung und Stoffwechsel wurden durch herausragende Leistungen von Vertretern der verschiedenen Forschungsrichtungen erbracht: Physiologen, Biochemiker und Ärzte; Chemiker und Physiker; Landwirte und Agrikulturchemiker. Es wird deutlich, daß die Ernährungswissenschaft von ihrer Geschichte her keine Einzeldisziplin darstellt. Dies hat sich bis heute nicht geändert.

1.3.2 Analytisch experimentelle Ernährungswissenschaft

Die Ernährungswissenschaft umfaßt eine Vielzahl von wissenschaftlichen Spezialdisziplinen, die ihre Beiträge zum Verstehen dessen einbringen, was

1. die Nährstoffe, Nahrungsbestandteile und andere Inhaltsstoffe für die menschliche Ernährung bedeuten und
2. die Vorgänge im Zusammenhang mit der Aufnahme und Verwertung der Nahrung im menschlichen Organismus betreffen. Dies geht aus Abbildung 1.1 hervor.

Dabei handelt es sich um solche Disziplinen, die auf den Erkenntnissen der Naturwissenschaften und der Medizin aufbauen, wie z.B. die Ernährungsphysiologie, die Biochemie der Ernährung, Ernährungsmedizin und die Teilgebiete der Lebensmittelwissenschaft. Die bislang erzielten Forschungsergebnisse und Erkenntnisse der so verstandenen multidisziplinären Ernährungswissenschaft werden in den wenigen einschlägigen wissenschaftlichen Lehrbüchern „Ernährung des Menschen" (Elmadfa & Leitzmann, 1990), „Nahrung und Ernährung" (Cremer, 1983) sowie im englischsprachigen Raum „Modern

1.3 Definition und Gegenstand

Nutrition in Health and Disease" (Shils, Olson & Shike, 1994), „Human Nutrition and Dietetics" (Passmore & Eastwood, 1986) und „Present Knowledge in Nutrition" (Brown, 1990) erläutert. Ihre inhaltliche Gliederung in:

1. Nährstoffgruppen,
2. Nahrungsenergie,
3. Nährstoffbedarf/Nährstoffempfehlungen,
4. Ernährung von bestimmten Bevölkerungsgruppen und
5. Ernährungsbedingte Erkrankungen

findet sich in einer zusammenhängenden pragmatischen Definition der Ernährungsforschung wieder. Diese wurde 1988 von der Deutschen Gesellschaft für Ernährung formuliert. Demnach bedeutet die Ernährungsforschung:

Die Erforschung der Nährstoffbedürfnisse und der Nahrung der Menschen, der Wirkung und Wechselwirkung der in ihr enthaltenen Nährstoffe und anderer Substanzen im Hinblick auf ihre Bedeutung für alle Lebensvorgänge, für die Erhaltung der Gesundheit, für die Krankheitsentstehung und für die Heilung von Krankheiten. Dabei sind alle Vorgänge bei Nahrungsaufnahme, bei Verdauung, Resorption und beim Transport, bei der Ausnutzung und Wirkung von Nahrungsbestandteilen im menschlichen Organismus eingeschlossen. (S. 313)

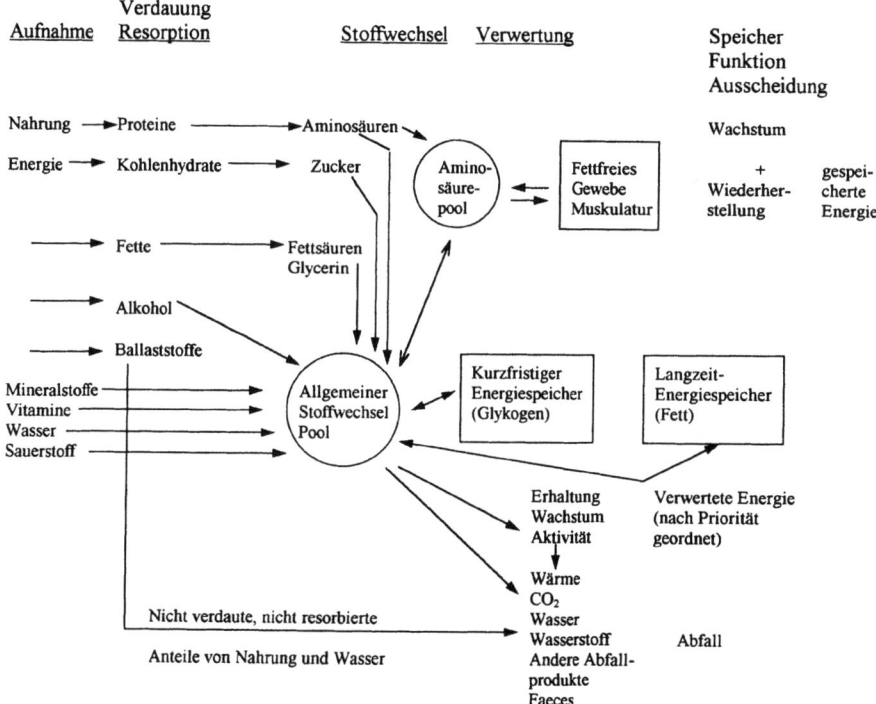

Abb. 1.1. Das Nahrungsgleichgewicht (nach Stanfield, 1983, S. 270).

Relevante Themen, Aufgaben und Ziele

Wir erinnern uns: Im 19. Jahrhundert wurden die essentiellen Nahrungsbestandteile und das Konzept der Stoffwechselbilanz entdeckt und erforscht. Damit war die Ernährungswissenschaft den physiologischen Wissenschaften verhaftet. Die ersten Jahrzehnte unseres Jahrhunderts waren dann untrennbar verknüpft mit dem beispiellosen Aufstieg der Biochemie. Die Ära, in der die Entdeckung der Vitamine und ihre Funktion als Coenzyme im Stoffwechsel erfolgte, „wirkte geradezu identitätsstiftend für das ganze Feld der Ernährungswissenschaft" (Barth, 1994, S. 3). Es folgte eine Zeit, in der Untersuchungen über Funktion und Wirkungsmechanismus von Nährstoffen durchgeführt worden sind und Bedarfszahlen ermittelt wurden.

Mit der Verbesserung der Lebensmittelversorgung nach dem zweiten Weltkrieg wurden die Ernährungswissenschaft und die Medizin mit neuen Problemen konfrontiert. Die Herausbildung der Bundesrepublik Deutschland zu einer Wohlstandsgesellschaft mit ihren reichhaltigen und zunehmend diversifizierten Lebensmittelmärkten trug, ähnlich wie in anderen westlichen Industrienationen u. a. dazu bei, daß ernährungsbedingte Erkrankungen und Übergewicht in der Bevölkerung sprunghaft angestiegen sind. So ist die Erforschung der Ursachen von ernährungsbedingten Erkrankungen einerseits, aber auch die Erarbeitung von präventiven Maßnahmen zur Krankheitsverhütung und zur Gesundheitsförderung andererseits ein wichtiger Themenbereich der Ernährungswissenschaft geworden.

Die Steigerung der Lebensmittelproduktion durch den Einsatz von Pflanzenschutz- und Düngemitteln bei der landwirtschaftlichen Erzeugung sowie der Einsatz von Konservierungsstoffen und anderen Zusatzstoffen bei der Lebensmittelverarbeitung haben zusätzliche Probleme geschaffen. Die Erfassung von Rückständen und Umweltschadstoffen in Lebensmitteln und ihren Auswirkungen auf die Gesundheit ist ebenso zu einem eigenständigen Gebiet der Ernährungsforschung geworden.

Die Tatsache, daß weltweit dem Nahrungsüberfluß in den Industrieländern der Nahrungsmangel in den Entwicklungsländern gegenübersteht, bedeutet eine weitere Herausforderung, die an die Ernährungswissenschaft gestellt wird. Es geht dabei um die Erforschung der Ursachen und darum, Modelle zu entwickeln, die dazu hinführen, den Hunger und seine Folgen in der Welt zu beseitigen.

Die derzeitige Vielgestaltigkeit konkreter Frage- und Problemstellungen in der ernährungswissenschaftlichen Forschung dokumentiert sich in den Ergebnissen einer von der Deutschen Gesellschaft für Ernährung (1988) durchgeführten Erhebung bei Forschungsinstitutionen; die naturwissenschaftlich bzw. experimentell angelegten Forschungsschwerpunkte sind nachfolgend aufgeführt:

1. Nahrungsenergie- und Nährstoffbedarf in verschiedenen Lebensphasen einschließlich Untersuchungen zur Ermittlung des Nährstoffbedarfs und der wünschenswerten Nährstoffzufuhr (z.B. für Schwangere und Stillende; für Säuglinge, Kleinkinder, Kinder; für Jugendliche, Erwachsene und Senioren);
2. Ernährung, Krankheit und Leistungsfähigkeit unter verschiedenen Lebensbedingungen (einschließlich Ernährungszustand, Epidemiologie ernährungsabhängiger Krankheiten,

Krankheitsentstehung, Prävention und Therapie bzw. Diätetik); als besonders häufig durchgeführte Forschungsschwerpunkte sind hier genannt:
a) Herz- und Kreislauferkrankungen, Blutdruck und Ernährung.
b) Diabetes und Ernährung.
c) Krebs und Ernährung.
d) Allergien und Lebensmittelintoleranzen; Immunologie; Infektion und Ernährung.
e) Verdauungssystem und Ernährung.
f) Ernährung und Körpergewicht (Übergewicht; Fettsucht).
g) Eßstörungen.
3. Nährstoff- und Intermediärstoffwechsel (Stoffwechsel und Wirkung von Nährstoffen, soweit keine unmittelbare Beziehung besteht zu spezifischen Krankheiten, Lebensbedingungen oder Lebensphasen; in Verbindung mit anderen Kategorien zur Zuordnung des Nährstoffs), beispielsweise zu Kohlenhydraten, Lipiden, Proteinen, Vitaminen, Mineralstoffen und Spurenelementen, Ballaststoffen und zur Verdauung, Resorption und Bioverfügbarkeit von Nährstoffen.
4. Ernährungswissenschaftliche Aspekte der Lebensmittelwissenschaften, einschließlich toxikologischer Aspekte, beispielsweise zur Zusammensetzung von Lebensmitteln; zu Zusatzstoffen, unerwünschten Stoffen (toxische Schwermetalle, Pestizide, radioaktive Isotope ...) und zum Einfluß der Technologie auf die Akzeptabilität und auf ernährungsphysiologische Charakteristika von Lebensmitteln.
5. Forschung über Ökologie und Ernährung, beispielsweise in bezug auf Auswirkungen der Umwelt auf Nahrung und Ernährung. (S. 316 ff.)

Methoden

Die naturwissenschaftlich geprägte Ernährungswissenschaft arbeitet in der Hauptsache analytisch und quantitativ, d.h. es werden je nach Untersuchungsgegenstand unterschiedliche Meßmethoden eingesetzt und deren Ergebnisse statistisch ausgewertet.

Nachfolgende Tabelle 1.2 vermittelt eine Übersicht zu den Meßmethoden bzw. ihrer Arbeitsbereiche zur Beurteilung des Ernährungsstatus.

Besonders hervorzuheben sind die biochemischen Untersuchungen. Experimentell werden biochemische Parameter auf zell- bzw. molekularbiologischer Ebene angewandt, um den Versorgungszustand mit einem Nährstoff zu beurteilen. Dabei sind Bestimmungen des Nährstoffgehalts und des Gehalts seiner Metaboliten im Blut und Urin ebenso üblich wie die Untersuchung einer vom Nährstoff abhängigen Funktion, z.B. bei Vitaminen die Aktivität bestimmter Enzyme im Blut. Nährstoffkonzentrationen im Blut und Harn belegen meist die aktuelle Nährstoffversorgung. Biochemische Indikatoren tragen dazu bei, spezifische Formen der Unterversorgung und Fehlernährung erklären zu können (Elmadfa & Leitzmann, 1990).

Neben der zentralen Bedeutung, die Nähr- und Wirkstoffe des verzehrten Lebensmittels quantitativ und qualitativ zu bestimmen, ist in den vergangenen Jahrzehnten in der Bundesrepublik die Untersuchung von Lebensmitteln hinsichtlich ihrer Verkehrsfähigkeit wichtig geworden. Es geht also um die Analytik von erzeugten, verarbeiteten und auf dem Markt angebotenen Lebensmitteln. Diese stellt einen weiteren wesentlichen Methodenbereich innerhalb der Ernährungswissenschaft dar. Die zur Lebensmittelanalytik zählenden Untersuchungsverfahren entsprechen einer vereinheitlichten, für das Bundesgebiet gültigen, amtlichen Sammlung. Sie wurde nach § 35 des Lebensmittel- und Bedarfsgegenständegesetzes (LMBG) vom Bundesgesundheitsamt (o. J.) festgelegt. Diese amtliche Sammlung von Untersuchungsverfahren umfaßt Methoden, die nicht nur im Rahmen der amtlichen Überwachung zur Analyse und lebensmittelrechtlichen Beurteilung eingesetzt werden, sondern die gleichermaßen verwendet werden, wenn es darum geht, die Nährstoffe eines Lebensmittels hinsichtlich seiner energieliefernden Bestandteile zu analysieren.

Die Verfahren werden nachfolgend kurz zusammengefaßt dargestellt (Muskat & Taschan, 1989):

1. Maßanalytische Methoden:
   Titrimetrie, Gravimetrie.
2. Optische Methoden:
   Photometrie, Refraktometrie, Polarmetrie.
3. Elektrochemische Methoden:
   Potentiometrie, Voltametrie, Elektrophorese.
4. Chromatographische Methoden:
   Dünnschichtchromatographie, Säulenchromatographie, Gaschromatographie.
5. Enzymatische und Immunologische Methoden. (S. 38)

Tabelle 1.2. Arbeitsbereich für Meßmethoden und Indikatoren zur Beurteilung des Ernährungsstatus (modif. nach Elmadfa & Leitzmann, 1990, S. 69).

Untersuchungsbereich	Arbeitsbereich der Meßmethoden	Beispiele von Indikatoren
Stoffwechsel	Biochemie	Blut, Harn (Nährstoffe, Metaboliten)
Nahrungsenergie	Kalorimetrie	Energieverbrauch
Körper- bzw.- Gewebemasse	Anthropometrie	Körpergewicht, Körpergröße, Hautfalten
Körperliche Leistungsfähigkeit	Arbeitsphysiologie	Produktivität, Belastbarkeit, Ausdauer
Krankheiten	Medizin	Organfunktionen, Haut- und Haarveränderungen

Diese nicht vollständige Übersicht schließt sowohl die klassischen Methoden (Gravimetrie oder Titrimetrie) als auch die modernen Methoden wie die Chromatographie, Elektrophorese, Spektroskopie und die enzymatischen und immunchemischen Methoden ein.

Ausführlich erläutert und vollständig dargestellt werden sie z.b. in Standardwerken zur „Lebensmittelanalytik" von Matissek, Schnepel und Steiner (1989) oder in „Clinical Biochemistry - Principles And Methods" von Curtius und Roth (1974).

Perspektiven

Die experimentelle Ernährungsforschung befindet sich im Umbruch. So das Fazit von Fachexperten, die sich anläßlich eines Forums (1994) zur Frage äußerten, wie es um die Zukunft der Ernährungsforschung in der Bundesrepublik bestellt ist. Maßgeblich beeinflußt wird diese Situation durch neue Entwicklungen der Biowissenschaften (Atkinson, 1989). Als Leitwissenschaften sind hier die Molekulargenetik und die Immunologie zu sehen. Sie bieten die neuen Konzepte und methodischen Instrumente für ein vertieftes Verständnis der Vorgänge in der Zelle. Die Anwendung der molekulargenetischen Techniken erbrachte umwälzende Erkenntnisse bei der Übersetzung von genetischer Information in Stoffwechselfunktionen; damit ist die Erwartung verbunden, diese auf die Grundfragen der Ernährungswissenschaft anzuwenden. Konkret bedeutet dies, die direkte oder hormonvermittelte Steuerung der Genexpression durch die Inhaltsstoffe der Nahrung zu untersuchen, um Einblicke in den Zusammenhang von Ernährungsweise und molekulargenetischer Regelmechanismen zu gewinnen (Barth, 1994). Es wird die Hypothese zu überprüfen sein, daß viele der ernährungsabhängigen Prozesse auch eine bestimmende genetische Komponente besitzen. Der Ausdruck „man ist was man ißt" würde im Fall einer Bestätigung der Hypothese keinen Sinn mehr geben, und auch die Empfehlungen zur Nährstoffzufuhr wären auf der Basis von gewonnenen genetischen Informationen neu zu formulieren (Daniel, 1994).

Als vielversprechend wird die Molekulargenetik auch in Verknüpfung mit der Epidemiologie gesehen. Während die Molekulargenetik dazu beiträgt, die genetische Disposition im Hinblick auf ernährungsbedingte Krankheiten aufzuklären, ermöglicht die Epidemiologie, das daraus resultierende Risiko für die Gesundheit der Bevölkerung abzuschätzen und darauf aufbauend ernährungstherapeutische Ansätze zu entwickeln (Barth, 1994).

Ein zusätzlicher Anwendungsbereich molekulargenetischer Techniken eröffnet sich für die toxikologische Bewertung von Rückständen in der Nahrung. Die bisherigen auf Schätzungen beruhenden Grenzwerte in den Lebensmitteln werden durch härtere Daten ersetzt werden, und es müssen neue Empfehlungen für die Einbringung von z.B. Pflanzenschutzmitteln für die Landwirtschaft und Lebensmittelindustrie begründet werden.

Unabhängig von der sicherlich einschneidenden Einflußnahme der molekulargenetischen Forschung auf die Ernährungsforschung zeichnen sich nach wie vor eine Fülle ungeklärter Forschungslücken zur menschlichen Ernährung ab. Diese lassen sich nicht vollständig erörtern. Als weitere herausragende während des Forums formulierte Fragestellungen wurden deshalb hier in diesem Kontext in Anbindung an bereits erkannte Zusammenhänge die intensive Charakterisierung der organ-, gewebe- und zellspezifischen Funktionen der

Nährstoffe sowie die Untersuchung der Wechselbeziehungen zwischen einzelnen Nährstoffen genannt. Zu ihrer Klärung bedarf es gleichzeitig auch der Entwicklung und Weiterführung von neuen bzw. schon bestehenden Methoden, um z. B. die für viele Vitamine neu definierten Wirkungen (antioxidative Vitamine) mit Hilfe von spezifischen Parametern erfassen zu können oder um beispielsweise die Bioverfügbarkeit essentieller Mikro-Nährstoffe durch eine gezielte Anwendung von biokinetischen Methoden effektiv analysieren zu können.

1.3.3 Sozialwissenschaftlich orientierte Ernährungswissenschaft

Wenngleich auch immer der multidisziplinäre Charakter der Ernährungswissenschaft betont wird, so ist doch vornehmlich an die Vielfalt der naturwissenschaftlichen Fachgebiete und deren Teildisziplinen gedacht. Den Geisteswissenschaften, insbesondere den Sozialwissenschaften, werden zum Teil immer noch Funktionen peripherer Hilfswissenschaften (Teuteberg, 1993) zugebilligt. Dies resultiert aus dem traditionellen Selbstverständnis der Ernährungswissenschaft, die, wie bereits dargelegt (vgl. Abschnitt 1.3.1), hauptsächlich mit naturwissenschaftlichen Methoden gearbeitet und sich lange Zeit sogar als eine Biochemie der Ernährung aufgefaßt hat. Inzwischen hat man jedoch erkannt, daß der Mensch keine „Stoffwechselmaschine" ist, „sondern ein Lebewesen, das vielfältigen äußeren Einflüssen ausgesetzt ist, die mit der Ernährung in Wechselwirkung treten können" (Deutsche Gesellschaft für Ernährung, 1988, S. 313). Demnach sind psychologische, soziale, ökonomische, kulturelle und auch politische Gesichtspunkte mit zu berücksichtigen, und dies macht bei zahlreichen Fragestellungen eine Zusammenarbeit mit den Disziplinen, die diese Aspekte behandeln, unabdingbar.

Wir wissen sehr genau, was und wieviel Menschen essen und essen sollten; wir wissen indessen nur wenig darüber, warum die Menschen das essen, was sie essen. Die Untersuchung dieses Sachverhalts scheint nach Teuteberg und Wiegelmann (1986) immer dringlicher. Angesichts der Unterernährung in armen Ländern und der Überernährung in den Wohlstandsländern sind diese beiden Formen der Fehlernährung einerseits auf die unterschiedliche Versorgungssituation, andererseits auf tradierte Ernährungsverhaltensweisen bzw. auf etablierte Ernährungsgewohnheiten zurückzuführen. Die Aspekte, sich an den Empfehlungen für eine physiologisch optimale Ernährung zu orientieren, sind bisher von den Menschen, was Essen und Trinken betrifft, kaum angenommen worden. Dem stehen eine Vielzahl individueller und soziokultureller Bestimmungsgründe entgegen, die das tägliche Ernährungshandeln und die ihm vorgelagerten Entscheidungssituationen maßgeblich beeinflussen. Dieser Zusammenhang ist bisher nicht hinreichend erforscht worden, und es gehört vornehmlich zu den Aufgaben der verhaltenswissenschaftlichen Disziplinen, diesen mittels empirischer Studien aufzuhellen. Das bedeutet also, daß für eine sozialwissenschaftlich orientierte Ernährungswissenschaft, so wie es aus der Abbildung 1.2 hervorgeht, die ausschließliche Betrachtungsebene der Ernährung in ihrem biochemischen und physiologischen Kontext nicht genügt

1.3 Definition und Gegenstand 19

und sie sich deshalb der Untersuchungsdimension „Ernährungsverhalten" in Verbindung mit der „Ernährungsweise" zu widmen hat.

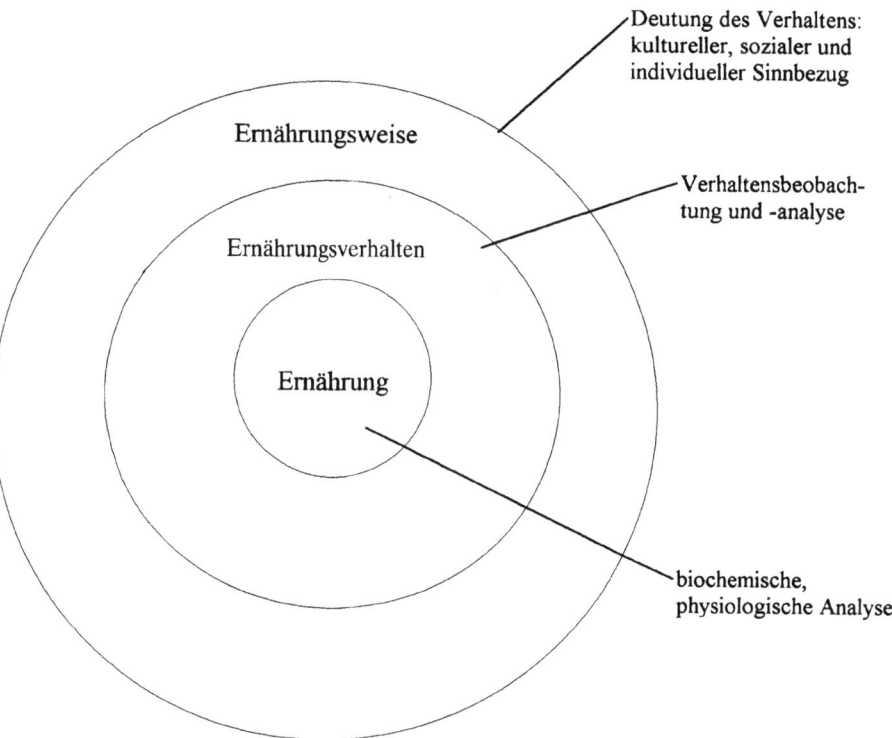

Abb. 1.2. Dimensionen der Ernährungsforschung (modifiziert nach Ferber, 1990, S. 518).

Das Verhalten an sich ist ein Untersuchungsgegenstand verschiedener sozialwissenschaftlicher Disziplinen, die man deshalb auch zu den Verhaltenswissenschaften zählt.

Das soziale Verhalten z.B. ist das Objekt der Soziologie, wobei einmal davon ausgegangen wird, daß das menschliche Verhalten wesentlich sozial geprägt ist, d.h. also, durch die soziale Umwelt des Individuums beeinflußt wird. Zum anderen bedeutet es, daß das Verhalten in vielfältiger Weise sozial orientiert und damit den Erwartungen der Bezugs- und Kontaktpersonen aus dem kommunikativen Umfeld ausgesetzt ist (Kutsch, 1993). Dieser grundlegende Sachverhalt läßt sich auf das Ernährungsverhalten übertragen und ist Gegenstand der Ernährungssoziologie (vgl. Kapitel 3).

Die Psychologie setzt sich ebenso mit dem Verhalten auseinander, wobei hier die Ernährungspsychologie (vgl. Kapitel 2) sich mit den psychologischen Bedingungen des menschlichen Eß- und Trinkverhaltens auseinandersetzt (Diedrichsen, 1990). Dabei werden die psychischen und physiologischen Vorgänge im Organismus, die einander bedingen, als psychobiologische Einheit betrachtet, die wiederum aus der Wechselwirkung zwischen Umweltreizen und Verhalten hervorgeht.

Innerhalb der Wirtschaftswissenschaften hat sich nach dem 2. Weltkrieg die Schule der sozialökonomischen Verhaltensforschung herausgebildet (Scherhorn, 1959; Schmölders, 1978). Ihre grundlegenden Fragestellungen beziehen sich auf die individuellen und sozialen Determinanten des Verhaltens bei wirtschaftlichen Entscheidungen bzw. auf das Konsumentenverhalten. Die Konsumverhaltensforschung beschäftigt sich heute, vor allem was die Nachfrage von Lebensmitteln betrifft, im Rahmen der sozialökonomischen Ernährungsforschung mit der Art und Weise des Lebensmittelverbrauchs, wobei sowohl die Einkommenssituation als auch soziale Faktoren wie z.B. Bildung und sozialer Status als Untersuchungsfaktoren berücksichtigt werden.

Essen und Trinken hat gerade auch in unserer heutigen Zeit in seinem historischen Begründungszusammenhang an Bedeutung gewonnen. Die historische Ernährungsforschung ist nämlich, so Teuteberg (1993) „die einzige Disziplin, welche die vielfältigen Entwicklungsstränge der menschlichen Ernährung, die bekanntlich mit allen Lebensgebieten zusammenhängt, zeitlich wie räumlich zusammenzusehen vermag". Sie „sucht den Zusammenhang der verschiedenen Ursachen und Wirkungen in einer großen Überschau zu begründen" (S. 180). Sozialer und wirtschaftlicher Wandel, der Einfluß verschiedener kultureller Ausprägungen, unterschiedliche und gesellschaftlich bedingte Wertmuster spielen hier in ihrer Einflußnahme auf das Ernährungsverhalten auch eine wesentliche Rolle und liefern Erklärungen für Ernährungsverhaltensmuster.

Die angesprochenen Forschungsrichtungen der Soziologie, Psychologie, Ökonomie und Historie sind wesentlich, um das gegenwärtige Ernährungsverhalten - so wie es sich im alltäglichen Leben von Menschen herausbildet - in seinen Bestimmungsgründen und Wechselbeziehungen zur sozialen und räumlichen Umwelt zu untersuchen.

Ihrer Bedeutung wegen werden die Anthropologie, die Ethnologie und die Kulturwissenschaften insgesamt ergänzend erwähnt. Ihre Untersuchungsansätze beziehen sich auf das Kulturphänomen und auf das Kulturthema Essen und Trinken, um beispielsweise kulturspezifische Normen, Konventionen, Symbole, das Geflecht von Bedeutungen also, zu entwirren, in denen Menschen im Rahmen von Makro-, Regional- und Subkulturen ihre Erfahrungen interpretieren (Wierlacher, Neumann & Teuteberg, 1993). Die Abbildung 1.3 vermittelt eine Übersicht über die Ernährungswissenschaft und über die ihr verwandten Gebiete. Sie verdeutlicht abschließend noch einmal, daß die Ernährungswissenschaft nicht nur experimentell-analytisch zu untersuchende Frage- und Problemstellungen der Humanernährung zu lösen versucht, sondern sich auch maßgeblich mit den Untersuchungsgegenständen „Lebensmittelauswahl", „Essen und Trinken" und „Ernährungsverhalten" auseinandersetzt. Die Abbildung 1.3 vermittelt zudem, daß die Ernährungswissenschaft sich im Laufe der Zeit zu einem selbständigen, interdisziplinären Zweig verschiedener Disziplinen etabliert hat. Es sollte in diesem Zusammenhang nicht unerwähnt bleiben, daß in der Bundesrepublik Deutschland, in den skandinavischen Ländern, in Großbritannien und auch in den USA der Studiengang

Ernährungs- und Haushaltswissenschaften bzw. Human Ecology an den Universitäten und Hochschulen eingerichtet ist. In den wissenschaftlichen Ausbildungsstätten wird versucht, das Thema Ernährung in seiner Komplexität wahrzunehmen und Schritt für Schritt zu erforschen.

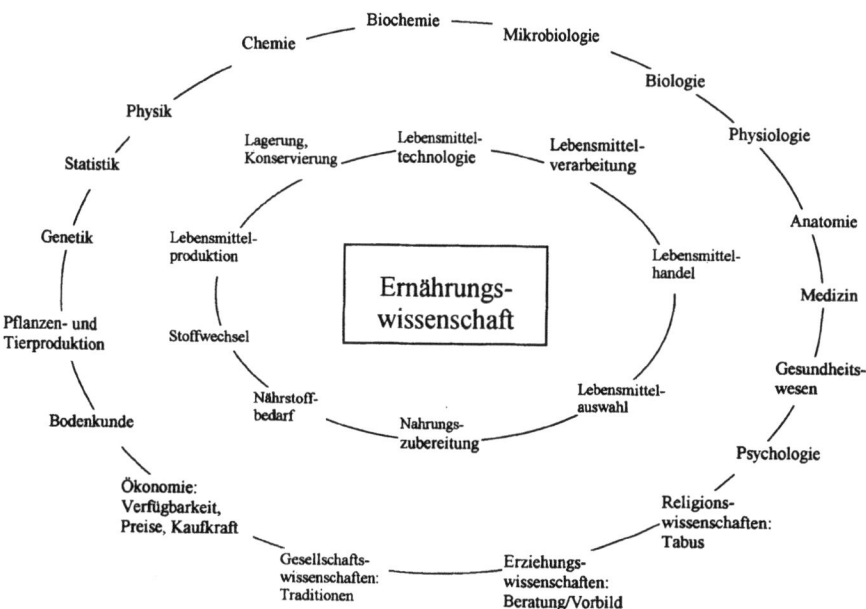

Abb. 1.3. Ernährungswissenschaft und verwandte Gebiete (modifiziert nach Bender, 1975, zitiert nach Elmadfa & Leitzmann, 1990, S. 11).

1.4 Methoden zur Untersuchung des Ernährungsverhaltens

Um das Ernährungsverhalten zu analysieren, sind grundlegende Erkenntnisse sowohl aus der Verhaltenslehre als auch aus den Motivations- und Handlungstheorien heranzuziehen. Diese sind bereits in die Untersuchungskonzepte der Ernährungssoziologie und Ernährungspsychologie, aber auch in die ökonomische Konsumentenforschung aufgenommen worden. Sie liefern die Modelle und hypothetischen Erklärungsansätze für empirische Studien in diesen Disziplinen, wenn es darum geht, das individuelle Ernährungsverhalten oder das Verhalten von bestimmten Bevölkerungsgruppen in seiner psychosozialen Bedingtheit darzulegen (vgl. Kapitel 2 und 3).

Eine wesentliche Erkenntnis der Verhaltenswissenschaft besagt, daß das Verhalten oder Handeln nicht nur allein durch Außenreize angeregt wird, sondern daß es auch von einer Vielzahl interner Bestimmungsfaktoren, von sogenannten „aktivierenden Prozessen" (wie z.B. Emotionen, Motivationen und Einstellungen) und kognitiven Prozessen (wie z.B. Wahrnehmung, Entscheidung, Lernen) ausgelöst wird (Kroeber-Riel, 1989).

Dementsprechend bildeten sich nach und nach auch unterschiedliche methodische Vorgehensweisen und Instrumente heraus, die Oltersdorf (1993) für den Anwendungsbereich des beobachtbaren Verhaltens in Abbildung 1.4 visualisiert.

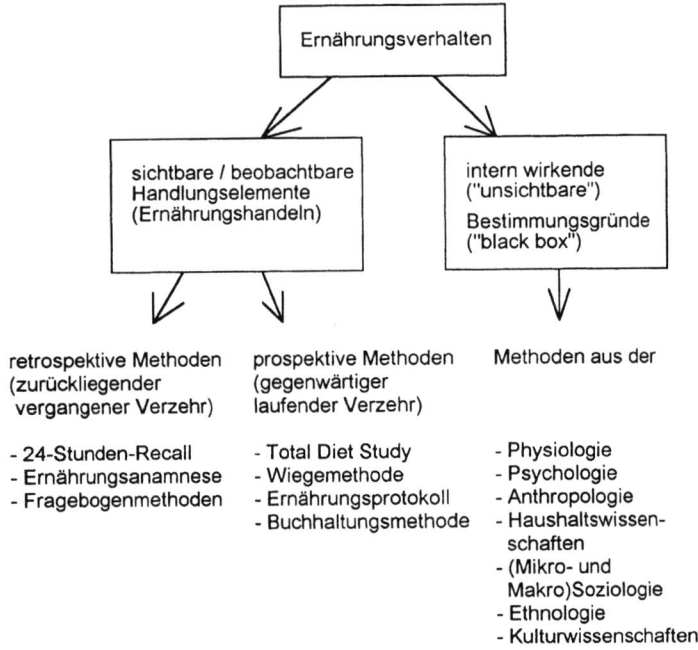

Abb. 1.4. Gliederung der Methoden zur Charakterisierung von Ernährungsverhalten (nach Oltersdorf, 1993, S. 325).

Zur Erfassung des sichtbaren Ernährungsverhaltens, d.h. zur Erfassung des Lebensmittelverbrauchs, des Lebensmittelverzehrs und der Beschreibung von Ernährungsgewohnheiten liegen sowohl retrospektive als auch prospektive Methoden vor:

1. Bei einem *24-Stunden-Recall* (24-Stunden-Befragung) wird in einem Interview der Nahrungsverzehr einer Person nach Art und Menge für die letzten 24 Stunden so genau wie möglich erfragt. Mit dieser Methode wird nicht der individuelle Verzehr eines Menschen erhoben, sondern sie wird eingesetzt, um das Verzehrverhalten einer größeren Gruppe zu erfassen.

2. Die *Ernährungsanamnese* oder die Ernährungsgeschichte ist ein Erhebungsverfahren, mit dem der übliche Nahrungsverzehr einer Person durch Erfragen allgemeiner Ernährungsmuster und Ernährungsgewohnheiten ermittelt werden kann. Dadurch sollen charakteristische Verhaltensmerkmale und Ernährungspraktiken eines Individuums erfaßt werden.
3. Die *Fragebogenmethode* wird angewandt, um Ernährungsgewohnheiten oder -verhalten zu erfassen. Hier werden nicht quantitative Angaben zur Nahrungsmenge verlangt. Statt dessen geht es um die Mahlzeitenfrequenz, um die Häufigkeit des Verzehrs von bestimmten Nahrungsmitteln und Speisen (Food Frequency). Diese Methode wird z.B. in ernährungsepidemiologischen Studien eingesetzt.
4. Mit Hilfe der *Protokollierung des gegenwärtigen Verzehrs* wird genau erfaßt, was und wieviel Menschen essen. Dies kann durch eine Reihe von technischen Geräten (Waagen, Video, elektronische Datenerfassung und -auswertung mit Hilfe von entsprechender Software usw.) unterstützt werden.
5. Bei der *„Total Diet Study"* wird ein Duplikat des verzehrten Essens einer chemischen Analyse unterzogen.
6. Mit der *Wiegemethode* wird für mehrere Tage jeglicher Verzehr der Probanden gewogen (Rohware, Zubereitung, Abfall, Essensreste). Solche Erhebungen sind für die exakte Messung bei Ernährungsbilanzstudien im klinischen Bereich erforderlich.
7. Die *Buchhaltungsmethode* wird dazu eingesetzt, den Nahrungsverbrauch durch das Notieren von eingekauften, selbst erzeugten oder sonst erworbenen Lebensmitteln bei Institutionen, Haushalten und Familien zu erfassen. Aus den so gewonnenen Daten können zumindest die Verbrauchsstruktur an Lebensmitteln und die eingekauften und eventuell zu bevorratenden Mengen abgelesen werden, um u.U. auch die Ernährungsgewohnheiten vollständiger abbilden zu können (Oltersdorf, 1993; Sichert, Oltersdorf, Winzen & Leitzmann, 1984).

Die in der Abbildung 1.4 als „intern wirkende (unsichtbare)" bezeichneten Bestimmungsgründe des menschlichen Ernährungsverhaltens beziehen sich auf die schon erwähnten aktivierenden und kognitiven Prozesse, die sogenannten intervenierenden Variablen wie z.B. „Gefühle" oder „Denken". Sie werden von den in der Abbildung beispielhaft aufgezählten Fachgebieten im Rahmen von theoretischen Konstrukten und/oder empirischen Studien mit Hilfe der Methoden der empirischen Sozialforschung (Fragebogen, Befragungs- und Beobachtungstechniken, Kontrolltechniken, Skalierungsverfahren, Einstellungsmessungen usw.) und mit Hilfe von mathematischen und statistischen Verfahren (z.B. Korrelations-, Regressionsanalyse, Faktorenanalyse) erhoben und ausgewertet.

Auch wenn es unmöglich ist, das Ernährungsverhalten, so wie es sich uns in der Wirklichkeit in seiner Gesamtheit und Komplexität herauszubilden scheint und in der Abbildung 1.5 annähernd wiedergegeben wird, empirisch zu beschreiben und zu erklären, belegen eine Vielzahl von empirischen Studien, daß sowohl ausgewählte interne als auch bestimmte externe Bestimmungsfaktoren individueller Ernährungsverhaltensweisen zu messen sind.

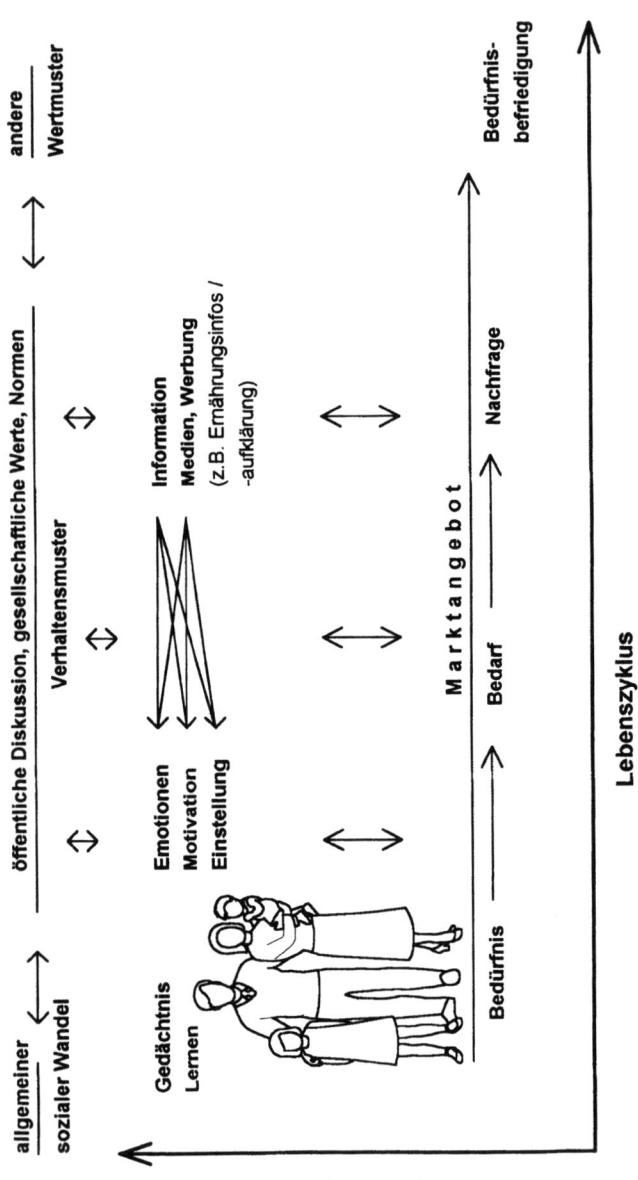

Abb. 1.5. Einflüsse auf das Konsumentenverhalten (nach Leonhäuser, 1995, S. 140).

Durch Kausalmodelle ist es beispielsweise möglich, den anteiligen Einfluß von unterschiedlichen Verhaltensdeterminanten genauer zu erfassen. Bahnbrechende Arbeiten dazu sind von Bagozzi vorgelegt worden (Bagozzi, 1982, zitiert nach Kroeber-Riel, 1989). Er untersuchte für den Anwendungsbereich der Marketingwissenschaft in den von ihm entwickelten Modellen die kausalen Beziehungen zwischen Einstellung, Verhaltensabsicht und Verhalten.

1.5 Relevante Themen, Aufgaben und Ziele der verhaltensorientierten Ernährungswissenschaft

In der historischen Ernährungsforschung besteht wachsende Übereinstimmung darüber, daß sich die Ernährungsgewohnheiten in Mitteleuropa und insbesondere auch in Deutschland zu keiner Zeit so grundlegend verändert haben wie in den letzten 150 Jahren. In diesem Wandel, so die Historiker, sind Wurzeln für einige bedrückende Gegenwartsprobleme zu suchen (Wierlacher, Neumann & Teuteberg, 1993).

Die Mehrheit der Bevölkerung lebte bis Ende des 19. Jahrhunderts knapp über dem Nahrungsminimum; in Zeiten von Hunger und Dürre sogar darunter. Der Einzug der Industrialisierung veränderte die Lebensbedingungen der Menschen und brachte für den größten Teil der Bevölkerung veränderte Arbeitswelten und neue Ernährungsgewohnheiten mit sich. Anstelle der schweren körperlichen Arbeit in der Landwirtschaft und Industrie traten nach und nach bewegungsärmere Tätigkeiten, die im expandierenden dritten Wirtschaftssektor, dem Dienstleistungsbereich, verlangt wurden. Auch die Art und Weise der Nahrungsmittelproduktion wurde beeinflußt. Die jahrhundertealten Traditionen des Landbaus wurden durch technische Produktionsweisen abgelöst. Das Warenangebot wurde zunehmend von Vermarktungsanforderungen und den Wünschen der Konsumenten bestimmt.

Galten im vergangenen Jahrhundert ernährungsbedingte Erkrankungen noch als Zeichen für Hunger und Armut, so werden diese heute, zu Zeiten eines allgemeinen Wohlstands, als Zivilisationskrankheiten gekennzeichnet; ihre Entstehung wird auf das überreichliche und für die meisten in der Bundesrepublik Deutschland lebenden Menschen erschwingliche Lebensmittelangebot zurückgeführt. Seitdem sind Übergewicht, Diabetes mellitus, Bluthochdruck, Arteriosklerose, Gicht und degenerative Störungen des Bewegungsapparates in den Mittelpunkt therapeutischer Bemühungen getreten.

Die durch die Behandlung von ernährungsbedingten Krankheiten entstandenen Kosten werden aufgrund der hierzu 1993 veröffentlichten Studie auf ca. 80 Mrd. DM pro Jahr (alte Bundesländer) errechnet. Das macht nahezu ein Drittel aller Kosten im Gesundheitswesen aus (L. Kohlmeier, Kroke, Pötsch, M. Kohlmeier & Martin, 1993).

Es liegt nun, wie unschwer aus dem Verhalten des Gesetzgebers abzuleiten ist (Gesundheitsreformgesetzgebung), im öffentlichen Interesse, das Ausmaß der im Gesundheitswesen jährlich entstehenden sozialen Kosten einzudämmen. Dazu jedoch sind Kenntnisse über die Entstehung und Bedingungsfaktoren von Krankheitsbildern und -situationen notwendig, um sowohl gezielte Therapie- als auch Präventionsmaßnahmen gegen Ernährungsfehlverhalten kostenmindernd durchführen zu können. Die hierzu bereits vorgelegten epidemiologischen Studien deckten Zusammenhänge auf zwischen falscher und übermäßiger Ernährung und häufigen Krankheiten, wie bei den Herz-Kreislauf-Erkrankungen und dem Schlaganfall. Diese epidemiologischen Rückschlüsse eröffneten wichtigen Erkenntnissen den Weg, zum Beispiel im Bereich des Fettstoffwechsels (Projektträgerschaft „Forschung im Dienste der Gesundheit", 1991).

Die alle vier Jahre im Auftrag der Bundesregierung von der Deutschen Gesellschaft für Ernährung herausgegebenen *Ernährungsberichte* thematisieren kontinuierlich ernährungsbedingte Risiken der Gesundheit in der deutschen Bevölkerung. Dabei bildet sich nach wie vor die überhöhte Energiezufuhr als eines der wichtigsten Ernährungsprobleme heraus, und es liegt auf der Hand, daß Menschen zuviel essen. Um beispielsweise diesem Phänomen auf den Grund zu gehen, ist die Frage zu klären, warum Menschen über ihren physiologischen Bedarf und ihr Sättigungsgefühl hinaus essen und trinken. Dazu gehört neben den klinischen und epidemiologischen Methoden auch die differenzierte Beobachtung von Verzehrs- und Ernährungsgewohnheiten. Sie soll wissenschaftliche Erkenntnisse über die Faktoren liefern, die die Nahrungsmittelauswahl im Kontext der Lebensgewohnheiten bestimmen.

Um dieses Ziel anzugehen, wurde zwischen 1985 und 1989 im Auftrag des Bundesministeriums für Forschung und Technologie, im Rahmen des Programms „Forschung und Entwicklung im Dienste der Gesundheit", eine repräsentative Untersuchung, die sogenannte *Nationale Verzehrsstudie (NVS)* von der Abteilung Ernährungsforschung der GfK-Marktforschung durchgeführt. Ihr umfangreiches Untersuchungsprogramm umfaßte, wie aus Tabelle 1.3 hervorgeht, sowohl ein persönliches Strukturinterview mit zusätzlichen Einstellungs-, Wissens- und Verhaltensdimensionen als auch eine Ernährungserhebung mit einem siebentägigen Verzehrsprotokoll, einer standardisierten Mengenerfassung („Wiegemethode") und der Erhebung von Lebensmittelverzehrsdaten (Art, Menge, Verarbeitung, Verpackung), von Mahlzeiteneinnahmen hinsichtlich des Ortes, der Zeit, der Art der Mahlzeit sowie der Art und Dauer der täglichen Aktivitäten (Kübler, Hüppe, Matiaske, Rosenbauer & Anders, 1990).

Insgesamt wurden für diese Studie 24632 Mitbürger und Mitbürgerinnen befragt. Sie lieferte zudem die Daten für das Verbundprojekt Ernährungserhebung und Risikofaktorenanalytik (VERA). Bei einer Teilstichprobe (n = 2000) aus dem NVS-Untersuchungskollektiv wurden anhand von Blut- und Urinproben einerseits der Versorgungsgrad mit den verschiedenen Nährstoffen bzw. ausgewählten Vitaminen und Mineralstoffen, andererseits bestimmte Risikofaktoren (z.B. Cholesterin, Triglyceride, Glucose) klinisch-chemisch und biochemisch untersucht (Projektträger, 1991; Kübler, Hüppe, Matiaske, Rosenbauer & Anders, 1990). Die Ergebnisse erlauben Rückschlüsse auf den Ernährungs- und Gesundheitsstatus. Über den Vergleich mit der NVS können direkte Zusammenhänge zwischen dem Ernährungsverhalten und dem ernährungsabhängigen Versorgungs- und Gesundheitszustand aufgezeigt werden. Damit, so die Verfasser, „wird auf nationaler und internationaler Ebene eine neue Dimension ernährungswissenschaftlicher Forschungsmethodik beschritten" (Projektträger, 1991, S. 4).

Tabelle 1.3. Methodik der „Nationalen Verzehrsstudie" (nach Kübler, Hüppe, Matiaske, Rosenbauer & Anders, 1990, S. 104).

Zweistufiger Erhebungsablauf	
I. Persönliches Strukturinterview	II. Ernährungserhebung
Zielperson: ein per Zufall zu bestimmendes Haushaltsmitglied ab 14 Jahren	*Zielpersonen:* alle permanent im Haushalt lebenden Personen
Themenbereiche: 1. sozialdemographische Strukturdaten des Haushalts und dessen Mitglieder 2. Verzehrsgewohnheiten 3. Überprüfung ausgewählter Einstellungsdimensionen - zur gesunden Ernährung - zu Risikofaktoren - zu neuen Lebensmittel-Angeboten - zur Umwelt 4. Informations-/Kaufverhalten bei Lebensmitteln 5. Arbeit, Beruf und Freizeitaktivitäten 6. Besitzstand 7. Rauchgewohnheiten 8. Krankheits-/Beschwerdesituation und Medikamentenkonsum	*Methode:* 1. prospektive Protokollmethode Verzehrsprotokoll (Diary) über eine 7tägige Erhebungsphase mit 2 Tagen Vorlauf, wobei die Teilnehmer ihren täglichen Nahrungsverzehr und das Tätigkeitsspektrum selbst protokollieren 2. standardisierte Mengenerfassung - anhand überprüfter Waagen - anhand normierter Modellgefäße und Schablonen *Daten:* 1. Lebensmittel-Verzehr hinsichtlich - der Art - der Menge - der Verarbeitung - der Verpackung 2. Mahlzeiteneinnahme hinsichtlich - des Ortes und des Zeitpunktes - des Verzehrs - der Art der Mahlzeit 3. Tätigkeitsspektren hinsichtlich - der Art - der Dauer der täglichen Aktivitäten

Die Ergebnisse der NVS liefern ein differenziertes Bild zum Verzehrverhalten und auch zu den Einstellungen zum Lebensmittelverzehr. Beispielsweise weist die Studie nach, daß die Deutschen zu fett und zu eiweißreich essen. Der hohe Fett- und Eiweißkonsum ist in erster Linie auf die übermäßigen tierischen Lebensmittel, die gegessen werden, zurückzuführen. 57 % des gesamten Eiweißes und 79 % der Nahrungsfette stammen aus tierischen Lebensmitteln. Demgegenüber essen die Bundesbürger und -bürgerinnen im Vergleich zu den Ernährungsempfehlungen zu wenig Kohlenhydrate, dabei vor allem zu wenig komplexe Kohlenhydrate, wie sie beispielsweise in Brot, Backwaren, Obst und Gemüse enthalten sind. Bei den Frauen wird allerdings ein ausgeprägteres Gesundheitsbewußtsein deutlich als bei den Männern. Sie essen vergleichsweise mehr Obst und Frischgemüse. Die 15- bis 18jährigen Jugendlichen fallen indessen durch ihren hohen Zuckerkonsum auf, der auf den Genuß von Süßigkeiten, coffeinhaltigen Erfrischungsgetränken und zuckerhaltigen Limonaden zurückzuführen ist. Zeichnet sich bei dieser Gruppe ein einseitiger und überkalorischer Lebensmittelverzehr ab, so ist das Eßverhalten von jungen Frauen zwischen 15 und 35 Jahren nach den Ergebnissen der NVS eher als bedenklich einzustufen. Sie stellt sich als Hauptrisikogruppe hinsichtlich einer Mangel- und Fehlernährung heraus. 50 % von ihnen nehmen täglich weniger als 2200 kcal zu sich, 10 % sogar weniger als 1500 kcal täglich und 10 % der Nahrungsenergie dieser Gruppe wird über den Verzehr von Süßwaren und Zucker gedeckt (Projektträger, 1991). Damit verbunden ist auch eine Unterversorgung bei vielen Vitaminen und Mineralstoffen. Insbesondere bei untergewichtigen Frauen wird, so wie die VERA-Studie zeigt, eine relativ hohe Prävalenz von niedrigen Meßwerten für Vitamin A, E, B_1, B_2 und B_6 beobachtet. Hinzu kommt, daß der Zigaretten- und Alkoholkonsum und auch orale Kontrazeptiva ungünstigere Versorgungsmeßgrößen z.B. für Vitamin A und B_{12} aufweisen (Heseker, Schneider, Moch, Kohlmeier & Kübler, 1992). Treten diese Einflußfaktoren zusammen auf, kann es sehr schnell zu einer Gesundheitsgefährdung kommen.

Neben der Beschreibung des Nahrungs- und Genußmittelverzehrs ermöglichten es die im Rahmen der NVS durchgeführten Strukturinterviews, auch Einstellungen zu Fragen der Ernährung zu erheben. In diesem Zusammenhang war der Stellenwert der Ernährung für das persönliche Wohlbefinden von Interesse. Hierzu wurden verschiedene Statements, die für das Wohlbefinden eine Rolle spielen, vorgegeben, und die Studienteilnehmer hatten diese ihrer Meinung nach entsprechend zu gewichten. Dabei ergab sich, daß das Statement „richtige Zusammensetzung der Ernährung" mit den Statements „Gesundheit", „ausgeglichenes Ehe-/Familienleben", „seelische Ausgeglichenheit", „Sicherheit am Arbeitsplatz" und „kein Streß" in ihrer Bedeutung für das subjektive Wohlbefinden miteinander konkurrierten. Insgesamt gesehen sprachen dennoch etwa 3/4 der befragten Bundesbürger und Bundesbürgerinnen der richtigen Zusammensetzung der Ernährung im Hinblick auf die Aussage, „daß man sich richtig wohl fühlt", große bzw. sehr große Bedeutung zu (Projektträger, 1991).

Was immer auch unter einer „richtigen Zusammensetzung der Ernährung" zu verstehen ist, sie scheint doch als konstitutives Element zur Bewertung des individuellen Wohlbefindens beizutragen und nicht nur dem Motiv der Sättigung bzw. der ernährungsphysiologischen Bedarfsdeckung zu genügen.

Mit Hilfe von Nahrungs- und Genußmitteln können noch ganz andere den Motiven zugrunde liegende Bedürfnisse befriedigt werden. Süßigkeiten und alkoholische Getränke z. B. werden nicht nur dazu gekauft und zu sich genommen, um Geselligkeit, Zusammensein und Kommunikation zu fördern, sondern sie dienen immer häufiger dazu, Frustrationen, Einsamkeit, Arbeitslosigkeit, Krankheit etc. zu verdrängen, die aus nicht verwirklichten Bedürfnissen nach Geborgenheit, Zuneigung, Anerkennung und Selbstverwirklichung entstehen (Wehland, 1978).

Aus den Ergebnissen von verschiedenen Marktforschungsstudien ist zudem bekannt, daß sich das vormals von traditionellen Werten gelenkte Ernährungsverhalten nach und nach aufgelöst hat und die für eine individuelle Lebensgestaltung zugrunde liegenden Werte in unserer Gesellschaft sich im Laufe der Zeit gewandelt haben. Der Wertewandel und die daraus resultierenden Einstellungsmuster haben nachhaltige Konsequenzen für die Bewertung von Lebensmitteln und für das, was Essen und Trinken im Prozeß des Ernährungsverhaltens beinhalten, nach sich gezogen. Der Prozeß wird auch durch veränderte objektive Lebensbedingungen beeinflußt: flexible Arbeitszeiten, mehr Freizeit, größere Distanzen zwischen Arbeitsplatz und Wohnort, steigende Außer-Haus-Konsumangebote. Hinzu kommen neue Wertvorstellungen von Individualisierung, Gegenwartsorientierung und „Fun-morality" sowie intensiver Medienkonsum (Kutsch, Szallies & Wiswede, 1991). In der Abbildung 1.6 kommt anschaulich zum Ausdruck, wie sich die Einstellungen von Menschen von Generation zu Generation im Zuge des sozialen und wirtschaftlichen Wandels verändern.

Das führt zu neuen Verhaltensformen, beispielsweise zur „Telemahlzeit", zur Loslösung von einer arbeitsorientierten Welt, hin zur bewußten Einbeziehung in die Erlebnissphäre der Freizeit. Essen und Trinken bieten hier Möglichkeiten der Selbstverwirklichung und Selbstdarstellung. Es ist nicht nur wichtig, was und warum gegessen wird, sondern auch wie und wann man ißt. Stilfragen und Eßkultur nach außen hin demonstriert, werden also auch im Zusammenhang von Essen und Trinken zunehmend wichtiger. Essen und Trinken unterliegen zudem den Einflüssen von fremden Ländern und Kulturen; exotisches Essen wird zum Allgemeingut. Sich Genuß zu leisten, scheint ein erstrebenswertes Ziel. Dies schließt jedoch nicht aus, daß das Eßverhalten, die Nahrungs- und Genußmittelwahl und Speisenzubereitung sich an Gesundheitsaspekten orientieren. Allerdings bleibt für die Marktforschung offen, ob und in welchem Ausmaß das Gesundheitsbewußtsein von einzelnen Konsumentengruppen das Ernährungsverhalten nachhaltig prägt und sich in weiten Kreisen der Bevölkerung verbreitet. Denn es läßt sich aufgrund von Zeitreihenanalysen der Lebensmittelnachfrage und auch aufgrund von kontinuierlich durchgeführten Einstellungsmessungen belegen, „daß die Zahl derer, die vorgaben, bei der Ernährung auf ihre Gesundheit zu achten, in den letzten Jahren nicht bzw. nur unwesentlich zugenommen hat" (Kutsch, Szallies & Wiswede, 1991, S. 313). Angesichts dieser Beobachtung wird von einer Tendenz zum selektiven Gesundheitsbewußtsein ausgegangen. Gestützt wird diese Tendenz durch kurz andauernde Ernährungsmoden oder -ideologien, die Assoziationen von „Jugendlichkeit", „Sportlichkeit", „Schlanksein" implizieren. Diese werden von der Lebensmittelindustrie über ein den Erwartungen entsprechendes Produktangebot verstärkt und von der Werbung ver-

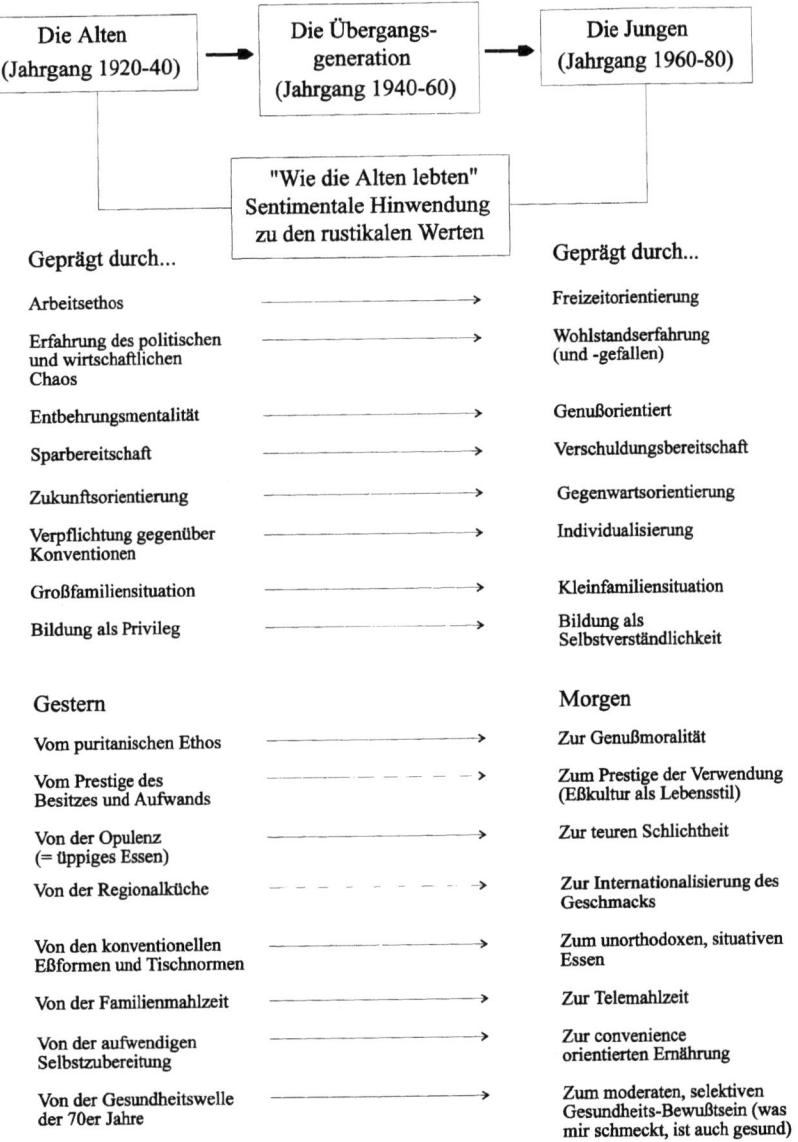

Abb. 1.6. Die Einstellung der Menschen (nach Kutsch, Szallies & Wiswede, 1991, S. 301).

breitet. Die These vom selektiven Gesundheitsbewußtsein besagt auch, daß sich die Verhaltensmotive Genuß und Gesundheit nicht gegenseitig ausschließen müssen. Ein und dieselbe Person kann sich durchaus gesundheits- und umweltbewußt zu Hause ernähren (Müsli am Morgen), im Freundeskreis demonstrativen Konsum über exklusive Lebensmittel (Champagner und Hummer) ausüben und in der Kantine am Arbeitsplatz sich mit Fertigmenüs zufriedenstellen. Die vorliegenden Untersuchungen bestätigen eher die Annahme, daß das Ernährungsverhalten bei den meisten Menschen aus einem komplexen Gefüge von verschiedenen Motiven, aus einer „Motivkonfiguration" (Wiswede, 1973, S. 89) resultiert. So ist es nicht verwunderlich, daß es keine eindeutigen Ernährungsverhaltensweisen gibt, sondern Mischformen, die sich aus der spezifischen Situation, aus der persönlichen Bewertung und aus einer unterschiedlichen Intensität heraus, Dinge wahrzunehmen, herausbilden.

Die im Rahmen dieses Beitrags vorgelegten ausgewählten Befunde zu Verhaltensdeterminanten stützen sich auf die nur wenigen empirischen Untersuchungen, die sich explizit mit dem Ernährungsverhalten der Bevölkerung insgesamt in der Bundesrepublik Deutschland befassen. Lediglich die Nationale Verzehrsstudie und die angeführten Ergebnisse von Marktforschungsstudien beziehen sich in ihrem erkenntnisleitenden Interesse darauf, das Ernährungsverhalten, operationalisiert am Beispiel des Lebensmittelverbrauchs und des Lebensmittelverzehrs, aufzuhellen. Einstellungsmessungen geben Aufschluß über die Motive und Bewertung dazu, warum bestimmte Lebensmittel ausgewählt und verzehrt werden. Für die Marktforschung liefern diese Studien Erkenntnisse, die im Hinblick auf ein marktschaffendes Marketing im Lebensmittelbereich verwendet werden. Der Begründungs- und Verwendungszusammenhang der Nationalen Verzehrsstudie (NVS) und der Verbundstudie Ernährungserhebung und Risikofaktorenanalytik (VERA) liegt darin, „das Wissen über gesunde Ernährung [zu] bereichern und zu besseren Möglichkeiten für eine gesundheitsfördernde Lebensführung [zu] verhelfen" (Projektträger, 1991, S. 2). Sie ist die bisher einzige repräsentative Studie, deren Ziel es war, Erkenntnisse über die komplexen Zusammenhänge von Ernährung und Gesundheit zu gewinnen. Einschränkend sei jedoch festgestellt, daß die NVS vom Ansatz her einer deskriptiven Studie entspricht, durch die korrelative Zusammenhänge erkannt werden können. Kausale Abhängigkeiten können zwar postuliert, aber nicht bewiesen werden (Heseker, 1993).

Ein „Manko" besteht auch darin, daß die ernährungspsychologische Forschung sich in erheblichem Umfang auf die Analyse von problematischen Eß- und Trinkgewohnheiten bei Schülern und Studenten (wie Überernährung, Eßstörungen und Alkoholmißbrauch) konzentriert (Diehl, 1993). Die Ernährungssoziologie, wie Kutsch (1993) in einer umfassenden Abhandlung zu den Fragestellungen und Untersuchungsgegenständen dieser Disziplin aufzeigt, setzt sich mit einer Vielzahl sozialer Einflußfaktoren auf die Ernährung aus dem kulturellen, regionalen und sozialen Umfeld auseinander. Damit wird belegt, „daß die menschliche Ernährung ein klassisches Beispiel für sozial geprägtes und sozialorientiertes Verhalten ist und daß es entsprechend beste Gründe dafür gibt, eine Soziologie der Ernährung weiter auszubauen und zu etablieren" (Kutsch, 1993, S. 131).

Wie wichtig und notwendig aktuelle umfassende Untersuchungen im deutschen Sprachraum zur Analyse des Ernährungsverhaltens sind, wird immer wieder deutlich, wenn man die Klagen über Fehlverhaltensweisen und ihre

Folgen vernimmt. Öffentlich artikulierte Forderungen, Konzepte für Prävention und Gesundheitsförderung zu entwerfen, werden kaum etwas bewirken, wenn nicht ernsthaft daran gedacht wird, zunächst einmal Erhebungskonzepte zu den objektiven Lebensbedingungen und der subjektiven Einschätzung ausgewählter Bevölkerungsgruppen zu Essen und Trinken zu verwirklichen, die die grundlegenden sozioökonomischen und psychosozialen Rahmenbedingungen erfassen. Denn ernährungsbedingtes Fehlverhalten läßt sich allein über die Lebensmittelauswahl und den Verzehr, über medizinische und biochemische Parameter zwar beweisen, aber nicht hinreichend erklären, da die Lebensumstände, die Alltagssituation der Menschen aus den Untersuchungen ausgeblendet bleiben. Zudem ist es von relativer Aussagekraft und Nutzen im Hinblick auf die Lösung der anstehenden gesundheitspolitischen Probleme, wenn man weiß, daß die Bundesdeutschen zuviel, zu fett und zu eiweißreich essen. Der Rückschluß von einem ermittelten kollektiven Verzehrverhalten auf die konkreten individuellen Verhaltensweisen der Mitglieder des repräsentativen Untersuchungskollektivs bzw. der Bevölkerung ist logisch nicht zulässig.

1.6 Perspektiven der verhaltensorientierten Ernährungswissenschaft

Im Rahmen einer verhaltensorientierten Ernährungswissenschaft sollte der Versuch unternommen werden, das *alltägliche Ernährungsverhalten* von ausgewählten Bevölkerungsgruppen zu untersuchen. Wie wir gesehen haben, gibt es bereits für die Bundesrepublik repräsentative Studien, die von ihrem Forschungsrahmen her spezifiziert und verfeinert werden könnten, wenn es darum geht, neben den quantitativen und repräsentativen Ergebnissen, zielgruppenspezifische qualitative Aussagen zum Untersuchungsgegenstand zu erhalten. Die Operationalisierung der Bevölkerung in Zielgruppen scheint insofern erforderlich, da viele Aspekte des Ernährungsverhaltens deutliche Abhängigkeiten von soziodemographischen Merkmalen wie *Alter, Schulbildung* und *Familienstand* aufweisen (Diehl, 1993). Von besonderem Interesse erscheint das verhaltensbestimmte Merkmal *Familienstand* und *Haushaltsgröße*. Hierzu trägt beispielsweise die Beobachtung bei, daß sich aus der soziodemographischen Entwicklung in unserer Gesellschaft heraus die traditionellen Eßformen, die „häusliche Tischgemeinschaft" (Neuloh & Teuteberg, 1979) aufzulösen beginnt. Ein- und Zwei-Personen-Haushalte - es sind inzwischen mehr als 65% aller privaten Haushalte - haben u.U. gar nicht mehr den Bedarf einer geregelten Mahlzeiteneinnahme wie ein Mehr-Personen- bzw. Mehr-Generationen-Haushalt aus den sechziger/siebziger Jahren. Das Mehr an Freizeit, die Berufstätigkeit beider Partner scheint in diesem Zusammenhang eine Rolle zu spielen.

Zur Frage, wie sich die „Ernährungswirklichkeit", das Ernährungsverhalten in Familien herausbildet, wurde bereits von Neuloh und Teuteberg (1979) in den siebziger Jahren eine Untersuchung durchgeführt. Befragt wurden 600

Familienhaushalte. Die Untersuchungsschwerpunkte beziehen sich auf die Handlungsabläufe der Nahrungsbeschaffung (Einkaufsgewohnheiten, Einstellung und Wissen der Hausfrau), der Nahrungsmittelzubereitung und des Nahrungsmittelverbrauchs, wobei auch das Mahlzeitensystem und die soziale Gestaltung der Mahlzeiten berücksichtigt wurden. Der zeitliche und räumliche Rahmen, in dem sich die Handlungsabläufe der Familien vollzogen, wurde ebenso erfaßt.

So zeigte sich beispielsweise bei der Nahrungsmittelzubereitung und beim Verzehr, daß die zeitlich-räumliche Abhängigkeit eine große Rolle spielt. Eine feste Zeiteinteilung (Mahlzeitenordnung) scheint gar nicht so stabil zu sein. Die Studie belegt, wie stark die Verhaltensweisen in Ernährungsversorgungssystemen durch Arbeits- und Schulzeiten, durch Wegezeiten, durch Einkaufsgelegenheiten u.a.m. fremdbestimmt sind und sich somit oft zwei bis fünf unterschiedliche Mahlzeitensysteme herausbilden (Neuloh & Teuteberg, 1979). Die Auflösung einer geregelten Mahlzeitenordnung spiegelt sich auch als ein Ergebnis in einer Studie aus dem Institut für Medizinische Soziologie der Universität Düsseldorf wider (Abt, 1993). Von den 283 untersuchten Familienhaushalten zählte eine gemeinsame Mahlzeitenordnung nur in 8 % der Haushalte zum geregelten Tagesablauf.

Die gewonnenen Erkenntnisse von beiden Untersuchungen könnten dafür herangezogen werden, das alltägliche Ernährungsverhalten in unterschiedlichen familialen Systemen (z.B. von alleinerziehenden Müttern und Vätern) zu erforschen, um neben den Verhaltensmotiven und den Einstellungen zur Art und Weise der Ernährungsversorgung auch Anhaltspunkte zu den *Ansprüchen* (Lebensstil) und den *situativen Bedingungen* und *Konfliktsituationen* zu gewinnen. Erst die Gesamtschau des Ernährungsverhaltens in seinen zeitlich-räumlichen Bedingungen und in seiner Bedeutung als alltägliches Handeln erlaubt, es zu interpretieren und wenn notwendig, Verhaltensempfehlungen – sei es im Bereich der Gesundheitsförderung, Prävention oder Beratung – zu entwickeln.

Wichtige Kausalzusammenhänge, die es weiterhin im Kontext des Ernährungsverhaltens zu untersuchen gilt, beziehen sich auf die Merkmale „soziale Schicht", „Stellung im Beruf" und „Bildung". Wie eine Studie der Forschungsgruppe Gesundheitsrisiken und Präventionspolitik des Wissenschaftszentrums, Berlin, aufzeigt, nehmen die Todesfälle in der Bevölkerung einer deutschen Großstadt, die zum Teil mit erhöhten Arbeitsbelastungen, mit Fehlern in der Ernährung aber auch in der Lebensführung in Verbindung gebracht werden, mit steigender sozialer Schicht oder Stellung im Beruf ab (Neumann & Liedermann, 1981, zitiert nach Köhler, 1990). Aus anderen Untersuchungen ist zudem bekannt, daß „Bildung" und „gesunde Lebensweise" miteinander korrelieren.

Die Berücksichtigung dieser Untersuchungskriterien scheint nicht zuletzt auch deshalb wichtig zu sein, um aufbauend auf den bisher thematisierten Determinanten des Ernährungsverhaltens, *verhaltensorientierte Bildungs-, Beratungs- und Erziehungskonzepte* zu entwickeln, die *verhaltensmodifizierend* wirken.

1.7 Zusammenfassung

Der Beitrag liefert zunächst einen historischen Überblick zu den einzelnen Entdeckungen und Erkenntnisschritten im Verlauf der Herausbildung der naturwissenschaftlichen Disziplinen. Dieser Überblick ist wesentlich, um die gegenwärtig ausgeübte Ernährungswissenschaft und Ernährungsforschung in ihrem experimentell-analytischen Schwerpunkt nachzuweisen.

Heute hat sich eine moderne experimentelle Ernährungsforschung den Herausforderungen der Molekularbiologie und Molekulargenetik zu stellen. Diese wird uns, wie im weiteren Verlauf des Beitrages dargestellt, Einblicke in zur Zeit noch nicht erkennbare Zusammenhänge zwischen Nährstoff und Gen erschließen. Von ihrer Entstehungsgeschichte her betrachtet, ist die Ernährungswissenschaft multidisziplinär. Zur Lösung der gegenwärtig anstehenden Forschungsfragen sind interdisziplinär angelegte Untersuchungen unabdingbar.

Unabhängig davon umfaßt die Ernährungswissenschaft noch weitaus andere Themen und Forschungsinteressen. Da geht es z. B. um Fragen, die den gesamten Komplex der Nahrungskette – von der Erzeugung, der Verarbeitung und Vermarktung bis hin zum Verbrauch und dem Verzehr – umfassen.

Um die Ernährungsweise von ausgewählten Bevölkerungsgruppen und Individuen verstehen zu können, fließen die Erkenntnisse von verhaltenswissenschaftlichen Disziplinen in eigene empirische Untersuchungen ein. Die Lösung der damit verbundenen Problemstellungen erfordert ebenso eine projektbezogene interdisziplinäre Kooperation, z. B. zwischen Soziologie, Psychologie und Ernährungs- und Haushaltswissenschaften.

Literatur

Abt, H.G. (1993). Ernährungsverhalten in Familienhaushalten. Ergebnisse einer empirischen Untersuchung. In S. Weggemann & J. Ziche (Hrsg.), *Soziologische und humanethologische Aspekte des Ernährungsverhaltens* (S. 95-104). Frankfurt/M.: Umschau.

Atkinson, R.L. (1989). The future direction of nutrition research: science, public health, public policy. *Journal of Nutrition, 119*, 669-670.

Bagozzi, R.P. (1982). A field investigation of causal relations among cognitions, affect, intentions, and behavior. *Journal of Marketing Research, 19*, 562-583.

Barth, C.A. (1994). *Die Ernährungswissenschaft - neu überdacht*. Unveröff. Referat, gehalten anläßlich des Gießener Forums „Experimentelle Ernährungsforschung 2000". Gießen, März 1994.

Bässler, K.H. (1992). Meilensteine der Ernährungswissenschaft. *Aktuelle Ernährungsmedizin, 1*, 113-116.

Bodenstedt, A.A. (1991). *Soziologie des Ernährungsverhaltens. Eine Literaturauswahl.* Niederkleen: Wissenschaftlicher Fachverlag.

Brown, M.-L. (Ed.). (1990). *Present knowledge in nutrition* (6th ed.). Washington, DC: International Life Sciences Institute - Nutrition Foundation.

Bundesgesundheitsamt (Hrsg.) (o. J.). *Amtliche Sammlung von Untersuchungsverfahren nach § 35 LMBG. Verfahren zur Probenahme und Untersuchung von Lebensmitteln, Tabakerzeugnissen, kosmetischen Mitteln und Bedarfsgegenständen.* Berlin: Beuth.

Cremer, H.-D. (1980). Die Entwicklung der Wissenschaft von Ernährung und Diätetik. In H.-D. Cremer, D. Hötzel & J. Kühnau (Hrsg.), *Ernährungslehre und Diätetik*. Bd. 1, *Biochemie und Physiologie der Ernährung* (S. 10-22). Stuttgart: Thieme.

Cremer, H.-D. (Hrsg.). (1983). *Nahrung und Ernährung* (2. Aufl.). Stuttgart: Ulmer.

Curtius, H.C. & Roth, M. (Eds.). (1974). *Clinical biochemistry - principles and methods*. Berlin: de Gruyter.

Daniel, H. (1994). *Die molekulargenetische Ernährungsforschung oder „The new age of nutrition"*. Unveröff. Referat, gehalten anläßlich des Gießener Forums „Experimentelle Ernährungsforschung 2000". Gießen, März 1994.

Deutsche Gesellschaft für Ernährung (Hrsg.). (1988). *Ernährungsbericht 1988*. Frankfurt/M.: DGE.

Deutsche Gesellschaft für Ernährung (Hrsg.). (1992). *Ernährungsbericht 1992*. Frankfurt/M.: DGE.

Diedrichsen, I. (1990). *Ernährungspsychologie*. Berlin: Springer.

Diehl, J.M. (1993). Ernährungspsychologie. In T. Kutsch (Hrsg.), *Ernährungsforschung - interdisziplinär* – (S. 68-98). Darmstadt: Wissenschaftliche Buchgesellschaft.

Elmadfa, I. & Leitzmann, C. (1990). *Ernährung des Menschen* (2. Aufl.). Stuttgart: Ulmer.

Ferber, C. v. (1990). Gesundheit im Jahre 2000. *Ernährungs-Umschau (Sonderheft), 37*, 516-523.

Heseker, H. (1993). Die Vitaminversorgung in der Bundesrepublik Deutschland. In H. Erbersdobler & G. Wolfram (Hrsg.), *Echte und vermeintliche Risiken der Ernährung* (S. 71-81). Stuttgart: Wissenschaftliche Verlagsgesellschaft.

Hescker, H., Schneider, R., Moch, K. J., Kohlmeier, M. & Kübler, W. (1992). Vitaminversorgung Erwachsener in der Bundesrepublik Deutschland. In W. Kübler, H.-J. Anders, W. Heeschen & M. Kohlmeier (Hrsg.), *Verbundstudie Ernährungserhebung und Risikofaktorenanalytik*. VERA-Schriftenreihe, Bd. 4 (S.1-109). Niederkleen: Wissenschaftlicher Fachverlag.

Huth, K., Muskat, E. & Winzen, A. (1989). *Ernährung, Diätetik und Lebensmittelrecht* (2. Aufl.). Heidelberg: Quelle & Meyer.

Köhler, B. M. (1990). *Die Ernährung von Beschäftigten. Zur Prävention ernährungsbezogener Erkrankungen im Erwachsenenalter*. Berlin: Wissenschaftszentrum Berlin für Sozialforschung.

Kohlmeier, L., Kroke, A., Pötsch, J., Kohlmeier, M., Martin, K. (1993). *Ernährungsabhängige Krankheiten und ihre Kosten*. Baden-Baden: Nomos.

Kroeber-Riel, W. (1989). *Konsumentenverhalten* (4. Aufl.). München: Vahlen.

Kübler, W., Anders, H. J., Heeschen, W. & Kohlmeier, M. (Hrsg.). (1992a). *Methodenhandbuch der Verbundstudie Ernährungserhebung und Risikofaktorenanalytik*. VERA-Schriftenreihe, Bd. 1. Niederkleen: Wissenschaftlicher Fachverlag.

Kübler, W., Anders, H. J., Heeschen, W. & Kohlmeier, M. (Hrsg.). (1992b). *Lebensmittel- und Nährstoffaufnahme Erwachsener in der Bundesrepublik Deutschland*. VERA-Schriftenreihe, Bd. 3. Niederkleen: Wissenschaftlicher Fachverlag.

Kübler, W., Hüppe, R., Matiaske, B., Rosenbauer, J. & Anders, H.-J. (1990). Was verzehrt der Bundesbürger? Was sind die Folgen? Die Verbundstudie V.E.R.A. und die Nationale Verzehrsstudie. *Ernährungs-Umschau, 37*, 102-107.

Kutsch, T. (1993). Ernährungssoziologie. In T. Kutsch (Hrsg.), *Ernährungsforschung – interdisziplinär* – (S. 98-136). Darmstadt: Wissenschaftliche Buchgesellschaft.

Kutsch, T., Szallies, R. & Wiswede, G. (1991). Mensch und Ernährung 2000. In R. Szallies & G. Wiswede (Hrsg.), *Wertewandel und Konsum* (2. Aufl.) (S. 309-363). Landsberg/Lech: Verlag moderne industrie.

Leonhäuser, I.-U. (1992). Wirtschaftslehre des Haushalts und Ernährungsberatung. In J. Bottler (Hrsg.), *Wirtschaftslehre des Haushalts* (S. 76-108). Baltmannsweiler: Schneider.

Leonhäuser, I.-U. (1995). Nutrition behaviour as an object of research. An overview of special points of view. In E. Feichtinger & B. M. Köhler (Eds.), *Current research into eating practices. Contributions of social sciences* (pp. 139-141). Frankfurt/M.: Umschau.

Mani, N. (1976). Die wissenschaftliche Ernährungslehre im 19. Jahrhundert. In E. Heischkel-Artelt (Hrsg.), *Ernährung und Ernährungslehre im 19. Jahrhundert* (S. 22-76). Göttingen: Vandenhoeck & Ruprecht.

Matissek, R., Schnepel, I.-M. & Steiner, G. (1989). *Lebensmittelanalytik*. Berlin: Springer.

Muskat, E. & Taschan, H. (1989). Nährstoffanalytik mit besonderer Berücksichtigung der Ballaststoffe. In Fachgruppe „Lebensmittelchemie und gerichtliche Chemie" in der GDCh (Hrsg.), *Aktuelle Fragen der Ernährung. Brennwert - Lebensmittelchemie - Beurteilung besonderer Ernährungsformen*. Hamburg: Seemann.

Neuloh, O. & Teuteberg, H. J. (1979). *Ernährungsfehlverhalten im Wohlstand*. Paderborn: Schöningh.

Neumann, J. & Liedermann, A. (1981). Mortalität und Sozialschicht. *Bundesgesundheitsblatt, 24*, 173-181.

Oltersdorf, U. (1993). Analyse des Ernährungsverhaltens. *Aktuelle Ernährungsmedizin, 18*, 324-326.

Passmore, R. & Eastwood, M.A. (1986). *Davidson and Passmore human nutrition and dietetics* (8th ed.). New York: Churchill Livingstone.

Projektträger „Forschung im Dienste der Gesundheit" (Hrsg.). (1991). *Die Nationale Verzehrsstudie*. Bremerhaven: Wirtschaftsverlag NW.

Pudel, V. & Westenhöfer, J. (1991). *Ernährungspsychologie*. Göttingen: Hogrefe.

Schadewaldt, H. (1986). Die menschliche Ernährung im Wandel der Geschichte. *Aktuelle Ernährungsmedizin, 11*, 169-172.

Scherhorn, G. (1959). *Bedürfnis und Bedarf. Sozialökonomische Grundbegriffe im Licht der neueren Anthropologie*. Berlin: Duncker & Humblot.

Schipperges, H. (1979). Gesundheit in Antike und Mittelalter. In Deutsches Institut für Fernstudien (Hrsg.), *Funkkolleg Umwelt und Gesundheit - Aspekte einer sozialen Medizin* (S. 27-28). Tübingen: Deutsches Institut für Fernstudien.

Schmölders, G. (1978). *Verhaltensforschung im Wirtschaftsleben*. Reinbek: Rowohlt.

Shils, M.E., Olson, J.A. & Shike, M. (Eds.). (1994). *Modern nutrition in health and disease* (8th ed.). Malvern, PA: Lea & Febiger.

Sichert, W., Oltersdorf, U., Winzen, A. & Leitzmann, C. (1984). *Ernährungs-Erhebungs-Methoden. Methoden zur Charakterisierung der Nahrungsaufnahme des Menschen*. Schriftenreihe der Arbeitsgemeinschaft Ernährungsverhalten, Bd. 4. Frankfurt/M.: Umschau.

Stanfield, J.P. (1983). Fehlernährung und ihre Folgen. In H.-D. Cremer (Hrsg.), *Nahrung und Ernährung* (2. Aufl.) (S. 269-324). Stuttgart: Ulmer.

Teuteberg, H.J. (1993). Essen und Trinken als Gegenstand der Geschichtswissenschaft. In T. Kutsch (Hrsg.), *Ernährungsforschung - interdisziplinär* - (S. 178-206). Darmstadt: Wissenschaftliche Buchgesellschaft.

Teuteberg, H.J. & Wiegelmann, G. (1986). *Unsere tägliche Kost* (2. Aufl.). Münster: Coppenrath.

Wehland, W. (1978). Falsches Ernährungsverhalten - ein Aufklärungsproblem. *AID-Verbraucherdienst, 23*, 265-275.

Wierlacher, A., Neumann, G. & Teuteberg, H.J. (Hrsg.). (1993). *Kulturthema Essen: Ansichten und Problemfelder*. Berlin: Akademie Verlag.

Wiswede, G. (1973). *Motivation und Verbraucherverhalten* (2. Aufl.). München: Reinhardt.

2 Ernährungspsychologie

I. DIEDRICHSEN

2.1 Einleitung

Zwischen Ernährung und Gesundheit besteht eine enge Beziehung. Die Ernährung hat für die körperliche und geistige Entwicklung sowie die Leistungsfähigkeit des Menschen eine zentrale Bedeutung. Ungenügende gesundheitliche Sorgfalt bei der Ernährung ist eine wesentliche Ursache für die Entstehung ernährungsabhängiger Krankheiten. Die Verhütung dieser Krankheiten, die sich weitgehend durch eine Änderung der Ernährungsweise und Lebensführung erreichen läßt, ist ein wichtiges Ziel der Prävention im Gesundheitsbereich. Das grundsätzliche Problem besteht darin, Menschen mit psychologischen Methoden und Techniken dazu zu bringen, das reichhaltige Nahrungsmittelangebot so zu nutzen, daß durch Ernährungsfehler keine Gesundheitsschäden entstehen.

Die Ernährungspsychologie ist ein Zweig der Angewandten Psychologie und bezieht sich auf Theorien und Konzepte psychologischer Grundlagenfächer. Ernährungspsychologie sucht nach psychologischen Faktoren, die das Ernährungsverhalten steuern. Nicht erwünschtes Eß- und Trinkverhalten kann erst dann tiefgreifend verändert werden, wenn deren psychologische Determinanten weitgehend bekannt sind. Die Erforschung des Ernährungsverhaltens gestaltet sich schwierig, weil es multifaktoriell beeinflußt wird. Kognitionen, Emotionen und Motivationen sind beispielsweise wichtige Einflußgrößen.

Hunger und Durst sichern als Primärtriebe das Überleben des Menschen. Hunger und die damit verbundenen physiologischen Prozesse werden von erlernten komplexen Verhaltensabläufen überlagert. Biologische Systeme reagieren auf den Energiebedarf des Organismus sowie auf dessen Ernährungszustand. So stimuliert z. B. ein niedriger Blutzuckerspiegel den Appetit, während ein hoher Blutzuckerspiegel appetithemmend wirkt. Psychologische Systeme reagieren auf umweltbedingte und psychosoziale Reize. So regen etwa bestimmte Lebensmittel den Appetit an. Der Mensch hat die Präferenz für bestimmte Nahrungsmittel erlernt. Die Nahrungsaufnahme kann auch durch Streß, soziale Situationen oder familiäre und kulturelle Eßgewohnheiten angeregt werden. Psychologische Faktoren, die den Appetit hemmen, sind etwa erlernte Aversionen gegenüber Nahrungsmitteln, sozialer Druck zur Schlankheit, Diäten oder Magersucht. Biologische und psychologische Faktoren wirken bei der Nahrungsaufnahme in einem komplizierten Wechselspiel zusammen und beeinflussen z. B. die Reaktionen auf den Geschmack, Geruch und das Aussehen der Nahrung.

Es genügt nicht, in der Ernährung nur ein auf die Nahrungsaufnahme gerichtetes Verhalten zu sehen, das den physiologischen Bedarf optimal decken soll. Das systematische Studium des Ernährungsverhaltens ist viel komplexer, weil eine Vielzahl von nichtbiologischen Merkmalen die Nahrungsauswahl sowie das Essen und Trinken mit beeinflussen. Hieraus ergeben sich zwischen Ernährungswissenschaft und Ernährungspsychologie vielfältige Verbindungen. Ernährungspsychologen interessieren sich für psychologische Determinanten des Ernährungs- bzw. Eß- und Trinkverhaltens. Sie untersuchen die psychologischen Faktoren, die den Beginn, die Aufrechterhaltung und die Beendigung der Nahrungsaufnahme beeinflussen. Die interdisziplinäre Perspektive ist in der Ernährungsforschung unverzichtbar. Ernährungsforschung ist auf vielseitige Kooperation angewiesen, um ihren Aufgaben unter ganzheitlichem Aspekt gerecht zu werden.

2.2 Geschichtliche Entwicklung

2.2.1 Beiträge der Psychologie

Die Psychologie hat sich auf dem Hintergrund unterschiedlicher Theorien mit der Psychologie des Essens und Trinkens befaßt. Zu nennen sind Anna Freuds (1980) theoretische Ausführungen zur oralen Phase im Zusammenhang mit der frühkindlichen Entwicklung sowie Untersuchungen von Lerntheoretikern zum Nahrungstrieb und seiner Wirkung. Mit Hilfe der Psychoanalyse oder Lerntheorie werden hauptsächlich im Bereich der Klinischen Psychologie Eß- und Trinkstörungen, wie Anorexia nervosa, Bulimia nervosa sowie Alkoholkrankheit, erklärt. Fehlgesteuertes Verzehrverhalten wird dementsprechend mit unterschiedlichen Methoden und Techniken behandelt. Entweder steht bei der Therapie des abweichenden Essens und Trinkens mehr die Erlebnis- oder die Verhaltenskomponente im Vordergrund.

Die Gestaltpsychologen David Katz (1944) und Kurt Lewin (1982) untersuchten Anfang der 40er Jahre unabhängig voneinander die von dem Philosophen Ludwig Feuerbach (1804-1872) getroffene Feststellung „Der Mensch ist, was er ißt" (vgl. Gniech, 1990, 1995, S. 237 ff.). Katz beschäftigte sich unter gestaltpsychologischen Gesichtspunkten mit körperbezogenen Ekel- und Appetitreaktionen gegenüber dem Essen. Er erklärte das Phänomen als chemische Selbstregulation des Organismus. Die Gestalttheorie vertrat eine selbstorganisierende Kraft des Organismus. Aus dieser Annahme wurde später die Auffassung hergeleitet, daß auch bei der Nahrungsaufnahme eine Selbstregulation stattfindet. Der ursprüngliche Nahrungsinstinkt kann wahrscheinlich nur noch unter bestimmten Bedingungen eine physiologisch zweckmäßige Ernährung bewirken. Die natürliche Steuerung des Nahrungsbedarfs scheint heute weitgehend verkümmert zu sein. Gesundheitsprobleme wie Fehl- und Überernährung ließen sich sonst wohl kaum vollständig erklären.

Lewin (1982) stellte sich die Frage: „Warum essen die Leute, was sie essen?" Zur Erklärung diente die Kanal-Theorie, die das Aufspüren der Kanäle, über die Nahrung auf den Tisch gelangt, betrachtet. Entscheidend für die Erkenntnis der Nahrungsschritte in den Kanälen sind sog. „Pförtner", die die Entscheidungsgewalt haben und den Nahrungsfluß lenken. Im Ernährungsbereich wird diese Rolle besonders von Hausfrauen ausgefüllt.

Grundsätzliche psychologische Fragestellungen, die mit Ernährung und Verzehr zusammenhängen, werden von Unterfächern der Psychologie nur am Rande behandelt. So befaßt sich die *Biologische Psychologie* mit den Zuständen des Hungers und der Sättigung. Die *Allgemeine Psychologie* erforscht die Wahrnehmung, wie das Sehen, Riechen, Hören, Schmecken und Fühlen. Aus den Forschungsergebnissen lassen sich etwa Aussagen über die Bedeutung sensorischer Qualitäten der Nahrung für den Verzehr ableiten (Bartoshuk, 1990). Außerdem beschäftigt sich diese Teildisziplin der Psychologie mit Themen wie Lernen, Emotion und Motivation. Die *Entwicklungspsychologie* behandelt Einflüsse der Sozialisation und veränderte Ernährungsbedürfnisse in den verschiedenen Lebensphasen des Menschen. Die *Persönlichkeitspsychologie* untersucht etwa Nahrungspräferenzen bei verschiedenen Konstitutionstypen und Geschlechtsunterschiede im Ernährungsverhalten. Die *Klinische Psychologie* wendet psychologische Methoden und Techniken der Behandlung von Eßstörungen an. Eine Reihe von Beratungs- und Therapiekonzepten ist besonders gut für die Ernährungsberatung geeignet (Diedrichsen, 1993). Die *Pädagogische Psychologie* liefert Grundlagen für eine Ernährungspädagogik (s. Kapitel 5), mit deren Hilfe sich die Ernährungserziehung und das Unterrichtsfach Ernährungslehre effektiver gestalten lassen. Schließlich trägt die *Sozialpsychologie* zum besseren Verständnis der Person-Umwelt-Beziehung bei.

2.2.2 Zur Situation der Ernährungspsychologie

Die Psychologie hat in den 70er Jahren erste empirische und theoretische Ansätze einer Psychologie des Essens und Trinkens erarbeitet. Volker Pudel (1971a, 1971b) und Jörg M. Diehl (1978) schufen die Grundlagen für eine deutsche Ernährungspsychologie, die sich als Teildisziplin der Angewandten Psychologie versteht. Pudel wurde 1975 Leiter der Arbeitsgruppe für Ernährungsforschung (heute: Ernährungspsychologische Forschungsstelle, Universität Göttingen).

Diehl (Gießen) gab 1978 einen ersten Überblick über den Stand der sozialwissenschaftlich orientierten Forschung zum menschlichen Ernährungsverhalten. Über „Ansätze zu einer Psychologie des Essens" berichtete Gniech (1990). Diedrichsen (Hohenheim) veröffentlichte 1990 das erste deutschsprachige Lehrbuch der Ernährungspsychologie. 1991 erschien von Pudel und dessen Mitarbeiter Westenhöfer eine Einführung in die Ernährungspsychologie. Westenhöfer legte ferner 1992 eine Monographie über „Gezügeltes Essen und Störbarkeit des Eßverhaltens" vor.

Die ernährungspsychologische Literatur ist in den deutschsprachigen Ländern im Gegensatz zum englischsprachigen Raum noch nicht sehr umfangreich und ziemlich verstreut (s. Logue, 1995). Eine eigene psychologische Fachzeitschrift „Ernährungspsychologie" ist noch zu gründen. Auch gibt es bei der *Deutschen Gesellschaft für Psychologie* noch keine Fachgruppe „Ernährungspsychologie". 1992 wurde eine Fachgruppe „Gesundheitspsychologie" eingerichtet, und zu Beginn des Jahres 1993 erschien zum ersten Mal die „Zeitschrift für Gesundheitspsychologie" (Schwenkmezger, Krohne, Rüddel, Schmidt & Schwarzer, 1993). Einige deutsche Hochschulen planen, das Fach „Gesundheitspsychologie" im Rahmen des Diplomstudiengangs Psychologie einzurichten.

Ernährungspsychologie wird an den Universitäten Gießen, Göttingen und Hohenheim im Rahmen der Psychologischen Medizin bzw. der Angewandten Psychologie angeboten. An der Universität Hohenheim wurde Ernährungspsychologie von 1988-1994 im Rahmen einer Professur für Angewandte Psychologie von Diedrichsen vertreten. Diese Professur wurde zu Beginn des Wintersemesters 1994/95 in „Professur für Ernährungspsychologie" umbenannt. Es handelt sich dabei um die erste planmäßige Professur (ohne Ausstattung) an einer Universität der BRD für das Fachgebiet Ernährungspsychologie.

Ernährungspsychologische Lehrveranstaltungen finden an Psychologischen Instituten nur im Ausnahmefall statt. Im Studienplan für das Studium der Ernährungswissenschaft an der Universität Hohenheim wird Ernährungspsychologie als Lehrveranstaltung im Grundstudium angeboten. Als erste Hochschule in den neuen Bundesländern hat seit Wintersemester 1990/91 die Universität Jena den Studiengang Ernährungswissenschaften eingerichtet (Bitsch, 1994). Der Regelstudienplan weist im Grundstudium eine „Einführung in die Psychologie" und im Hauptstudium „Ernährungs- und Beratungspsychologie" als Pflichtfächer aus. Für das Studium der Ernährungswissenschaften an der Universität Wien sieht der Studienplan im zweiten Studienabschnitt Gesundheits- und Ernährungspsychologie als Lehrveranstaltungen vor (Elmadfa, 1994).

2.3 Definition und Gegenstand

2.3.1 Hunger, Sättigung und Appetit

Beim Essen und Trinken empfindet der Mensch für gewöhnlich Behagen und Genuß. Es gibt jedoch auch Menschen, die den Freuden des Essens gegenüber Gleichgültigkeit zeigen, und nicht imstande sind, sich ihrer Sinnesorgane zur Aufnahme verschiedenartiger Reize beim Verzehr wohlschmeckender Speisen zu bedienen. Deshalb können sie Essen und Trinken auch nicht genießen. So erwachsen z. B. aus ständigen diätetischen Selbstbeschränkungen Monotonie und Verlust der Genußfähigkeit. Die Lust oder Unlust, die das Eß- und Trinkverhalten motiviert, interessiert eher den Ernährungspsychologen, der Nährwert der Lebensmittel hingegen mehr den Naturwissenschaftler. Lebensmittel sollen nicht nur nahrhaft und gesund sein, sondern auch psychologische Bedürfnisse befriedigen.

Die Bedeutung des Essens und Trinkens hat sich in den beiden letzten Jahrzehnten für breite Bevölkerungskreise einschneidend geändert. Verbraucher erwarten heutzutage vom Essen und Trinken immer häufiger eine stimulierende Bedürfnisbefriedigung. Eine gesundheitsbewußte Ernährung aufgrund bloßer Ernährungsregeln ist deshalb trotz aller Anstrengungen der Ernährungsaufklärung nicht gewährleistet. Die Nahrungsmittelindustrie ist im Absatz ihrer Produkte deshalb so erfolgreich, weil die Werbung nicht die Ernährung, sondern die Lust auf Essen und Trinken anspricht.

Hunger, Durst und Sättigung sind grundlegende physiologische Faktoren des Eß- und Trinkverhaltens (Schneider, 1964). In der modernen Überflußgesellschaft spielen psychologische Faktoren, wie Appetit und Genußstreben, für das Ernährungsverhalten eine besondere Rolle. Hunger löst als physiologischer Mangelzustand Aktivitäten aus, die der Nahrungsaufnahme dienen. Das Gegenstück zum Hunger ist die Sättigung. Beide physiologischen Zustände werden gefühlsmäßig erlebt. Hunger- und Sättigungsgefühl sind psychologische Komponenten des Hungers, die durch eine Vielzahl von Mechanismen ausgelöst werden. Das Sättigungsgefühl muß von der Appetitlosigkeit unterschieden werden, bei der der Wunsch zu essen trotz Vorhandenseins von Hunger fehlt. Appetit ist nicht mit dem Hungergefühl gleichzusetzen. Es handelt sich beim Appetit um ein bewußtes Verhalten. Appetit wird durch eine Vielzahl verschiedenster Einflüsse geweckt, wie z. B. Geschmacks- und Geruchsreize, Gewohnheit, Stimmungslage und Umgebung. Demnach gibt es einerseits einen Nahrungstrieb, der eine ausreichende Kalorienzufuhr erzwingt. Andererseits existiert daneben ein differenziertes, bewußtes Appetitverhalten.

Zwischen Nahrungsbedürfnis und Hungergefühl besteht kein enger Zusammenhang. Man kann beispielsweise noch weiteressen, obwohl das Hungergefühl bereits durch geringe Speiseaufnahme gestillt wird. Im Zustand schwerer Unterernährung fühlt man immer noch ein Nahrungsbedürfnis, auch wenn der Magen vollständig gefüllt ist und ein Hungergefühl momentan nicht mehr besteht.

Beim Durst handelt es sich wie beim Hunger um komplexe Erscheinungen. Auch hier läßt sich am besten zwischen einem Durstgefühl und einem körperlichen Bedürfnis nach Wasseraufnahme, dem Trinkbedürfnis, unterscheiden. Ein erhöhtes Eß- und Trinkbedürfnis kann physiologische und psychologische Ursachen haben. Ob der Mensch ein Gleichgewicht zwischen Nahrungsbedarf und Nahrungszufuhr (ausgewogene Energiebilanz) erreicht, hängt ganz wesentlich mit von psychologischen Bedingungen ab, wie z. B. Ernährungsgewohnheiten.

2.3.2 Steuerung der Nahrungsaufnahme

Ein wichtiges Zentrum der Nahrungsaufnahme liegt im Hypothalamus (s. Abb. 2.1). Dieser Teil des Zwischenhirns ist Vermittler zwischen höheren Hirnstrukturen. Hypothalamische Kerngebiete haben eine besondere Bedeutung bei der Regelung der Nahrungsaufnahme. Der Hypothalamus ist als Doppelzentrum angelegt. Der aktivierende laterale Anteil ist das Appetitzentrum, der hemmende ventromediale Teil das Sättigungszentrum. Die duale Hypothalamustheorie besagt, daß beide Gehirnzentren den Beginn und die Beendigung der Nahrungsaufnahme steuern (Grossman, 1979). Die Funktio-

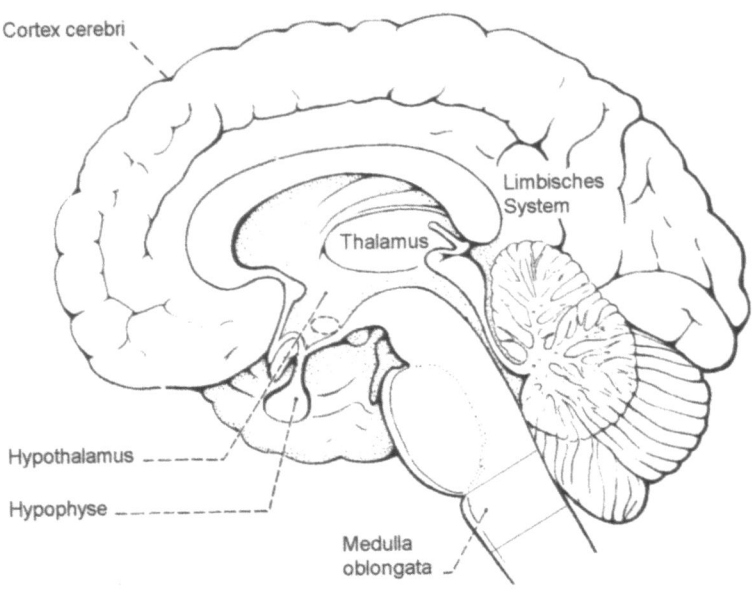

Abb. 2.1. Längsschnitt durch das Gehirn.

nen des Hypothalamus sind eng mit der Hypophyse verbunden. Die Hirnanhangsdrüse reguliert die Tätigkeit aller anderen innersekretorischen Drüsen. Bei der Nahrungsaufnahme handelt es sich um einen Regelkreis, der eine gewisse Konstanz des Körpergewichts und damit der Vorräte wahren soll. Bei der Steuerung der Nahrungsaufnahme spielen auch Nervenstränge aus anderen Hirnregionen eine Rolle, die den Hypothalamus durchqueren. An dem Zusammenspiel sind die Medulla oblongata, das limbische System und der Cortex cerebri beteiligt. In der Medulla oblongata scheinen Glukosesensoren lokalisiert zu sein, die für die Nahrungsaufnahme von Bedeutung sind (s. Langhans, 1993; Lehnert, 1995). Das limbische System umfaßt den Großteil der tieferen Hirnregionen und steuert den Hypothalamus. Die Großhirnrinde ist der beim Menschen am höchsten differenzierte Anteil des Großhirns sowie das Organ des bewußten Empfindens, Denkens und Wollens. Der Cortex regelt kognitive Prozesse, wie z.B. die Aufnahme und Verarbeitung von Ernährungsinformationen.

Grundsätzlich wirkt eine Vielzahl von physiologischen, psychologischen, soziokulturellen und ökonomischen Faktoren auf die Appetit- und Sättigungsregulation ein (s. Abb. 2.2). Physiologische zentralnervöse und periphere Mechanismen der Nahrungsaufnahme sind Gegenstand der Naturwissenschaften. Das Zentralnervensystem (ZNS), der Gastrointestinaltrakt und Stoffwechselfaktoren spielen bei der Steuerung des Appetits eine wichtige Rolle. Auch die Umgebungstemperatur und die Gesamtaktivität des Organismus beeinflussen die Nahrungsaufnahme.

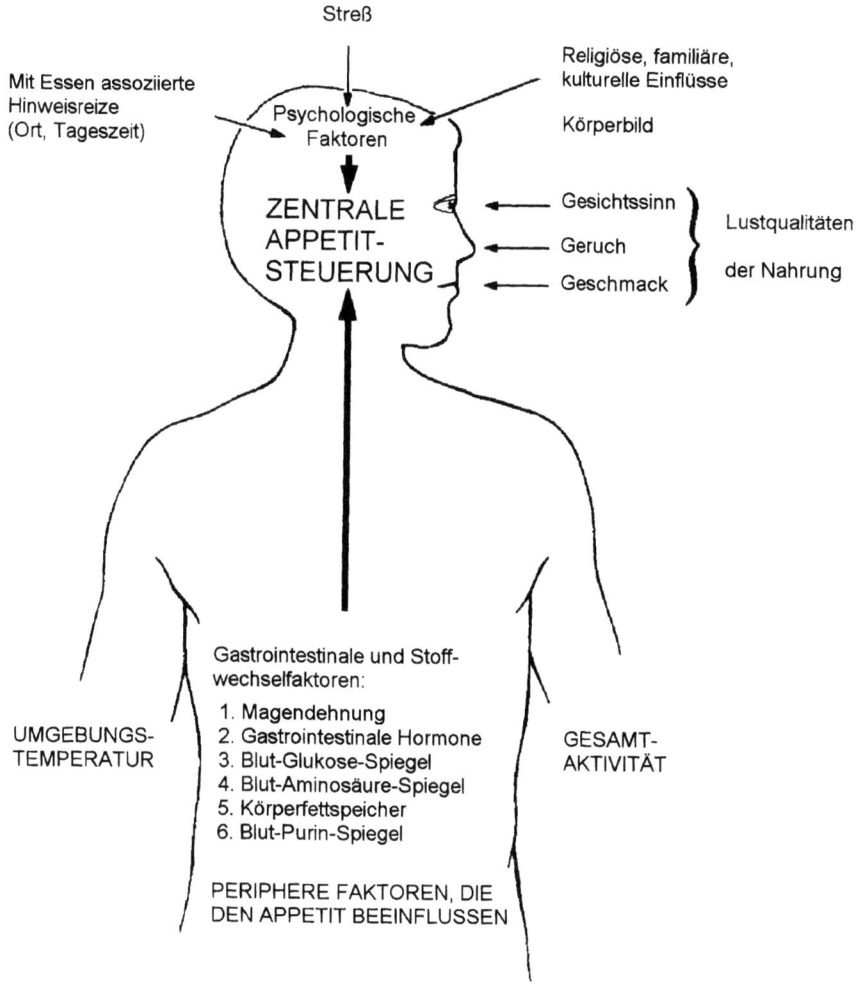

Abb. 2.2. An der zentralen Appetitsteuerung beteiligte Faktoren (nach Krahn, Morley & Levine, 1987, S. 24).

Der Appetit kann z. B. durch den Anblick, Geruch oder Geschmack der Kost geweckt werden. Der Geschmack der Nahrung ist für ihren Verzehr von großer Bedeutung. Besonders erlesene Genußmittel (z. B. Hummer) werden meistens aus Gründen des Geschmacks und Prestiges gegessen. Außer den sensorischen Lustqualitäten spielen mit Essen assoziierte Hinweisreize, wie Ort und Tageszeit, eine Rolle. Die Nahrungsaufnahme erfolgt beim Menschen periodisch. Sie beträgt bekanntlich etwa drei bis fünf Mahlzeiten pro Tag. Bereits eine Uhr, die eine gewohnte Essenszeit anzeigt, kann ein appetitauslösendes Signal sein.

Essen und Trinken sind tradiert, sie hängen von religiösen, familiären und kulturellen Einflüssen ab (Wierlacher, Neumann & Teuteberg, 1993). Das Eßverhalten unterliegt außerdem der kognitiven Steuerung. Viele Menschen überwachen ihr Gewicht durch bewußte Selbstkontrolle. Sie zählen die Kalorien der Lebensmittel und wiegen sich täglich. Sie beobachten ihr Eßverhalten übermäßig, um gesellschaftliche Erwartungen im Hinblick auf eine ideale Körperform zu erfüllen (Wiseman, Gray, Mosimann & Ahrens, 1992). In der Bewertung der Attraktivität von Körperformen gibt es erhebliche interkulturelle Unterschiede (Furnham & Baguma, 1994). In unserer Kultur ist eine schlanke Figur mit einem positiven Körperbild verbunden. Frauen sind im allgemeinen unzufriedener mit ihrer Figur als Männer (Altabe & Thompson, 1993).

Streß beeinflußt das Eßverhalten, indem er den Appetit steigert oder auch herabsetzt. Versagen in Leistungssituationen, Lebenskonflikte oder soziale Isolation können zu emotional bedingtem Essen und Trinken oder zu Appetitverlust führen. Depression geht regelmäßig mit Zunahme oder Verlust an Körpergewicht einher. Die Änderung des Körpergewichtes ist bei depressiven Patienten ein stabiles Merkmal (Stunkard, Fernstrom, Price & Buss, 1991). Ein übermäßiger Verzehr dient der Steuerung negativer Stimmungen (Christensen, 1993).

Durch die Abbildung 2.2 wird verdeutlicht, daß nicht nur Naturwissenschaften und Ernährungsmedizin, sondern auch Kultur- bzw. Geistes- und Sozialwissenschaften die Bedingungen der Appetitsteuerung untersuchen. Ernährungsforschung muß interdisziplinär und gleichwertig betrieben werden, ohne Einschränkung der Bedeutung bestimmter Disziplinen, die sich aus unterschiedlicher Sicht mit der Ernährung des Menschen beschäftigen (vgl. Kutsch, 1993). Nur so lassen sich die komplexen Steuerungsmechanismen der Nahrungsaufnahme tiefgreifend erforschen. Der Nährwert der Nahrung läßt sich nicht von der psychologischen Anregungs- und Genußkomponente des Essens trennen. Die Ernährungswissenschaft übersieht noch weitgehend die Tatsache, daß Essen primär eine sinnengebundene Erfahrung ist, also ein psychisches Erlebnis.

2.3.3 Determinanten des Eß- und Trinkverhaltens

Die Ernährung des Menschen erfüllt nicht nur biologische, sondern auch psychosoziale Funktionen. Die Naturwissenschaften untersuchen schwerpunktmäßig physiologische und die Ernährungspsychologie psychologische Determinanten der Nahrungsaufnahme. Tabelle 2.1 faßt eine Auswahl bestimmender Faktoren des Essens zusammen.

Die Ernährungspsychologie beschäftigt sich mit der Analyse und Beeinflussung des individuellen Eß- und Trinkverhaltens. Hauptsächlich steuern die Motivation, die Ernährungssituation, Lernprozesse und die genetische Disposition das Verzehrverhalten. Der Begriff „Motivation" bezeichnet die Gesamtheit der Beweggründe, die das Eßverhalten auf ein Ziel hin festlegen und steuern. Das Bedürfnis nach Nahrung ist primär eine biologische Notwendigkeit, die der Lebenserhaltung und dem Wachstum dient. Daneben entstehen psychosoziale Antriebe, die im Sozialisierungsprozeß erlernt werden. Das Eß- und Trinkverhalten ist kulturspezifisch und durch soziales Lernen geprägt.

Tabelle 2.1. Physiologische und psychologische Determinanten der Nahrungsaufnahme.

Physiologische Determinanten	Psychologische Determinanten

1. Zentralnervensystem (ZNS)
   - Hypothalamus (Kerngebiete)
   - Hypophyse
   - Medulla oblongata
   - Limbisches System
   - Großhirnrinde
2. Periphere Faktoren
   - Hormone
   - Magen-Darm-Trakt
   - Leber
3. Stoffwechsel
   - Energiesteuerung
   - Neurotransmitter (Serotonin)
   - Zustand des Hungers
   - Zustand der Sättigung
4. Sensorische Wahrnehmung
   - Geschmack
   - Geruch
   - Magendehnung
	1. Kognitionen
	   - Zügelung des Essens
	   - Einstellungen
	   - Überzeugungen
	2. Emotionen
	   - Gefühle, Affekte
	   - Stimmungen
	   - Streß
	3. Soziokulturelle Faktoren
	   - Soziale Einflüsse
	   - Demographische Merkmale
	   - Kultur
	   - Religion
	4. Entwicklungsbedingte Faktoren
	   - Frühe Erfahrungen
	   - Vorbilder
	5. Lernen
	   - Ernährungsgewohnheiten
	   - Nahrungspräferenzen, -aversionen
	   - Konditionierung
	6. Eigenschaften der Nahrung
	   - Sensorische Qualitäten
	   - „Gute" und „böse" Kalorien
	7. Umwelt
	   - Verfügbarkeit der Nahrung
	   - Vielfältigkeit des Angebots
	   - Qualität und Preis der Lebensmittel
	   - Werbung

2.3.4 Forschungsgebiete

Ernährungspsychologie ist schwerpunktmäßig auf primäre Prävention ausgerichtet und möchte die Aufrechterhaltung und Verbesserung der Gesundheit aufgrund eines bewußten Eß- und Trinkverhaltens fördern. Sie beschäftigt sich überwiegend mit der internen und externen Steuerung des Ernährungsverhaltens. Die Ernährungspsychologie stellt dabei das Individuum und seine soziale Umwelt unter Einbeziehung gesellschaftlicher sowie ökopsychologischer Aspekte in den Vordergrund. Ernährungsverhalten läßt sich nicht analysieren und verändern, ohne die Gesamtsituation des Menschen in seiner sozialen Umwelt gebührend zu berücksichtigen. Das Vorgehen der Ernährungspsychologie ist deshalb nicht nur individuumszentriert, sondern auch umweltbezogen und gemeindenah. Ernährungspsychologie strebt langfristig gesehen danach, psychologische Theorien über das Ernährungsverhalten sowie Essen und Trinken zu entwickeln. Wenn einschlägige Steuerungsmechanismen des Eß- und Trinkverhaltens genauer erforscht sind, kann die Ernährungspsychologie das menschliche Gesundheits- und Ernährungsverhalten gezielter beeinflussen.

Wichtige Forschungsgebiete der Ernährungspsychologie sind:

1. Einflüsse der Ernährung auf das Verhalten.
2. Psychologische Determinanten des Eß- und Trinkverhaltens.
3. Kriterien gesundheitsfördernden und gesundheitserhaltenden Ernährungsverhaltens.
4. Ökologische Psychologie und Ernährung.
5. Alternative Ernährungsformen; Ernährungsmarotten.
6. Kommunikation, Informationsvermittlung und -verarbeitung. Methoden der Ernährungsberatung und Ernährungserziehung.
7. Übergewicht und Adipositas.
8. Ursachen von Eßstörungen (Diätmißbrauch, Anorexia nervosa, Bulimia nervosa).

Der Schwerpunkt der ernährungspsychologischen Forschung liegt seit Jahren auf dem Gebiet der Eßstörungen (s. Laessle, 1990). Die Hauptaufgabe der Ernährungspsychologie sollte es jedoch sein, das normale Essen und Trinken gründlicher zu untersuchen, um gesundheitsschädliches Ernährungsverhalten wirksamer beeinflussen zu können.

2.4 Methoden

Die Psychologie versteht sich als empirische Wissenschaft. Gewonnene Erkenntnisse müssen demnach objektiv und nachprüfbar sein. Um das menschliche Ernährungsverhalten in seiner Komplexität untersuchen zu können, werden in der Ernährungspsychologie nach der Art des zu untersuchenden Gegenstandes experimentelle oder nichtexperimentelle Methoden angewendet. Wenn genau definiert ist, was untersucht werden soll, stellt sich die Frage, wie dabei vorzugehen ist. Eine Untersuchung beginnt mit einer Fragestellung und erstreckt sich über die Datenerhebung und -auswertung bis hin zur Ergebnisaussage. Ziel ernährungspsychologischer Forschung ist die Aufstellung grundlegender Gesetzmäßigkeiten des menschlichen Ernährungsverhaltens. Um das Eß- und Trinkverhalten zu erklären und vorherzusagen, greifen Ernährungspsychologen zu sehr unterschiedlichen Methoden.

2.4.1 Beobachtung

Grundlage einer auf Erfahrung aufbauenden Ernährungspsychologie ist die Beobachtung, die systematisch oder unsystematisch sein kann. Eine systematische Beobachtung wird regelmäßig, eine unsystematische Beobachtung nur gelegentlich durchgeführt. Wenn man einen Menschen immer zu gewissen Zeiten oder in bestimmten Situationen eine Zeitlang auf sein Eß- und Trinkverhalten hin beobachtet, dann beobachtet man systematisch. Bei der direkten Beobachtung beobachtet der Untersucher selbst, bei der indirekten verwendet er die Beobachtungsergebnisse anderer Personen.

2.4.2 Experiment

Experimente werden in der Ernährungspsychologie im Eßlabor durchgeführt. Dabei stehen Fragen der Appetit- und Sättigungsregulation im Vordergrund. Laborexperimente finden in besonderen Versuchsräumen in Instituten unter ziemlich künstlichen Bedingungen statt. Das Laborexperiment mit seiner unnatürlichen Umgebung vermittelt Versuchspersonen (Vpn) sicher keine Lebensnähe, es erlaubt jedoch ein hohes Maß an Kontrolle über die Untersuchungsbedingungen. So stehen im Eßlabor Meßinstrumente zur Verfügung, die eine genaue Messung und Interpretation der Daten erlauben. Deshalb haben Ergebnisse von Laborexperimenten eine hohe innere Gültigkeit. Die Künstlichkeit der Umgebung im Eßlabor macht es allerdings fraglich, ob die Resultate ohne weiteres auf die natürliche Umwelt oder auf andere Personen übertragen werden können. Aufgrund der Lebensferne lassen sich die experimentellen Befunde kaum verallgemeinern. Die äußere Gültigkeit ist somit bei Laborexperimenten verhältnismäßig niedrig.

Der Vorteil des Feldexperiments besteht darin, daß es in alltäglichen Lebenssituationen durchgeführt wird. Feldstudien finden im sozialen Feld statt. Die natürliche Umgebung, etwa ein Supermarkt, wird durch den Untersucher kaum beeinflußt. Ein großes Problem liegt allerdings in der Kontrolle der Bedingungen, die nicht in dem Maße wie beim Laborexperiment möglich ist. Dafür tritt bei Feldstudien nicht die Frage auf, ob sich Befunde auf alltägliche Situationen generalisieren lassen. Bei Feldexperimenten ist die äußere Gültigkeit hoch und die innere Validität niedrig.

2.4.3 Befragung

Die Befragung ist in der ernährungspsychologischen Forschung eine wichtige Methode der Datenerhebung. Häufig wird anstatt von Einzelbefragung auch von Interview oder Exploration gesprochen. In einer Anamnese erfragt der Untersucher Daten aus der Lebensgeschichte eines Probanden.

Mit der Repräsentativbefragung erhält der Untersucher ein sog. Miniaturmodell. Aus allen sozialen Schichten, Städten und Landbezirken wird eine bestimmte Zahl von Personen (Stichprobe) befragt, die für die Gesamtbevölkerung (Population) typisch ist. Vpn werden durch die Befragung, die aus einer Reihe gezielter Fragen oder Behauptungen besteht, zu einer verbalen Stellungnahme veranlaßt. Durch Faktfragen werden Kenntnisse in einem bestimmten Bereich erfragt. Meinungsfragen, bei denen meist numerische oder graphische Schätzskalen verwendet werden, erforschen Überzeugungen, Einstellungen, Werthaltungen und Motive.

Befragungen werden durchgeführt, um z. B. etwas über die Verzehrs- und Lebensgewohnheiten der Bürger zu erfahren. Ein bekanntes Beispiel ist die vom Projektträger Forschung im Dienste der Gesundheit (1992) herausgegebene „Nationale Verzehrsstudie", die von 1985 bis 1988 durchgeführt wurde. Die Studie war die erste repräsentative Verzehrserhebung in den alten Bundesländern einschließlich West-Berlin. Tiefere Erkenntnisse darüber, wie sich die Bundesbürger ernähren und welche Folgen dies für ihre Gesundheit hat, gab es bisher nicht. Bei etwa 25 000 Personen (in 11 141 Haushalten) wurden in 7-Tage-Protokollen und ausführlichen Interviews quantitative Verzehrsdaten, körperliche Aktivitäten, Genußmittel- und Medikamentenverbrauch sowie Einstellungen zu Ernährung und Gesundheit erfragt. Die Studie soll klären, wie die verschiedenen ernährungsabhängigen Risiken in der Bevölkerung verbreitet sind und wie die Personengruppen beschaffen sind, in denen Risiken gehäuft auftreten. Eine genaue Methodenbeschreibung der Verzehrsstudie findet sich bei Anders, Rosenbauer und Matiaske (1990).

2.4.4 Gespräch

Das Gespräch ist mehr als die Befragung eines Menschen. Es spielt in der Ernährungsberatung und -therapie eine wichtige Rolle (Diedrichsen, 1993; Weisbach, 1995). Das Gespräch ist die grundlegende Form der verbalen Kommunikation. Es dient dem Informationsaustausch und der Beziehungsaufnahme. Meist geht es darum, Klienten im Gespräch Verständnis für ihr Ernährungsproblem zu vermitteln und ihnen emotionale Unterstützung sowie Entlastung zu geben. Im Einzelgespräch nehmen zwei Personen eine Beziehung zueinander auf, reagieren wechselseitig und bedeuten sich gegenseitig etwas. Ernährungsberatung wird zunehmend auch mit Paaren und in Gruppen durchgeführt. Deshalb gewinnt das Gruppengespräch, das aufgrund der Begegnung von mehreren Personen besonders effektiv Lernprozesse und Verhaltensänderung fördert, zunehmend an Bedeutung.

Ein Hauptmerkmal des Gesprächs ist die Einfühlung in den Ratsuchenden. Im Gespräch versucht der Berater, Einsicht in das Verhalten der Klienten zu gewinnen. Der Berater fördert bei seinen Klienten eigene Schritte zur Entscheidungsfindung und Problemlösung. Er unterstützt sie, damit sie lernen, Probleme selbständig zu bewältigen. Der Berater erteilt keine Weisungen und lenkt Klienten nicht in eine bestimmte Richtung. Er hält sich mit Ratschlägen zurück und drängt Ratsuchenden keine Meinungen auf.

Zum Gespräch gehören das authentische Sprechen und das aktive Zuhören. Sprechen soll echt sein und wirklich nur das zum Ausdruck bringen, was der Berater in der Beratungssituation denkt und sagen möchte. Authentisches Sprechen fördert bei Klienten die Auseinandersetzung mit dem Problem und den damit zusammenhängenden Konflikten. Das aktive Zuhören verlangt vom Berater eine starke Konzentration, um Informationen vollständig aufnehmen und richtig deuten zu können. Wenn der Berater wirklich zuhört, kann er die Qualität des Beratungsgesprächs erheblich steigern.

2.4.5 Fragebogen und Testverfahren

Fragebogen und Testverfahren gehören in der psychologischen Forschung und Praxis zu den wichtigsten Methoden der Datenerhebung. Sie messen die unterschiedlichsten Persönlichkeitsmerkmale und werden in Bereichen der Angewandten Psychologie (z. B. Klinische Psychologie, Pädagogische Psychologie sowie Arbeits,- Betriebs- und Organisationspsychologie) eingesetzt, um bestimmte Merkmale bei einzelnen Personen herauszufinden. Diese Methoden erfassen außer Fähigkeits- und Leistungsdimensionen auch Eigenschaften des Individuums. Fragebogen werden bevorzugt in der Psychologischen Diagnostik verwendet. Sie verfolgen den Zweck, mit Hilfe der Selbstbeurteilung Angaben über bestimmte Persönlichkeitsbereiche zu erhalten. Fragebogen dienen hier der Erfassung von Bedürfnissen, Motivationen, Einstellungen, Werthaltungen und Vorurteilen im Eßverhalten. Mit Fragebogen oder Tests kann man auch aufgrund unterschiedlicher Persönlichkeitsmerkmale verschiedene Eßstile aufstellen.

Standardisierte Fragebogen (inventory) werden häufig in der Ernährungspsychologie verwendet. Es handelt sich dabei um systematische Fragen etwa zu Art, Menge und Zeit verzehrter Nahrungsmittel sowie zu Nahrungsvorlieben und -abneigungen. Fragebogen ermitteln Einstellungen und Kenntnisse auf dem Gebiet der Ernährung oder dienen der Identifizierung bestimmter Eßstile und Eßstörungen (z. B. Diehl, 1980; Diehl & Staufenbiel, 1994; Grunert, 1989; Pudel & Westenhöfer, 1989; Thiel & Paul, 1988). Im englischsprachigen Raum gibt es eine Vielzahl von standardisierten Fragebogen, die meistens Eßstörungen (Anorexia nervosa, Bulimia nervosa) erfassen. Im folgenden sollen einige deutschsprachige Fragebogen vorgestellt werden.

Eating Disorder Inventory (EDI)

Eine deutsche Übersetzung des „Eating Disorder Inventory (EDI)" (Garner, Olmsted & Polivy, 1983) stellen Thiel und Paul (1988) vor. Das EDI ist ein Selbsteinschätzungsinventar, das auf acht Skalen psychologische Variablen beschreibt, die für Anorexia nervosa und Bulimia nervosa wichtig sind:

1. Drang nach Dünnsein.
2. Bulimia.
3. Unzufriedenheit mit dem Körper.
4. Ineffektivität.
5. Perfektionismus.

6. Zwischenmenschliches Mißtrauen.
7. Interoceptives Bewußtsein.
8. Reifungsängste.

Unter „Interoceptives Bewußtsein" ist die Wahrnehmung von Reizen zu verstehen, die im Körper selbst entstehen, z. B. bei Bewegungen oder Hunger.

Fragebogen zum Eßverhalten (FEV)

Der „Fragebogen zum Eßverhalten (FEV)" (Pudel & Westenhöfer, 1989) erfaßt psychologische Determinanten des Eßverhaltens. Der FEV ist die deutsche Version des „Three-factor Eating Questionnaire (TFEQ)" (Stunkard & Messick, 1985). Er erlaubt die Erfassung von drei grundlegenden Dispositionen des Eßverhaltens:

1. Die kognitive Kontrolle des Eßverhaltens im Sinne einer bewußten Einschränkung der Nahrungsaufnahme, um das Körpergewicht zu steuern (gezügeltes Eßverhalten).
2. Die Störbarkeit des Eßverhaltens und Enthemmung der Kontrolle durch situative Reizkonstellationen und emotionale Belastungen (Streß) und
3. Hungergefühle und deren Verhaltenskorrelate.

Der Anwendungsbereich des FEV liegt bei der Normalpopulation zur Abschätzung des Diätverhaltens sowie bei klinisch auffälligen Gruppen mit Eßstörungen zur Kontrolle des Therapiefortschritts. Der FEV kann auch in der Ernährungsberatung eingesetzt werden, um Beratungsschwerpunkte zu setzen.

Dutch Eating Behavior Questionnaire (DEBQ)

Von Grunert (1989) stammt „Ein Inventar zur Erfassung von Selbstaussagen zum Ernährungsverhalten". Es handelt sich um die Übertragung des „Dutch Eating Behavior Questionnaire (DEBQ)" (van Strien, Frijters, Bergers & Defares, 1986) ins Deutsche. Beim DEBQ werden Selbstaussagen zu den drei Bereichen emotionales, externales und restriktives Essen gemacht. Das Inventar beruht auf der Annahme, daß das menschliche Eßverhalten von drei interdependenten Faktoren gesteuert wird, nämlich von Emotionalität, Externalität und Zügelung des Essens. Emotionen verschiedenster Art, etwa positive oder negative Affekte, Stimmungen und Gefühle, führen häufig zu einer Nahrungsaufnahme. Der Begriff „Externalität" bedeutet, daß Eßverhalten von außen stimuliert wird. So kann z. B. eine Imbißbude oder ein Café im Vorbeigehen den Wunsch nach Essen und Trinken spontan wecken. Unter Zügelung ist eine freiwillige und bewußte Einschränkung der Nahrungsaufnahme zu verstehen. Die Restriktion des Eßverhaltens hat den Sinn, das Körpergewicht zu stabilisieren oder zu verringern. Die Selbstaussagen der Befragten erleichtern die Analyse des Eßverhaltens und eine etwaige Behandlung. Die genannten Faktoren werden ebenfalls als Bedingungen für die Entstehung von Eßstörungen angesehen.

Inventar zum Eßverhalten und Gewichtsproblemen (IEG)

Mit dem „Inventar zum Eßverhalten und Gewichtsproblemen (IEG)" (Diehl & Staufenbiel, 1994) kann diagnostiziert werden, welche Aspekte des Bereichs „Essen und Gewicht" für eine Person von Bedeutung sind. Der Fragebogen erfaßt 14 Einstellungs- und Verhaltensdimensionen:

1. Einstellung zum Essen,
2. Stärke und Auslösbarkeit des Eßbedürfnisses,
3. Sozial-situative Auslöser für Mehressen,
4. Wirkung des Essens,
5. Essen als Mittel gegen (emotionale) Belastung,
6. Essen und Gewicht als Problem,
7. Zügelung des Essens,
8. Einstellung zur gesunden Ernährung,
9. Einstellung zu Übergewichtigen,
10. Eßgeschwindigkeit,
11. Essen zwischen den Mahlzeiten,
12. Nächtliches Essen,
13. Eßzwänge in der Kindheit,
14. Belastung durch Übergewicht.

Das Inventar überprüft, inwieweit Essen und Gewicht für Gruppen oder Individuen ein psychisches Problem darstellen. Die Auswertung des Inventars erfolgt mit Hilfe eines Computerprogramms und ermöglicht eine umfassende Interpretation der Daten. Die Diagnose läßt erkennen, ob Veränderungen des Problemverhaltens wünschenswert erscheinen. Der Fragebogen kann aufgrund der einfachen Struktur der Fragen schon bei 12-13jährigen Jugendlichen eingesetzt werden.

2.5 Ausgewählte Themen

2.5.1 Ernährung und Verhalten

Die Feststellung von Ludwig Feuerbach (s. Abschnitt 2.2.1) „Der Mensch ist, was er ißt" bringt die enge Beziehung zwischen Ernährung und Verhalten treffend zum Ausdruck. Verhalten bezeichnet alle Aktivitäten, Vorgänge sowie Reaktionen eines lebenden Organismus und schließt im Hinblick auf seine Definition Erleben mit ein. Verhalten wird von physiologischen, biochemischen und psychosozialen Faktoren bestimmt. Zusammenhänge zwischen Ernährung und Verhalten beschäftigen die Menschen schon seit langer Zeit. Über die Beziehungen wurden in den letzten Jahren zahlreiche Erkenntnisse gewonnen. Ein Teil der Untersuchungen konzentriert sich auf den Einfluß einzelner Nahrungsbestandteile auf das Gehirn und seine Funktionen. Die Neurotransmittersynthese im Gehirn wird direkt vom Vorhandensein bestimmter Nährstoffe im Blut beeinflußt (Diebschlag, Hellhammer, Lehnert & Murison, 1990). Diese Befunde haben beispielsweise für die Planung von Diäten eine praktische Bedeutung.

Die Ernährung kann Verhalten beeinflussen. Strittig ist nur, wie es zu einer solchen Wirkung kommt (Baerlocher & Jelinek, 1991). Die Komplexität der Interaktionen zwischen Darm, Nerven- und Immunsystem macht es schwierig, zuverlässig zu sagen, wie Nahrung auf Verhalten wirkt. Im Einzelfall läßt sich deshalb kaum bestimmen, welche Ernährungsfaktoren zu einer Änderung im Verhalten geführt haben. Eine bedarfsdeckende Ernährung und regelmäßige Einnahme von Mahlzeiten wirken sich positiv auf den körperlichen und seelischen Zustand des Menschen aus. Befindlichkeit und Leistungsfähigkeit werden von einer wohlschmeckenden, vollwertigen Ernährung günstig beeinflußt (s. Ketz, 1990).

Fehlernährung

Hochgradige und chronische Fehlernährung in Entwicklungsländern führt zu körperlichen und seelisch-geistigen Dauerschäden. Unterernährung liegt bei einer unzureichenden Ernährung vor, die den Energiebedarf des Organismus nicht deckt. Ein seelisches Leitsymptom bei Unterernährung ist die Apathie. Diese Gefühlsstörung zeigt sich in Teilnahmslosigkeit, Gleichgültigkeit sowie Rückzug von der Umwelt und erschwert einfache Aktivitäten. Das niedrige Leistungsniveau ist auf körperliche Schwäche zurückzuführen. Bei der Mangelernährung ist die Ernährung energetisch zwar ausreichend, jedoch einseitig mit unzureichendem Gehalt an Eiweiß, Vitaminen und vor allem Spurenelementen. Unterernährung führt zur Mangelkrankheit, wie Vitaminmangelkrankheiten, Mangelanämie oder Hungerdystrophie. Ein anhaltender Vitaminmangel schwächt besonders die Widerstandsfähigkeit. Chronische Fehlernährung führt hauptsächlich in Entwicklungsphasen zu einer bleibenden Entwicklungsverzögerung. In der vorgeburtlichen Phase wird die Gehirnentwicklung schwer gehemmt. Die geistige Retardierung zeigt sich in einer Verlangsamung der Intelligenzentwicklung im Verhältnis zur Altersnorm.

Hyperkinetisches Syndrom

In den letzten beiden Jahrzehnten wurden aufgrund von vermuteten Beziehungen zwischen Ernährung und Verhalten alternative diätetische Behandlungsmaßnahmen von Laienorganisationen entwickelt. Es bildeten sich zahlreiche Selbsthilfegruppen, die Diätnahrung als neue Therapieform für verhaltensgestörte Kinder verbreiten. Eine im Zusammenhang mit der Ernährung oft genannte Verhaltensstörung ist das hyperkinetische Syndrom. Im Mittelpunkt dieser Störung, von der schätzungsweise 3-15 % der Schulkinder betroffen sind, stehen motorische Unruhe, Ablenkbarkeit, Aufmerksamkeits- bzw. Konzentrationsstörungen, Impulsivität und Schwierigkeiten in der sozialen Einordnung.

Die diätetische Behandlung des hyperkinetischen Syndroms zeigt verschiedene Varianten. Diese betreffen 1. die additivafreie Diät, 2. die phosphatreduzierte Diät, 3. die zuckerreduzierte Diät und 4. die antigenarme Diät. Anhänger der Diätformen behaupten, daß sich durch die Elimination von synthetischen Nahrungsmittelzusätzen (Farb- und Konservierungsstoffe) sowie Salicylaten das hyperkinetische Syndrom wirksam behandeln läßt (Feingold-Diät). Die anderen Varianten betonen den Wert einer phosphatarmen Kost oder das Vermeiden von raffiniertem Zucker. Die Hypothesen haben gemessen an wissenschaftlich-theoretischen Erfordernissen eine nur begrenzte Gültigkeit (Steinhausen, 1990). Einige wenige Kinder reagieren auf diätetische Maßnahmen günstig mit Verhaltensänderung (z. B. Klein, 1992). Eine Heilung ist jedoch durch Diät nicht möglich. Es gibt keine eindeutigen Beweise, daß z. B. Zucker mit antisozialem Verhalten in einem kausalen Zusammenhang steht (Kruesi, Rapoport, Cummings, & Berg, 1987; Schoenthaler, 1982). Die Eliminationsdiät kann unter bestimmten Bedingungen medikamentöse Behandlungsansätze beim hyperkinetischen Syndrom höchstens ergänzen, aber auf keinen Fall ersetzen (Frey, 1991). Der Aufschwung diätetischer Empfehlungen bei der Behandlung des hyperkinetischen Syndroms läßt sich nur zum Teil mit dem verbreiteten Zweifel an der Schulmedizin erklären. Wahrscheinlich ist es der schlichte monokausale Erklärungsansatz, der Menschen für derartige Diäten empfänglich macht. Es ist denkbar, daß es sich bei der Durchführung der diätetischen Maßnahmen um eine rein psychogene Wirkung handelt. Die Diät kann eine verstärkte Zuwendung für das Kind bedeuten und auch ohne spezifische Wirksamkeit Einfluß auf das kindliche Verhalten nehmen.

Orthomolekulare Psychiatrie

Im Prinzip können alle Nahrungsmittel und deren Zusätze Verhalten beeinflussen. Beziehungen zwischen Nahrungsmittelallergien und Verhalten sind schon seit langer Zeit bekannt (Thiel, 1992). Nach Auffassung der orthomolekularen Psychiatrie (z. B. Calatin, 1990) können durch Allergie gegenüber Nahrungsmitteln und Umweltchemikalien Verhaltensstörungen, Depressionen und bestimmte Geisteskrankheiten ausgelöst werden. Der Organismus, der durch vielfältige Umwelteinflüsse belastet ist, braucht mehr Vitamine und Spurenelemente, als die industrialisierte Ernährung ihm bieten kann. Folge dieses Mangels sind körperliche und psychische Störungen. Die Behandlung ist auf die Wiederherstellung einer optimalen Menge von Substanzen, die normalerweise im Körper vorhanden ist, gerichtet. Die beste Therapie bei Verhaltensstörungen sollen hochwertige, unverfälschte Nahrungsmittel, keine unnötigen Medikamente, genügend Vitamine und Spurenelemente sein (Werbach, 1992).

Es ist bis jetzt nicht ausreichend bewiesen, daß Vitamine und Spurenelemente in der von der orthomolekularen Medizin behaupteten Weise auf menschliches Verhalten wirken. Außerdem ist mit einer Beeinträchtigung psychischer Funktionen erst dann zu rechnen, wenn die Vitaminversorgung über einen längeren Zeitraum auf einem niedrigen Niveau erfolgt. In Industrieländern ist die Versorgung der Bevölkerung mit Vitaminen, Mineralstoffen und Spurenelementen hingegen günstig (s. Bässler, 1989; Heseker, Kübler, Westenhöfer & Pudel, 1990). Eine ungünstige Versorgungssituation besteht bei Personen mit chronisch hohem Zigaretten- und Alkoholkonsum sowie mit extremen alternativen Ernährungsformen. Die Annahme der orthomolekularen Psychiatrie, daß allgemein eine Unterversorgung bei der Bevölkerung besteht, trifft sicher nicht zu.

Alternative Ernährungsformen

Wer Wert auf Gesundheit und Leistungsfähigkeit legt, ißt am besten abwechslungsreich und bevorzugt pflanzliche Lebensmittel. Über spezifische Wirkungen alternativer Ernährungsformen auf die Psyche gibt es noch wenig Untersuchungen (z. B. Maus & Pudel, 1989). Ernährungswissenschaftler stimmen teilweise darin überein, daß die mäßige und mittlere Ausprägung vegetarischer Ernährungsformen (ovo-lakto-vegetabile und lakto-vegetabile Kost) einer abwechslungsreichen Mischkost gleichwertig sind, da sie im allgemeinen eine vollwertige Ernährung gewährleisten (vgl. Bitsch, Sinnhuber, Oberritter, Großklaus, Müller & Wolfram, 1994; Kluthe & Kasper, 1994). Nur bei der extremen Form vegetarischer Ernährung (vegane Kost) ist eine ausreichende Zufuhr von lebensnotwendigen Nährstoffen nicht gesichert. Die vegane Kostform ist deshalb als Dauerkost nicht geeignet. Bei der Entscheidung für Vegetarismus fallen nicht nur religiös-weltanschauliche Gründe, sondern auch ökonomisch-ökologische Argumente ins Gewicht. Vertreter aller vegetarischer Ernährungsformen bevorzugen Rohkost und verzichten weitgehend auf Nikotin sowie Alkohol und betreiben Sport. Besonders körperliche Aktivitäten wirken sich psychisch günstig aus. Sport hebt die Stimmung und das Selbstwertgefühl. Körperliche Bewegung und eine kohlenhydratreiche, fettarme, vollwertige Ernährung tragen wesentlich zur Leistung und Gesundheit des Menschen bei.

Anhänger der Makrobiotik sind davon überzeugt, daß die von ihnen propagierte Ernährungsweise nicht nur Krankheiten heilt, sondern außerdem ausbalancierte und harmonische Menschen schafft. Wichtige Nahrungsmittel der makrobiotischen Ernährung sind Getreideprodukte und Gemüse. Nach der anthroposophischen Ernährungslehre, die auf Rudolf Steiner (1861-1925) zurückgeht, hat Nahrung nicht nur materiellen, sondern auch geistigen Charakter. Die anthroposophische Ernährung ist überwiegend eine ovo-lakto-vegetabile Kostform. Bestimmten Lebensmitteln wird eine besondere Wirkung zugeschrieben. Die Fleischkost kann den geistig strebenden Menschen in seiner Entwicklung aufhalten. Auch auf die Kartoffel soll verzichtet werden. Folgen eines übermäßigen Kartoffelgenusses sind ein allgemeiner Instinktverlust und ein nicht erstrebenswertes intellektuelles, materialistisches Denken. Ein übermäßiger Eiweißkonsum soll aufgrund toxischer Wirkungen unverdauter Eiweißreste zu einer Sklerose führen.

Alternative Lebensformen mit strenger vegetarischer oder makrobiotischer Ernährung sind besonders für Säuglinge und Kleinkinder mit erheblichen Risiken verbunden. Mangelzustände können zu Wachstumsverzögerung und psychomotorischer Retardierung führen (Grüttner, 1991). In Familien, die sich der Makrobiotik verschrieben haben, kann selbst eine ausschließliche Ernährung des Neugeborenen mit Muttermilch zu einer schweren und teilweise irreversiblen zerebralen Schädigung des Säuglings führen.

Ernährungspsychologen interessieren sich für die Motive der Personen, die sich für extreme dogmatische oder weltanschaulich begründete Ernährungskonzepte entscheiden. Was bieten diese Ernährungslehren im Vergleich zu der auf naturwissenschaftlichen Erkenntnissen beruhenden Ernährungswissenschaft? Wahrscheinlich befriedigen sie mit ihren Ernährungskonzepten in erster Linie ein psychologisches Bedürfnis nach einem natürlichen und vor allem einfachen Leben. Grundbedürfnisse wie Einfachheit, Sicherheit, Schutz und Stabilität sind eng mit menschlicher Ernährung verbunden. Irrationale Ernährungsbotschaften von Außenseitern scheinen Wünsche dieser Art eher zu befriedigen als wissenschaftlich gesicherte Ernährungsempfehlungen (vgl. Strube, 1995).

2.5.2 Ernährung und Lernen

Aufgrund von Lernprozessen erwirbt der Mensch unzählige Erfahrungen zu seiner ursprünglich biologischen Ausstattung hinzu. Diese psychologischen Determinanten steuern neben biologischen Faktoren das Eß- und Trinkverhalten des Menschen. Nach Auffassung der Lerntheorie ist der Mensch das Produkt seiner Erfahrung. Er ist grundsätzlich in der Lage, sein Eß- und Trinkverhalten zu kontrollieren und zu verändern sowie neue Verhaltensweisen hinzuzulernen. Meistens sind es ganz bestimmte vorausgehende oder nachfolgende Ereignisse, die für die Entstehung von unerwünschtem Eßverhalten verantwortlich sind. In der Lernpsychologie werden verschiedene Lernprinzipien unterschieden: die Gewöhnung, das klassische und operante Konditionieren sowie das Lernen am Modell. Alle Lernarten sind in unterschiedlicher Ausprägung am Erwerb des normalen und gestörten Eß- und Trinkverhaltens beteiligt.

Gewöhnung

Gewöhnung ist die einfachste Form des Lernens. Gewöhnung führt dazu, daß Verhaltensabläufe mit steigender Wiederholung immer leichter und sicherer ablaufen. Gewohnheiten zeigen sich in ernährungsbezogenen Denkabläufen oder Überzeugungen. Alltägliche Verrichtungen, wie z.B. Einkaufen und Kochen, sind überwiegend unreflektierte Handlungen, die reflexartig geschehen. Bei Ernährungsgewohnheiten handelt es sich um erlernte, weitgehend automatisierte Reaktionsabläufe, die das Ernährungsverhalten stark beeinflussen. Alle Ernährungsgewohnheiten bestehen nebeneinander und bilden gemeinsam ein starkes Bedürfnis. Nahrungsvorlieben und -abneigungen beruhen weitgehend auf Gewöhnung.

Klassisches Konditionieren

Schon beim Anblick eines saftigen Steaks läuft das Wasser im Munde zusammen. Die Speichelsekretion, die als Antwort auf den Nahrungsreiz erfolgt, ist eine angeborene Reiz-Reaktions-Verbindung (unbedingter Reflex). Ein unbedingter Reiz löst eine unbedingte Reaktion aus (Pawlow, 1926). Die Reaktion auf äußere Reize wird von vorhergehenden Ereignissen bestimmt. Durch wiederholtes zeitliches Zusammentreffen von Reizen kann anstelle des Nahrungsreizes auch ein ursprünglich neutraler Reiz (z. B. Glockenton) zum Signalreiz oder Auslöser für die Speichelabsonderung werden. Auf diese Weise bilden sich bedingte Reflexe (Birch, McPhee, Sullivan & Johnson, 1989). Eine so erlernte Reaktion liegt z. B. vor, wenn Menschen regelmäßig mit dem Einschalten des Fernsehers damit anfangen, zu naschen und zu trinken. Appetit wird konditioniert, wenn er regelmäßig zusammen mit Reizen auftritt, die den Beginn des Essens markieren. Ein ursprünglich neutraler Reiz (Fernsehen) löst dann als vorausgehende Bedingung eine bestimmte Reaktion (Nahrungsaufnahme) aus und erhält sie aufrecht. Diese eingeübte Handlungsabfolge entzieht sich allmählich der willentlichen Kontrolle. Nach Auffassung der Lerntheorie kann erlerntes Eß- und Trinkverhalten grundsätzlich auch wieder verlernt oder gelöscht werden. Betroffenen muß dieser Verhaltensautomatismus genau erklärt werden, damit er ihnen bewußt und einsichtig wird. Erst dann ist eine Verhaltensmodifikation möglich. Die Theorie des klassischen Konditionierens genügt allein nicht, um Lernvorgänge beim Eß- und Trinkverhalten vollständig zu erklären.

Operantes Konditionieren

Während beim klassischen Konditionieren vorausgehende Bedingungen im Vordergrund stehen, sind es beim operanten Konditionieren die auf eine Reaktion nachfolgenden Konsequenzen (Skinner, 1953). Jedes spontane Eßverhalten, das zu angenehmen Konsequenzen führt oder unangenehme Zustände mindert oder beseitigt, wird verstärkt und tritt zukünftig häufiger auf. Die Konsequenz einer Handlung ist beim operanten Lernen die entscheidende Determinante des Lernprozesses. Wenn positive Folgen eintreten, spricht man von einer positiven Verstärkung. Positive Verstärker sind unmittelbare Belohnungen. Dazu gehört die Befriedigung eines biologischen (primären) Bedürfnisses (z. B. Nahrungszufuhr), die mit Lustgefühlen verbunden ist. Auch erlernte (sekundäre) Bedürfnisse (z. B. Lob) können positive Verstärker sein. Um negative Verstärkung handelt es sich, wenn ein aversiver Reiz oder negativer Zustand gemindert oder beseitigt wird und dadurch das gezeigte Verhalten belohnt wird. Die negative Verstärkung ist keine Bestrafung, sondern eine besondere Form der Belohnung. Erfährt z. B. eine Person, daß Alkoholtrinken (Verhalten) Frustrationen (unlustbetonte Situation) mindert oder beseitigt, wird sie für das Trinken belohnt (negativ verstärkt). Sie wird Alkohol wahrscheinlich immer häufiger als ungeeignete Streßbewältigungsstrategie einsetzen, weil Trinken mit Erleichterung im Sinne einer Befreiung aus einer belastenden Situation verbunden ist. Der Anblick alkoholischer Getränke signalisiert dem Abhängigen, daß Alkohol erreichbar ist. Alkohol wird so zu einem wirksamen Hinweisreiz. Hinweisreize sind nur dann wirksam, wenn eine Person zu einem bestimmten Verhalten motiviert ist. Ein gedeckter Tisch als oraler Hinweisreiz hat nur dann Aufforderungscharakter, wenn eine Bereitschaft zum Essen besteht oder aktivierbar ist.

Die positiven Konsequenzen, die das Eß- und Trinkverhalten bekräftigen, werden Verstärker genannt. Ein Verstärker ist jedes Ereignis, das die Wahrscheinlichkeit des Auftretens von bestimmten Verhaltensweisen erhöht. Nahrung und Geld sind vertraute materielle Verstärker. Im Arbeitsleben werden häufig Naturalien als Verstärker eingesetzt, wie z. B. Kaffee- und Kuchenspende, freies Mittagessen, Geschenkkorb, Familienessen auf Rechnung des Unternehmens oder Firmenpicknick. Lächeln, Zuwendung und Anerkennung im Umgang mit Mitmenschen gelten als soziale Verstärker. Bestrafung zeigt sich in unangenehmen Konsequenzen, die einem Verhalten folgen. Negative Konsequenzen unterdrücken das gezeigte Verhalten. Eine andere Form der Bestrafung besteht im Entzug eines angenehm wirkenden Reizes, z. B. Nachtisch. Verhalten kann auch keine Konsequenzen haben, wodurch es unter Umständen gelöscht wird. Eine wichtige Voraussetzung des operanten Lernens ist, daß nur kontingente Verstärkungen oder Bestrafungen verhaltenswirksam sind. Kontingenz meint, daß die Verhaltenskonsequenz dem Verhalten unmittelbar und regelmäßig folgt. Die Häufigkeit der Verstärkung korreliert positiv mit der Dauerhaftigkeit des erworbenen Verhaltens. Eine unregelmäßige (intermittierende) Verstärkung führt zu einem langsameren Lernen als eine regelmäßige (kontinuierliche) Bekräftigung. Dafür widersteht die unregelmäßige Verstärkung aber eher der Löschung. Ein Beispiel für eine kontinuierliche Verstärkung ist das regelmäßige, gleichbleibende Trinkgeld des Stammgastes für den zuvorkommenden Kellner. Im Alltagsleben ist die intermittierende Verstärkung die häufigste Lernbedingung. Gelerntes Verhalten wird abgeschwächt, wenn es nicht mehr verstärkt wird. Es tritt dann immer seltener auf. Gelegentliche Verstärkung wirkt wieder voll bekräftigend auf das Verhalten. Die Bedingung für das völlige Löschen von Verhalten ist der totale Verstärkerentzug.

Die Verstärkung ist eine wichtige Technik in der Formung (shaping) des Eß- und Trinkverhaltens. Durch schrittweises Vorgehen können komplexe Handlungsabläufe operant erlernt werden. Dabei wird jedes Teilverhalten der Handlungskette gezielt verstärkt, bis das gewünschte Gesamtverhalten aufgebaut ist. Auf diese Weise können einschneidende Verhaltensänderungen beim Menschen erreicht werden. Viele Programme zur Verhaltensänderung, z. B. bei übermäßigen Essern, Rauchern und Alkoholikern, basieren auf dem Prinzip der Verstärkung. Nach individuell wirksamen Verstärkern muß in der Ernährungsberatung oft erst gesucht werden. Geeignete Verstärker sollen den Klienten so steuern, daß er neue Verhaltensweisen beim Essen und Trinken aufbauen kann. Durch Befragung und Beobachtung erhalten Ernährungsberater eine Vielfalt an wirksamen Verstärkern, so daß sich bei Klienten ein Bekräftigungsplan für erwünschtes Eß- und Trinkverhalten aufstellen läßt.

Beim Menschen wirkt schon das bloße Wissen um den Lernerfolg verstärkend. So haben z. B. die eigenen Fortschritte bei der Gewichtsreduktion eine selbstverstärkende Wirkung, besonders wenn das Wunschgewicht selbst bestimmt wurde. Dazu kommen innere Verstärker, wie z. B. Produktivitätslohn oder emotionale Befriedigung für eine Leistung. Auch innere Bestrafungen sind für die Lernmotivierung von großer Bedeutung. Zu nennen sind hier etwa Mißerfolgsgefühle oder Selbstvorwürfe. Auch das bekräftigende oder ignorierende Verhalten des Ernährungsberaters kann bestimmte Klientenäußerungen verstärken oder abschwächen und so zu einer Verhaltensänderung beitragen. Selbst vegetative Reaktionen und vegetativ gesteuerte Organfunktionen (z. B. Herzfrequenz, Blutdruck, periphere Durchblutung oder Magen-Darm-Motilität) können durch den Einsatz von Verstärkern modifiziert werden (Feldmann, 1983).

Das Lernen am Modell

Kinder erlernen viele Verhaltensweisen durch die Beobachtung von Modellen (Bandura, 1977; Goldman, Herman & Polivy, 1991). Sie ahmen das Eß- und Trinkverhalten ihrer Eltern, älteren Geschwister, Spielkameraden oder Fernsehhelden nach und haben deshalb häufig ähnliche Präferenzen für bestimmte Speisen wie ihre Bezugspersonen (Rozin, 1991). Ob Vorbilder imitiert werden, hängt von deren Attraktivität und der Art des Verhaltens ab. Die Übernahme der Eßkultur und der Zubereitung der Speisen erfolgt in der Hauptsache durch Modellernen. Individuelles Ernährungsverhalten wird durch soziales Lernen an nachfolgende Generationen überliefert (Jeggle, 1988). Dabei wird nicht nur erwünschtes, sondern auch riskantes Ernährungsverhalten erworben.

Besonders Erziehungspersonen üben eine Modellfunktion aus und bestimmen durch ihr Vorbild, welches Gesundheits- und Ernährungsverhalten Kinder übernehmen. Guten Beispielen in der Ernährung zu folgen ist lebendiges Lernen und weit lehrreicher als moralisierende Informationsvermittlung. Welche Verhaltensweisen Kinder im einzelnen erwerben und ausführen, wird entscheidend von ihrer Beobachtungsfähigkeit und Erfahrung mit früherer Verstärkung beeinflußt.

Innerhalb der letzten zehn Jahre gewannen kognitive Lernmethoden eine immer größere Bedeutung. Klienten werden als reflexive und aktive Teilnehmer am Beratungs- oder Therapieprozeß angesehen. Der erzieherische Aspekt wird dabei immer mehr in den Vordergrund gestellt. Klienten sind grundsätzlich dazu fähig, ihre Bedürfnisse, Wünsche und Erwartungen selbst herauszufinden. Mit Hilfe des Ernährungsberaters können sie ihr Ernährungsproblem rational definieren, es durchdenken und nach Lösungen suchen. Kognitive Lernmethoden dienen der verbesserten Selbstkontrolle und Selbsterziehung im Ernährungsverhalten. Auf diese Weise lassen sich Gedanken, Einstellungen und Erwartungen, die zur Entstehung und Aufrechterhaltung von Ernährungsproblemen führen, direkt ändern.

2.5.3 Ernährung und Umwelt

Die gegenwärtige Gesellschaft hat vielfältige Ernährungs- und Umweltprobleme zu lösen. Die Kluft zwischen den armen und den reichen Ländern wird immer größer. Im 21. Jahrhundert müssen weit mehr als 10 Mrd. Menschen ernährt werden. Während in vielen Ländern der Dritten Welt der Hungertod eine alltägliche Erscheinung ist, kämpft gleichzeitig etwa ein Drittel der Wohlstandsbürger mit Übergewicht (s. Abschnitt 2.5.4). Menschen treiben Raubbau an den Ressourcen der Erde. Die Industrieländer verbrauchen rund zehnmal soviel Energie, Wasser, Land und Rohstoffe pro Kopf wie die Entwicklungsländer. Zwischen Ernährung, Bevölkerungswachstum und Umwelt bestehen enge Zusammenhänge, mit denen sich die Ernährungsökologie befaßt (Jäger & Leitzmann, 1992).

Umweltschutz, Abwehr von Luft- und Wasserverschmutzung, umsichtige Nutzung von Ressourcen sowie Landschaftsschutz sind vordringliche Probleme der Umweltpsychologie. Die Ökologische Psychologie betrachtet den Menschen in seinen Beziehungen zur natürlichen Lebenswelt und will bei Verbrauchern Umweltbewußtsein wecken. Der Mensch soll Einsicht in die Gefährdung der natürlichen Lebensgrundlagen durch ihn selbst gewinnen und zur Abhilfe motiviert werden.

Ernährungs- und Umweltverhalten

Ernährungs- und Umweltverhalten sind zwei Aspekte des Verbraucherverhaltens (Piorkowsky & Rohwer, 1988). Ernährungsverhalten ist auf die eigene Versorgung mit Nahrung und die damit verbundenen psychischen Prozesse gerichtet. Umweltverhalten umfaßt das auf die Natur bezogene Umweltbewußtsein und Handeln. Ernährungspsychologen verstehen unter Umwelt den Lebensraum, der ein Individuum umgibt und auf dieses einwirkt. Ernährungs- und Umweltverhalten sind eng miteinander verknüpft, weil der Mensch seine Nahrungsmittel aus der natürlichen Umwelt gewinnt.

Lebensmittelqualität

Umwelteinflüsse, wie z. B. die ständige Verfügbarkeit und Vielfalt der Lebensmittel, fördern den Verzehr. In der überaus günstigen Versorgungssituation, in der sich westliche Industriestaaten befinden, wird der Nahrungsmittelkonsum nur teilweise aus gesundheitlichen Gründen eingeschränkt. Im Überfluß hat der Mensch die Möglichkeit, eine große Nahrungsauswahl zu treffen. Er ist nicht mehr gezwungen, nur die Lebensmittel zu essen, die gerade verfügbar sind.

Lebensmittel sind nach dem Lebensmittelgesetz (Herrmann, 1989) „Stoffe, die dazu bestimmt sind, in unverändertem, zubereitetem oder verarbeitetem Zustand von Menschen verzehrt zu werden" (S. 677). Aus der Fülle des Lebensmittelangebots das Richtige auszuwählen, fällt Verbrauchern schwer. Erscheinungsbild, Verpackung und Werbung verleiten oft zu unüberlegtem Kauf. Viele Verbraucher verfügen nicht über die notwendigen Sachinformationen, um gesunde Lebensmittel einkaufen zu können. Verläßlich sind Nahrungsmittel nur anhand ihrer Inhaltsstoffe zu beurteilen. Der Normalverbraucher weiß jedoch meistens nicht, welche Nährstoffe, Mineralstoffe, Vitamine, Zusatzstoffe und Schadstoffe Nahrungsmittel enthalten. Der Konsument ist nicht darüber informiert, worin sich Produkte unterscheiden und wie Qualitätsmängel zu erkennen sind. Essen mit Verstand wird ihm erschwert, weil er selbst nicht über genügend Kontrollmöglichkeiten verfügt.

Gesundheitsbewußte Konsumenten machen sich Sorgen, wie sie sich ernähren sollen und fürchten um die Sicherheit der täglichen Lebensmittel (Gierschner & Kohler, 1990). Es wäre wünschenswert, stärker auf gesundheitsbedenkliche Lebensmittel zu verzichten oder einseitige Nahrung durch vollwertige zu ersetzen. Kritische Verbraucher legen zunehmend Wert auf frische und schadstoffarme Lebensmittel. Das gilt nicht nur für die Beschaffung der Nahrung, sondern auch für deren Zubereitung. Vorwiegend jüngere ökologisch orientierte Verbraucher achten bei Lebensmitteln mehr auf die Qualität als auf den Preis.

Im Ernährungsbereich tritt der quantitative Massenkonsum zunehmend in den Hintergrund zugunsten eines qualitativen und wertorientierten Verbraucherverhaltens. Die steigende Nachfrage nach Naturkost brachte in den 80er Jahren zweistellige Zuwachsraten und führte zu einem starken Anwachsen des Bio-Marktes. Die „Zurück-zur-Natur-Welle" aus der Gründerzeit der Bio-Läden spielt im Naturkostgeschäft nur noch vereinzelt eine Rolle. Für Naturkost und Naturwaren wird heute umweltorientierte Werbung betrieben. Regionale Großhändler bieten ihren Kunden ein komplettes Marketingkonzept etwa unter dem Slogan „Naturkost ißt einfach besser" an.

Werbung

Werbung versucht, informativ und suggestivierend auf den Verbraucher zu wirken. Sie will den Lebensmittelkonsumenten nicht nur intellektuell, sondern vor allem emotional ansprechen, um ihn zum Kauf zu motivieren. Die Aktivierung des Verbrauchers geschieht durch Informationsvermittlung. Die Änderung von Ernährungseinstellungen soll zu erwünschten Ernährungshandlungen führen. Lebensmittelwerbung versucht, das Kaufverhalten des Verbrauchers durch differenzierte Kommunikationsstrategien zu beeinflussen.

Der Bereich Nahrungsmittel zählte 1992 mit 2,3 Mrd. DM zur werbeintensivsten Branche (Högl, 1993). Werbung ist Spiegelbild und Ausdruck der Gesellschaft. Erfolgreiche Werbung orientiert sich an individuellen Bedürfnissen der Verbraucher. Sie richtet sich nach vorherrschenden Einstellungen, Verhaltensweisen und Wünschen. Gerade die Marken sind besonders erfolgreich, die am besten Verbraucherwünsche und Ideale repräsentieren. Soziodemographische und soziokulturelle Faktoren beeinflussen den Lebensmittelmarkt, wie z. B. der Erfolg von Fertiggerichten zeigt. Fertig zubereitete Speisen, die vor dem Essen nur aufgewärmt zu werden brauchen, erfüllen besonders die Bedürfnisse der berufstätigen Frau. Sie stellen auch kleinere Haushalte sowie Singles mit dem Trend zur fertigen Ein-Personen-Mahlzeit zufrieden. Gerade Hausfrauen, die tagsüber im Beruf stehen, haben zumindest an Werktagen kaum Gelegenheit oder Lust, zeitaufwendig zu kochen. Das Fertiggericht deckt das individuelle Bedürfnis nach einer einfachen und schnellen Versorgung.

Mahlzeiten werden in Familien immer seltener gemeinsam eingenommen. Die Werbung hat sich bereits darauf eingestellt, daß die Zahl der „situativen Einzelesser" steigt. Etwa ein Viertel der Bevölkerung nimmt die Mahlzeiten allein ein. Das trifft nicht etwa nur für Single-, sondern genauso für Mehr-Personen-Haushalte zu. Die Auflösung tradierter Eßgewohnheiten führt dazu, daß die Zwischenmahlzeit immer mehr an Bedeutung gewinnt. Die alltägliche Mahlzeitenfolge „Frühstück-Mittagessen-Abendessen" gehört wahrscheinlich schon bald der Vergangenheit an (Högl, 1993).

Light-Produkte

In der Regel ist es der Verbraucher, der bei Neueinführungen von Nahrungsprodukten über deren Erfolg oder Mißerfolg entscheidet. Auf den heutigen Märkten kann nur das verkauft werden, was den Bedürfnissen und Wünschen der Konsumenten entspricht. Light-Produkte sind dafür ein anschauliches Beispiel. Mit dem Begriff „light", der ungeschützt und gesetzlich nicht näher definiert ist, werden Produkte benannt, die weniger Zucker, Fett, Koffein, Alkohol oder Kohlensäure haben. Mit Light-Produkten wird Verbrauchern suggeriert, aufgrund weniger Kalorien mehr essen zu können. Viele dieser Produkte haben im Vergleich zum Standardprodukt einen höheren Preis, aber nur selten eine erhebliche Kalorienminderung. Die Produkte sind eine Reaktion auf einen Verbrauchertrend, den Bequemlichkeit und Anspruchsdenken kennzeichnen. Aus der Sicht der Werbung muß der Verbraucher, wenn er kalorienreduzierte Nahrung verzehrt, sein Ernährungsverhalten überhaupt nicht ändern. Light-Produkte versprechen Schlankheit, Erfolg und Anerkennung ohne nennenswerten Verzicht auf Geschmack sowie Genuß. Das psychologische Problem liegt darin, daß Werbung die Überzeugung vermittelt, allein schon durch den Kauf und Verzehr der Produkte einen wesentlichen Beitrag für die eigene Gesundheit zu leisten.

Die Entscheidung für Light-Produkte ist selten mit einer tiefgreifenden Änderung des Ernährungsverhaltens verbunden. Light-Produkte motivieren den Verbraucher dahingehend, ein bestimmtes Produkt nur gegen eine leichtere Variante auszutauschen. Die Lebensmittelauswahl zielt damit noch nicht auf vollwertige Ernährung, die Getreideprodukte, Gemüse, Hülsenfrüchte und Obst für die Ernährung stärker betont als Fleisch, Fleischwaren, Eier, Fett und Zucker. Produktveränderungen ersparen keine grundlegende Modifikation des Ernährungsverhaltens, sie können diese jedoch erleichtern (Kunze, 1993). Das gilt z. B. für übergewichtige Personen, die mit Hilfe von Light-Produkten einen kalorienreduzierten Speiseplan zusammenstellen. Für Menschen, die nur auf Geschmack und Sättigung Wert legen, können Light-Produkte dazu beitragen, unerwünschte Ernährungsgewohnheiten leichter zu ändern und auf eine gesundheitsbewußte Lebensführung umzustellen. Vor- und Nachteile der Light-Produkte werden derzeit noch kontrovers diskutiert. Besonders umstritten ist, ob Nahrungsprodukte, die mit künstlichem Süßstoff energiereduziert sind, nicht Hungergefühle zurücklassen oder sogar Heißhunger auf „Zuckersüße" auslösen.

2.5.4 Übergewicht und Adipositas

Definition

Der eigentliche ernährungsabhängige Risikofaktor für die Gesundheit ist in westlichen Industriestaaten das weit verbreitete Übergewicht aufgrund von Fettgewebsvermehrung, das in vielen Fällen zu Stoffwechselstörungen führt. Übergewicht entsteht durch eine Zunahme von Fettgewebe, Muskelmasse oder Wassergehalt. Das ständige Zunehmen Übergewichtiger seit dem 2. Weltkrieg hängt mit dem vermehrten Nahrungsangebot und Lebensmittelverbrauch sowie mit der Abnahme der körperlichen Bewegung in Beruf und Freizeit zusammen. Die erhöhte Energiezufuhr, die den Energieverbrauch chronisch überschreitet (positive Energiebilanz) führt zur Überernährung, deren mögliche Folgen ernährungsabhängige Krankheiten sind (s. Elmadfa & Leitzmann, 1990). Als „ernährungsabhängig" werden Erkrankungen eingestuft, die durch Ernährungsgewohnheiten, Nahrungszusatzstoffe oder Lebensmittelverseuchung (mit-)verursacht und durch Ernährung zu behandeln oder zu vermeiden sind (Bundesministerium für Gesundheit, 1993).

Unter Fettsucht ist eine generalisierte Vermehrung des Fettgewebes zu verstehen, die deutlich über das normale Maß hinausgeht. Die Art der Fettverteilung ist für die Risikobewertung entscheidend. Die bauchbetonte (androide) Fettsucht ist für die Entstehung chronischer Krankheiten bedeutend riskanter als Fettansammlungen im Gesäß- und Oberschenkelbereich (gynoide Fettsucht). Frauen mit androider Fettsucht sind mit ihrem Körper unzufriedener und in ihrem Eßverhalten gestörter als Frauen mit gynoider Fettverteilung (Radke-Sharpe, Whitney-Saltiel & Rodin, 1990).

Entstehung

An der Entstehung von Fettsucht sind genetische Komponenten stärker beteiligt, als man bisher annahm. Im Einzelfall können für Übergewicht geringe Unterschiede bei der Verwertung der Nahrungsenergie verantwortlich sein. Psychosoziale Faktoren begünstigen die Entwicklung und Aufrechterhaltung der Adipositas (Contento & Murphy, 1990). Seelische Störungen können Mitursache oder Folge von Fettsucht sein. Bereits Kinder essen zu fett, zu süß und bewegen sich zu wenig. Sie sitzen zu lange vor dem Fernseher oder bei Computerspielen. Kinder fahren im allgemeinen lieber mit dem Auto oder öffentlichen Verkehrsmitteln zur Schule als mit dem Fahrrad. Die familiäre Situation führt häufig dazu, daß Kinder wahllos Essen in sich hineinstopfen. Ein Motiv für dieses Eßverhalten sind emotionale Konflikte. Kinder haben z. B. Angst vor der Schule, der Trennung der Eltern oder vor der Einsamkeit.

Fettsucht ist mit einem veränderten körperlichen Aussehen verbunden. Abweichungen von der durchschnittlichen Körperform führen oft zu Störungen im psychosozialen Bereich. Ein besonderes Problem ist die gesellschaftliche Ablehnung von Adipösen, deren Selbstwertgefühl dadurch erheblich beeinträchtigt wird. Fettsüchtige werden diskriminiert und aufgrund fehlender menschlicher Kontakte in soziale Isolation getrieben. Oft droht sogar der Verlust des Arbeitsplatzes.

Adipöse haben aufgrund von Mißerfolgen bei der Eßkontrolle oft ein negatives Selbstbild. Sie kompensieren Schuldgefühle mit Essen und verschaffen sich so kurzfristig Erleichterung. Adipöse befinden sich in einer schwierigen seelischen Situation, die oft mit depressiven Verstimmungen einhergeht. Das soziale Umfeld zeigt nicht nur wenig Verständnis für die Bedürfnisse adipöser Menschen, sondern übt auch regelmäßig Druck auf sie aus. Eine Therapie ist dann indiziert, wenn der Fettsüchtige selbst stark unter seinem körperlichen und seelischen Zustand leidet. Der vorhandene Leidensdruck läßt sich in der Behandlung positiv nutzen, weil er Patienten zum Wandel motiviert.

Klassifikation

Die Einteilung des Körpergewichtes in Untergewicht, Normalgewicht, Übergewicht oder Adipositas ist willkürlich. Es gibt keine allgemein gültigen Grenzen und deshalb nur fließende Übergänge. Wann Übergewicht oder Adipositas vorliegt, wird mit sehr unterschiedlichen Methoden bestimmt, so daß die Vergleichbarkeit von Populationen selten gegeben ist. Übergewicht liegt nach Broca vor, wenn das Körpergewicht mindestens 10 % über dem Normalgewicht liegt. Weicht das Körpergewicht um mehr als 10 % nach unten von dem Normalgewicht ab, spricht man von Untergewicht. Das Normalgewicht kann nach Broca anhand einer Faustregel berechnet werden: Normalgewicht (in kg) = Differenz aus Körpergröße (in cm) minus 100. Heute wird oft von einem Wunschgewicht gesprochen, das vom Normalgewicht abweichen kann. Für jeden Menschen scheint es einen unterschiedlichen Gewichtsbereich zu geben, in dem Wohlbefinden und geringste Krankheitshäufigkeit vorherrschen.

Die Überschreitung des Normalgewichtes führt zu verschiedenen Ausprägungen des Übergewichtes, wie Tabelle 2.2 zeigt.

Tabelle 2.2. Klassifikation des Übergewichtes (nach Herrmann, 1989, S. 600).

Überschreitung des Normalgewichtes	Bezeichnung
10 - 20 %	geringes Übergewicht
20 - 40 %	mittleres Übergewicht
40 - 50 %	hohes Übergewicht
über 50 %	extremes Übergewicht

Wird das Normalgewicht um mehr als 20 % überschritten, besteht Fettsucht. Bei einer Überschreitung um 40 % liegt schwere Fettsucht vor. Die BROCA-Formel hat den Nachteil, daß kleine Menschen zu oft und große Menschen zu selten als übergewichtig eingestuft werden.

Zur Messung des Körpergewichts bei Erwachsenen setzt sich immer mehr der Körpermassen-Index (Body Mass Index/BMI) durch. Der BMI gestattet größenunabhängigere Messungen und korreliert hoch mit dem Körperfettgehalt (s. Wolfram, 1990). Deshalb ist er ein geeignetes Maß für die Klassifizierung des Übergewichtes und die Festlegung des Zielgewichtes. Der BMI ist folgendermaßen definiert: BMI = Körpergewicht (kg) geteilt durch das Quadrat der Körpergröße (m^2).

Vereinfacht wird für beide Geschlechter und alle Altersgruppen ein BMI von 20-25 kg/m^2 als akzeptabel betrachtet und dem Normalgewicht gleichgesetzt (U.S. Departement of Health and Human Services, 1988). In diesem Bereich liegt das erstrebenswerte Körpergewicht. Übergewicht besteht bei Personen mit einem BMI von 25-30 kg/m^2. In dieser Gewichtskategorie werden 20 % des Normalgewichts überschritten. Ist der BMI größer als 30 kg/m^2 handelt es sich um Adipositas. Diese Klassifizierung geht von der Annahme aus, daß das wünschenswerte Körpergewicht in den verschiedenen Altersgruppen konstant bleibt. Alter und Geschlecht werden bei dieser Einteilung nicht beachtet.

Um zuverlässigere Werte für den BMI zu entwickeln, wird die Sterblichkeit in Abhängigkeit von Alter und Geschlecht berücksichtigt. Bei der Quantifizierung von Übergewicht ist dessen Einfluß auf die Lebenserwartung ein wichtiges Kriterium (National Research Council, 1989). Der wünschenswerte BMI, der mit der niedrigsten Sterblichkeit verbunden ist, steigt mit dem Alter an. Mit zunehmendem Lebensalter weisen Männer und Frauen mit minimaler Sterblichkeit höhere Werte für den BMI auf. Das Fettgewebe wächst nämlich und der Anteil der Muskulatur geht zurück. Ältere Personen sind deshalb im allgemeinen korpulenter als jüngere. Tabelle 2.3 zeigt den wünschenswerten BMI unter Berücksichtigung des Alters.

Tabelle 2.3. Wünschenswerter Körpermassen-Index (BMI) für verschiedene Altersgruppen (Deutsche Gesellschaft für Ernährung, 1992, S. 33).

Altersgruppe	Wünschenswerter BMI (kg/m^2)
19-24 Jahre	19-24
25-34 Jahre	20-25
35-44 Jahre	21-26
45-54 Jahre	22-27
55-64 Jahre	23-28
ab 65 Jahren	24-29

Wenn der niedrigste Wert in einer Altersgruppe unterschritten wird, besteht Untergewicht. Bei Überschreitung des höchsten Wertes liegt Übergewicht vor.

Verteilung

Unter den Erwachsenen in der BRD haben rund ein Drittel Übergewicht. Von diesen leiden etwa 15% an Fettsucht. 30,5% der Erwachsenen (36,8% der Männer und 25,7 % der Frauen) sind übergewichtig (Deutsche Gesellschaft für Ernährung, 1992). Die Beschreibung der Häufigkeit von Übergewicht zeigt eine starke altersabhängige Zunahme von übergewichtigen Männern von den 18-24jährigen von 18% (darunter 1,8% mit Adipositas) bis zu den 55-64jährigen auf 74,9% (darunter 21,8 % mit Adipositas). Ein vergleichbarer Anstieg ist auch bei den Frauen festzustellen. In den mittleren Altersgruppen tritt Übergewicht bei Männern allerdings häufiger auf als bei Frauen. Jedes fünfte deutsche Kind wiegt zuviel, fünf Prozent sind fettsüchtig. Zwischen Sozialschicht und Adipositas besteht ein negativer Zusammenhang. Übergewicht ist wahrscheinlich Folge des sozialen Status. Um die Abhängigkeit der Fettsucht vom sozioökonomischen Status zuverlässig deuten zu können, müssen die Beziehungen zwischen körperlichen und sozialen Variablen noch genauer untersucht werden (Soal, 1991).

Motive für Gewichtsabnahme

Verbreitete Motive für eine Gewichtsreduktion sind besonders bei jüngeren Menschen Probleme mit Figur und Kleidung, die einem attraktiven Aussehen im Wege stehen. Falsche Schlankheits- und Gesundheitsideale führen dazu, daß selbst normalgewichtige Personen sich ständig mit unüberschaubaren und widersprüchlichen Diät-Empfehlungen auseinandersetzen. Der gesellschaftliche oder familiäre Druck kann für eine Reduzierung des Gewichts ausschlaggebend sein (Striegel-Moore & Kearney-Cooke, 1994). Zur Gewichtsreduktion werden nahezu alle bekannten Diäten ausprobiert (s. Oberbeil, 1991). Einzelne Diäten werden mit unterstützenden Maßnahmen, wie Sport und Massage, Appetitzüglern oder sogar Akupunktur, kombiniert. Nach Beendigung der kurzen Diäten mit extrem niedriger Energiezufuhr steigt das Körpergewicht erfahrungsgemäß schnell wieder an. Die meisten kommerziellen Diäten können den Nachweis einer dauerhaften Gewichtsreduzierung nicht erbringen. Wiederholt erfolglose Versuche, mit Hilfe von Diäten abzunehmen, demotivieren und senken die Chancen, doch noch Erfolg zu haben.

Außer mehr kosmetischen Gründen spielen beim Abnehmen gesundheitliche Motive und mangelndes Wohlbefinden eine Rolle. Besonders medizinische Indikationen zwingen zu einschneidenden Veränderungen des Ernährungsverhaltens. Wichtig ist, daß Übergewichtige die mit ihrem Körpergewicht verbundenen Risiken senken, wie z. B. erhöhter Cholesterinspiegel, Hypertonie und Stoffwechselstörungen.

Patientenmotivierung

Die Patientenmotivierung ist für den Behandlungserfolg von grundlegender Bedeutung (Haisch & Zeitler, 1993). Oft fehlt die Bereitschaft, Selbstverantwortung zu übernehmen oder die Ausdauer, einer Diättherapie bis zur Normalisierung des Fettgehaltes konsequent zu folgen. Wirklich einschneidende Änderungen des Eß- und Trinkverhaltens zu erreichen, ist sehr mühsam und erfordert den Einsatz der ganzen Person. Adipöse sollten ihre Nahrungszufuhr mit Hilfe von Ernährungsprotokollen und wöchentlichen Gewichtskontrollen dem tatsächlichen Energieverbrauch anpassen. Ungewohnte Protokollführung und Energieberechnung sowie das Abwiegen von Lebensmitteln stellen zumindest anfangs erhebliche Anforderungen, die häufig den weiteren Behandlungsverlauf hemmen. Besonders der Verzicht auf vertraute Ernährungsgewohnheiten und die abrupte Änderung des Lebensstils aufgrund vermehrter Bewegung fallen schwer. Regelmäßige körperliche Aktivität ist jedoch unbedingt erforderlich, damit das reduzierte Gewicht später dauerhaft beibehalten werden kann. Offene Gespräche und eine vorurteilsfreie akzeptierende Einstellung der Betreuer erleichtern Patienten die Gewichtsabnahme. Unverständnis, Ablehnung und Schuldzuweisungen hingegen verhindern den Aufbau einer tragenden Beziehung zwischen Klient und Berater.

Behandlung

Grundlegende Maßnahmen zur Behandlung des Übergewichts sind Ernährungsumstellung, Änderung des Ernährungsverhaltens und Steigerung der körperlichen Aktivität (Böttcher & Biesalski, 1995). Besonders sportmotorische Bewegungsprogramme tragen dazu bei, den Lebensstil von Grund auf umzustellen (Foeger, Bart, Rathner, Jaeger & Fischer, 1993). Um eine verringerte Nahrungszufuhr zu erreichen, lernen Adipositas-Patienten beispielsweise, keine Zwischenmahlzeiten mehr einzunehmen oder kleinere Portionen zu verzehren. Übergewicht läßt sich in vielen Fällen durch eine Umstellung der Ernährung auf eine kalorienverminderte Mischkost abbauen. Starre Diät- und Bewegungsempfehlungen sollten auf jeden Fall vermieden werden. Der Betroffene sollte in der Ernährungsberatung erfahren, wie er seine Ernährung und Lebensmittelauswahl vorteilhaft gestalten kann.

Im Mittelpunkt der Behandlung steht die Veränderung des Ernährungsverhaltens, die ohne Verhaltenstherapie kaum zu erzielen ist. Nicht das Abnehmen selbst, sondern die dauerhafte Stabilisierung des erreichten Körpergewichts ist der schwierigste Teil der Therapie. Bei einer Behandlung ohne verhaltenstherapeutische Begleitung und Nachsorge wird die Gewichtsabnahme meistens nicht gehalten. Dauerhaften Erfolg versprechen 6- bis 9monatige Langzeitprogramme, die neben speziellen Diäten und Fastenkuren auch Methoden der Verhaltens- und Gruppentherapie sowie körperliche Aktivitäten umfassen (s. Thompson, Jarvie, Lahey & Cureton, 1982; Schoberger, 1989; Weggemann, 1986). Außer Ernährungskursen werden Selbstkontrollverfahren, Strategien zur Problemlösung und Streßbewältigung, Entspannungsverfahren sowie Selbstbehauptungstraining angeboten. Von fehlgeleiteten Versuchen der Selbstbehauptung ist gelegentlich in der Tagespresse zu lesen, wenn z. B. aus einem Kreis von mehr als 150 Frauen mit mindestens 30 % Übergewicht eine Bewerberin zur „Miss Molly '94" gewählt wird.

Methoden zur Gewichtsreduktion streben mit der Verhaltensmodifikation eine tiefgreifende Umstellung von Ernährungsgewohnheiten an. Viele Übergewichtige sind mit ihrem Ernährungsverhalten unzufrieden und wollen es ernsthaft ändern. Dazu müssen sie lernen, ihr Eßverhalten selbst zu kontrollieren und unerwünschte Gewohnheiten abzulegen. Am Anfang einer verhaltensorientierten Behandlung steht die genaue Analyse des Eß- und Trinkverhaltens. Es wird nach vorausgehenden oder nachfolgenden Bedingungen geforscht, die unerwünschtes Eß- und Trinkverhalten auslösen und aufrechterhalten. Erst dann lassen sich konkrete Behandlungsziele formulieren, die schrittweise realisiert werden. Das wichtigste übergeordnete Therapieziel ist die Erlangung eines selbstbestimmten Kontrollmanagements. Der Einsatz von Ernährungs- und Streßmanagement macht dann den Aufbau erwünschter Verhaltensweisen beim Essen und Trinken möglich (Laessle, Beumont & Butow, 1991; Lennerts, 1991; Smith, Marcus & Kaye, 1992).

Die Behandlung der Fettsucht bezieht sich nicht allein auf den Patienten, sondern auch auf seine soziale Umwelt. Der Patient ist Teil vieler Systeme, die sein Eß- und Trinkverhalten bestimmen (Minuchin, 1990). Allein erreicht er nur schwer eine Änderung der Ernährungsgewohnheiten. Die ganze Familie muß bereit sein, gemeinsam neue Verhaltensweisen einzuüben. Dazu wird die Familie in verhaltensorientierten Gruppengesprächen unterwiesen, sukzessiv durch Neu- und Umlernen ein modifiziertes Eßmuster aufzubauen. Es werden beispielsweise Eßregeln aufgestellt und eingeübt, um die Nahrungsaufnahme bewußt einzuschränken und unter Kontrolle zu bekommen. Die Reizkontrolle bezieht sich auf äußere und innere Essensreize. Lebensmittel dürfen z. B. nicht mehr sichtbar aufbewahrt werden, damit sie nicht wie früher ständig zum Verzehr auffordern. Auf innere Belastungen sollen Patienten nicht mehr mit Essen reagieren, sondern z.B. mit körperlicher Aktivität. Werden vertraglich festgelegte Eßregeln eingehalten, so erfolgt Fremd- oder Selbstverstärkung in Form von Belohnung. Erfolgserlebnisse stärken das Selbstwertgefühl. Verstöße ziehen Fremd- oder Selbstbestrafung nach sich. Die Strafe kann z.B. in der Auflage bestehen, die zuviel aufgenommenen Kalorien durch Bewegung im Fitneßcenter wieder auszugleichen. Bewegung baut außerdem Streß ab und fördert die Körperwahrnehmung. Körperarbeit ist für den Gewichtsverlust und die Leistungsfähigkeit förderlich.

Bei extremer Fettsucht wird medikamentös oder operativ behandelt. Adipöse erhalten über einen begrenzten Zeitraum chemische Substanzen, die auf den Hypothalamus wirken. Sie hemmen den Appetit und erhöhen das Sättigungsgefühl. Für die Behandlung von Übergewicht, das 100 Prozent über dem Normalgewicht liegt, helfen nur noch operative Verfahren. Fettgewebe am Bauch, Gesäß oder an Oberschenkeln zu entfernen, bringt wenig, weil die Menge viel zu klein ist. Eine übliche operative Behandlung der Fettsucht ist der Magenbypass, um die Kapazität des Verdauungssystems zu verkleinern (s. Leutenegger, 1995). Vor einigen Jahren hat man auch gute Erfahrungen mit Ballons gemacht, die durch den Ösophagus in den Magen befördert und mit Wasser oder Luft gefüllt werden (Hegarty, 1988; Pasquali, Besteghi & Casimirri, 1990). Die Ballons verbleiben für einige Zeit im Körper, um so den Appetit zu drosseln. Operationen beseitigen natürlich keine psychischen Probleme, die oft mit Fettsucht einhergehen.

Die Behandlung von Übergewicht und Fettsucht bleibt zu oft ohne anhaltenden Erfolg. Das gilt besonders für massives und schon lange bestehendes Übergewicht. In diesen Fällen scheitert die Behandlung z. B. an einer ausgeprägten genetischen Disposition oder an der sozialen Umwelt. Häufig sind es auch schwere emotionale Konflikte, die der Therapie den Erfolg versagen. Gerade an der schwierigen Behandlung von Übergewicht zeigt sich, daß die Prävention von Übergewicht vorrangig sein muß.

2.5.5 Eßstörungen

Die Häufigkeit der Eßstörungen hat in den letzten 20 Jahren besonders in westlichen Industrieländern zugenommen (Button, 1993; Diedrichsen, 1991a; Laessle, 1990). Bei Anorexia nervosa (Magersucht) wird für die Altersgruppe der 12-18jährigen mit einer Erkrankungshäufigkeit von 0,8-1 % zu rechnen sein. Ungefähr 2-4 % der Frauen im Alter zwischen 18 und 35 Jahren sind an Bulimia nervosa (Eß-Brech-Sucht) erkrankt. Der Anteil männlicher Anorexiepatienten beträgt ungefähr 5 %, der Anteil männlicher Bulimia-nervosa-Patienten liegt leicht darüber (Meermann, 1993). In der BRD leiden über eine Million Männer unter Bulimia nervosa. Hinter Eßstörungen stehen vorwiegend psychologische, familiäre und soziokulturelle Faktoren. Als Folge des psychopathologischen Eßverhaltens treten auch biologische Störungen auf.

Anorexia nervosa

Anorexia nervosa ist eine psychogene Eßstörung, bei der keine organischen Ursachen festgestellt werden können. Hauptsächlich Mädchen und junge Frauen setzen sich einem selbstauferlegten Hungern aus. Diagnostische Kriterien der Anorexia nervosa sind (American Psychiatric Association, 1991):

A) Das Körpergewicht wird absichtlich nicht über dem der Körpergröße oder dem Alter entsprechenden Minimum gehalten, d. h. Gewichtsverlust auf ein Gewicht von 15 % oder mehr unter dem zu erwartenden Gewicht bzw. während der Wachstumsperiode Ausbleiben der zu erwartenden Gewichtszunahme mit der Folge eines Gewichts von 15 % oder mehr unter dem erwarteten Gewicht.
B) Starke Angst vor Gewichtszunahme oder Angst vor dem Dickwerden, obgleich Untergewicht besteht.
C) Störung der eigenen Körperwahrnehmung hinsichtlich Gewicht, Größe oder Form, d. h. die Person berichtet sogar im kachektischen Zustand, sich „zu dick zu fühlen", oder ist überzeugt, ein Teil des Körpers sei „zu dick", obgleich ein offensichtliches Untergewicht besteht.
D) Bei Frauen Aussetzen von mindestens drei aufeinanderfolgenden Menstruationszyklen, deren Auftreten sonst zu erwarten gewesen wäre (primäre oder sekundäre Amenorrhoe). (Bei Frauen liegt eine Amenorrhoe vor, wenn die Menstruation nur bei Gabe von Hormonen, z. B. Östrogenen, eintritt). (S. 99)

Das Erscheinungsbild der Anorexia nervosa gliedert sich in zwei Unterformen (DaCosta & Halmi, 1992). Restriktive Anorektiker erreichen durch eine andauernde Zügelung des Essens Gewichtsverlust. Bei bulimischen Anorektikern hingegen gerät das extreme Diätverhalten irgendwann etwa aufgrund von Angst, Streß oder Alkohol außer Kontrolle. Diese Gruppe verhindert deshalb hauptsächlich durch selbstherbeigeführtes Erbrechen eine Gewichtszunahme.

Anorexia nervosa ist eine geschlechtsabhängige Störung, denn nur 5-10% aller von dieser Eßstörung Betroffenen sind männlich (Vandereycken, Norré & Meermann, 1991). Etwa 1-3 % aller Mädchen vor der Hochschulreife zeigen anorektische Symptome. Auswirkungen der „Gewichtsphobie" sind chronische Unter- und Mangelernährung, die zu ernsten Hormon- und Wachstumsstörungen führen. Es kommt zu Beschwerden im Magen-Darm-Trakt, Herzrhythmusstörungen sowie Hypotonie und niedrigem Puls. Die wichtigste seelische Folge der harten Diät ist Depression mit ausgeprägter Selbstunsicherheit und dem hemmenden Gefühl der Untauglichkeit. Zwischen Eßstörungen und Depression bestehen enge Zusammenhänge (s. Herpertz-Dahlmann & Remschmidt, 1993). Die zwanghafte Selbstaushungerung bis zu einem Körpergewicht von 40 bis 35 kg, oder sogar noch darunter, kann einen verheerenden Verlauf annehmen. Anorektiker zeigen kaum Krankheitseinsicht. Sie halten sich für nicht untergewichtig und betreiben außer Hungern und Fasten auch noch ein intensives körperliches Training, um an Gewicht zu verlieren. Patienten leugnen ihre Eßstörung selbst dann noch, wenn sie in lebensbedrohlichem Zustand stationär aufgenommen und künstlich ernährt werden. Die künstliche Ernährung ist oft die letzte Möglichkeit, um Anorexia nervosa zu behandeln (Mehler & Weiner, 1993). In einigen Fällen führt der Zustand der Unterernährung zum Tod. 5-15 % der Patienten sterben aufgrund ihres desolaten ernährungsbedingten Körperzustands oder wählen den Suizid (Bräutigam, Christian & Rad, 1992).

Magersüchtige haben ein geringes Selbstwertgefühl und leiden unter emotionalen Konflikten sowie gestörten familiären Beziehungen. Von Anorexia nervosa sind hauptsächlich sonst musterhafte Mädchen sowie junge Frauen der Mittel- und Oberschicht betroffen. Obwohl Anorektiker ihre Nahrungszufuhr auf ein Minimum beschränken, ist Essen für sie ein äußerst wichtiges Thema. Sie können regelrecht besessen sein von den Themen Nahrung, Gewicht und Körperform.

Bulimia nervosa

Zwischen Anorexia nervosa und Bulimia nervosa bestehen enge Beziehungen. Im Krankheitsverlauf der Bulimia nervosa kommen manchmal Umwandlungen in chronische Anorexia nervosa vor. Der umgekehrte Fall ist jedoch häufiger. Beide Diagnosen „Anorexia nervosa" und „Bulimia nervosa" für einen einzigen Patienten schließen sich gegenseitig nicht aus. Diagnostische Kriterien der Bulimia nervosa sind (American Psychiatric Association, 1991):

A) Wiederholte Episoden von Freßanfällen (schnelle Aufnahme einer großen Nahrungsmenge innerhalb einer bestimmten Zeitspanne).

B) Das Gefühl, das Eßverhalten während der Freßanfälle nicht unter Kontrolle halten zu können.
C) Um einer Gewichtszunahme gegenzusteuern, greift der Betroffene regelmäßig zu Maßnahmen zur Verhinderung einer Gewichtszunahme, wie selbstinduziertem Erbrechen, dem Gebrauch von Laxantien oder Diuretika, strengen Diäten oder Fastenkuren oder übermäßiger körperlicher Betätigung.
D) Durchschnittlich mindestens zwei Freßanfälle pro Woche über einen Mindestzeitraum von drei Monaten.
E) Andauernde, übertriebene Beschäftigung mit Figur und Gewicht. (S. 101)

Bei Bulimia nervosa wird in wiederkehrenden Heißhungerattacken eine große Menge kalorienreicher Nahrung vertilgt. Dabei kann es zur Aufnahme von etwa 1200 bis 11500 kcal kommen. Nach dem Heißhungeranfall versuchen Bulimiker, die aufgenommenen Speisen durch selbstinduziertes Erbrechen wieder loszuwerden. Erbrechen wird allgemein als eine Befreiung erlebt. Bulimiker reinigen sich sozusagen von quälenden Schuldgefühlen, die nach Freßattacken besonders heftig auftreten. Auf diese Weise entsteht ein Freß-Brech-Zyklus. Freßanfälle werden oft als Antwort auf emotionalen Streß gedeutet. Das unkontrollierte Essen dient dem Abbau von Spannungen im Gefühlsleben. Es soll dabei helfen, Ärger, Langeweile oder Enttäuschung leichter zu bewältigen. Um das Körpergewicht besser regulieren zu können, mißbrauchen Bulimiker Medikamente, wie z.B. Abführmittel (Laxantia), harntreibende Mittel (Diuretika) oder Abmagerungsmittel. Das Körpergewicht liegt bei Bulimia nervosa im oder um den Normbereich. Auffällig sind häufige Gewichtsschwankungen (Vandereycken, Norré & Meermann, 1991). Die Eßstörung entwickelt sich häufig im frühen Erwachsenenalter. Bulimia nervosa nimmt mit höherem sozioökonomischen Status zu.

Bulimiker besitzen im Gegensatz zu Anorektikern Einsicht in ihre Eßstörung. Es ist ihnen bewußt, daß ihr Eßverhalten nicht der Norm entspricht. Allerdings neigen Bulimiker dazu, die Symptome vor Mitmenschen zu verheimlichen, so daß die Eßstörung der Umwelt gegenüber meistens verborgen bleibt. Deshalb existiert die Krankheit oft schon viele Jahre, bevor eine erste Behandlung stattfindet.

Zu den medizinischen Komplikationen der Bulimia nervosa gehören der Schwund des Zahnschmelzes durch Magensäure, Diarrhoe, Austrocknung des Organismus als Folge einer negativen Flüssigkeitsbilanz (Exsikkose), Verletzungen des Ösophagus und Magens, Nierenversagen sowie Störungen des Elektrolythaushalts, die zu Herzversagen führen können. Freßanfälle werden als äußerst bedrohlich erlebt und sind mit starken Schuldgefühlen verbunden. Sie werden deshalb überstürzt abgewickelt und auch verleugnet. Hungergefühle können nicht mehr angstfrei erlebt werden. Die ständigen Mißerfolgserlebnisse bei der Eßkontrolle erzeugen Haß und Ekel gegenüber der eigenen Person (Krautschik, 1985). Bulimiker leiden häufig an Depression und isolieren sich von ihrer Umgebung. Auffällig sind das Verschwinden von Lebensmitteln im Haushalt und der häufige Diebstahl von Nahrungsmitteln. Oft wird die Eßsucht unerschwinglich, wenn Freßattacken täglich etwa 100 DM kosten.

Erklärungsansätze

Einschlägige Erklärungsansätze deuten Eßstörungen unter psychodynamischem, lerntheoretischem oder systembezogenem Aspekt. Auf dem Gebiet der Nahrungsaufnahme sammelt der Mensch schon sehr früh individuelle Erfahrungen. Hinter Appetitlosigkeit, Eßverweigerung oder Eßstörung stehen oft verborgene emotionale Konflikte. Auslösende Ereignisse für die Entstehung von Eßstörungen können Trennungs- und Verlusterlebnisse sein. Die Eßstörung kann ein Hinweis des Kindes sein, mit dem es die Zuwendung von Bezugspersonen erzwingen will. Auf diese Weise entsteht eine psychische Fixierung auf die Nahrungsaufnahme. Essen wird als Problemlösestrategie eingesetzt, um Belohnung, Entspannung oder Trost zu erfahren. Das kann dazu führen, daß die natürlichen Hunger- und Sättigungsgefühle allmählich verlernt werden. Die differenzierte Wahrnehmung von Reizen, die im Körper selbst entstehen, wie z. B. Hungergefühl, ängstliche Spannung oder Traurigkeit, funktioniert nicht mehr, weil das „interoceptive Bewußtsein" gestört ist. Deshalb ißt der Eßgestörte nicht mehr nur dann, wenn er wirklich hungrig ist, sondern auch bei Unruhe oder Traurigkeit.

In der Entwicklung des Menschen treten beim Übergang vom Kind zum Jugendlichen oder vom Jugendlichen zum jungen Erwachsenen gelegentlich Reifungsängste auf. Sie äußern sich in Zweifeln, den Anpassungs- und Leistungsanforderungen, die mit Rollenwechsel verbunden sind, nicht gewachsen zu sein. Die Entwicklung zur selbständigen erwachsenen Persönlichkeit setzt einen Ablösungsprozeß voraus. Dieses Streben nach Identität und Selbststeuerung ist bei Bulimikern beeinträchtigt (Schupak-Neuberg & Nemeroff, 1993). Anorektiker zeigen zwanghafte Persönlichkeitszüge und erstreben Perfektionismus. Ihr Anspruch, alle Aufgaben hundertprozentig korrekt erledigen zu müssen, lähmt sie in ihrem Verhalten. Deshalb neigen sie dazu, Entscheidungen aufzuschieben und entwicklungsbedingte Aufgaben gar nicht oder nur zögernd anzugehen. Auffallend ist bei Anorexia nervosa die starke Abhängigkeit von äußeren Normen, die auf Dauer gesehen nicht zur Selbständigkeit führt. Was Mitmenschen machen und erwarten, hat für das eigene Verhalten eine übermäßige Bedeutung. Die übertriebene Erfüllung von Normenerwartungen vermittelt dem Beobachter das Bild der Überkontrolle, die sich in übermäßiger Anpassung äußert.

Nach Auffassung der Lerntheorie gehen Eßstörungen auf spezifisch erlerntes Verhalten zurück. Dabei spielen einfache Reiz-Reaktions-Verbindungen (klassisches Konditionieren) und kompliziertere Lernarten (operantes Konditionieren, kognitives Lernen) eine wesentliche Rolle (s. Abschnitt 2.5.2). So wird z. B. gezügeltes Essen an Modellen bzw. Vorbildern durch kollektive Nachahmung gelernt. Der soziale Druck, sich an das Eßverhalten anderer anzupassen, ist in Gleichaltrigengruppen Jugendlicher besonders groß. An der Aufrechterhaltung von Eßstörungen sind kognitive Prozesse wesentlich beteiligt. So führt z. B. die irrationale Überzeugung, daß nur schlanke Menschen attraktiv und erfolgreich sind, zu kognitiven Verzerrungen im Eßverhalten.

Für die Entstehung von Eßstörungen spielen familiäre Kommunikationsstile eine entscheidende Rolle. Das für Eßstörungen typische Interaktionsmuster zeigt das Merkmal der Verstrickung (Minuchin, 1990). Verstrickung meint, daß Eltern sich oft unnötigerweise mit den Angelegenheiten ihrer Kinder befassen. Diese Aufdringlichkeit in der Eltern-Kind-Beziehung zeigt sich in Einmischung und Überbehütung. In der verstrickten Familie können Eltern bereits in Aufregung geraten, weil das Kind den Nachtisch nicht essen will. Die Eßstörung ist Ausdruck eines gestörten familiären Beziehungsmusters. Sie kann ein fehlgeleiteter Versuch sein, Eltern von ihren Beziehungsstörungen abzulenken und so zu entlasten. Das eßgestörte Kind hat die Funktion, die Stabilität des Familiensystems aufrechtzuerhalten und offene Konflikte zwischen Eltern zu verhindern.

Das gesellschaftliche Schlankheitsideal übt auf Mädchen und Frauen sozialen Druck aus, so daß diese sich übermäßig mit Figur- und Gewichtsproblemen beschäftigen (Diedrichsen, 1991b). Frauen achten auf eine schlanke Körperform und zügeln ganz bewußt ihr Eßverhalten. Eine schlanke Figur steigert die körperliche Attraktivität und damit das Selbstwertgefühl. Chronisches Diätverhalten unter dem Einfluß von Mode und Medien kann zum plötzlichen Verlust der Eßkontrolle und damit zu Eßanfällen führen. Extrem gezügeltes Eßverhalten ist eine wesentliche Bedingung für die Entstehung von Bulimia nervosa (Rand & Kuldau, 1991; Westenhöfer, 1992). Häufige Reduktionsdiäten führen erfahrungsgemäß zu Diätmißbrauch sowie zu einer psychopathologischen Einstellung gegenüber Körperform und Gewicht.

2.6 Perspektiven

Die moderne Ernährungsforschung hat darauf zu achten, daß sie zukünftig nicht nur mit der „neuen Biologie" und Medizin, sondern auch mit den Kultur- bzw. Geistes- und Sozialwissenschaften interdisziplinär kooperiert. Die naturwissenschaftliche Ernährungsforschung darf sich nicht ausschließlich als Teilgebiet der biomedizinischen Grundlagenforschung verstehen. Die Ernährungswissenschaft ist aufgrund einschneidender gesel-schaftlicher Veränderungen gezwungen, sozioökonomische Determinanten des Ernährungsverhaltens stärker als bisher zu beachten. Die Sozialformen des Zusammenlebens in der Bevölkerung haben sich grundlegend geändert. So hat z.B. das zunehmende Verschwinden der traditionellen Familie als Gemeinschaft zu neuen Lebensformen geführt. Auch der ältere Staatsbürger gewinnt zahlenmäßig aufgrund der wachsenden Lebenserwartung zunehmend an Bedeutung. Die wachsende Erdbevölkerung stellt die Ernährungswissenschaft vor neue Probleme und Aufgaben.

Die grundsätzliche Schwierigkeit Menschen dazu zu bewegen, das von der Ernährungswissenschaft gesicherte Wissen über gesunde Ernährung auch im täglichen Leben umzusetzen, bleibt vorerst bestehen. Reichen die bisherigen Methoden sozialer Einflußnahme auf das Ernährungsverhalten aus? Inwieweit haben sich Suggestion, Konformitätsdruck, Überzeugung durch Argumentation und Gruppendiskussion in der Ernährungsberatung, Diättherapie und Ernährungserziehung bewährt?

Erst ein erheblicher Forschungsaufwand und Wissenszuwachs in der Ernährungspsychologie werden es ermöglichen, Theorien über das Ernährungsverhalten zu erarbeiten. Seelische Vorgänge beim Essen und Trinken kommen nicht isoliert vor, sondern hängen mit objektiven (körperlichen) Lebensprozessen zusammen. Wie sieht diese gesetzmäßige Verknüpfung im einzelnen aus? Nur die genaue Beobachtung und Analyse des menschlichen Ernährungsverhaltens erlaubt verläßliche Vorhersagen von Verhalten und die Erarbeitung von spezifischen Ernährungsmustern.

Die Einstellungsforschung muß die Beziehung eingehender untersuchen, die zwischen Ernährungseinstellungen als Bereitschaft zur Reaktion und dem tatsächlichen offenen Ernährungsverhalten besteht. Durch welche intervenierende Variable wird diese Beziehung vermittelt? Wie lassen sich am effektivsten dauerhafte Einstellungsänderungen erzielen? Welche Persönlichkeitseigenschaften bei Klienten begünstigen bzw. erschweren Einstellungs- und Verhaltensänderungen? Für Einstellungsänderungen spielt die Glaubwürdigkeit des Kommunikators eine besondere Rolle. Deshalb muß die moderne Ernährungswissenschaft von der Bevölkerung als sachkompetente Informationsstelle für Ernährung angesehen werden. Schwer verständliche und widersprüchliche Empfehlungen für eine gesündere Ernährung oder Schadstoffe in Lebensmitteln verunsichern Konsumenten in Ernährungsfragen.

Die Crux in der Ernährungspsychologie ist, daß eine Einstellungsänderung nicht regelmäßig auch zu einer Verhaltensänderung führt. Bewährte und neue Methoden und Techniken der Verhaltensmodifikation sollten deshalb im Mittelpunkt der interdisziplinären Ernährungsforschung stehen. Individualisierte Problem- und Verhaltensanalysen müssen außer beobachtbarem Verhalten auch verdecktes Verhalten der Verbraucher (Einstellungen, Gedanken, Gefühle) sowie die Verhaltens-Umwelt-Interaktion stärker einbeziehen.

2.7 Zusammenfassung

Die Psychologie hat sich in der Vergangenheit auf dem Hintergrund unterschiedlicher Theorien vereinzelt mit der Psychologie des Essens und Trinkens befaßt. Eine Ernährungspsychologie als Teilgebiet der Angewandten Psychologie entstand jedoch erst seit Anfang der 70er Jahre.

Hunger, Durst und Sättigung sind grundlegende physiologische Merkmale des Eß- und Trinkverhaltens. Daneben spielen in der modernen Überflußgesellschaft überwiegend psychologische Faktoren, wie Appetit und Genußstreben, eine Rolle. Ein Zentrum der Nahrungsaufnahme liegt im Hypothalamus. Auf die Appetit- und Sättigungssteuerung wirkt eine Vielzahl von physiologischen, psychosozialen, soziokulturellen und ökonomischen Faktoren ein. Deshalb haben sich nicht nur die Naturwissenschaften und Ernährungsmedizin, sondern auch die Kultur- bzw. Geistes- und Sozialwissenschaften mit den Bedingungen der Appetitsteuerung zu beschäftigen. Ernährungsforschung kann nur unter ganzheitlichem Aspekt interdisziplinär betrieben werden. Die Ernährung des Menschen erfüllt nicht nur biologische, sondern auch psychosoziale Funktionen. Die Ernährungspsychologie untersucht schwerpunktmäßig psychologische Determinanten des Ernährungsverhaltens. Außerdem beschäftigt sich dieses Fachgebiet mit der Analyse und Beeinflussung des individuellen Eß- und Trinkverhaltens. Langfristiges Ziel der Ernährungspsychologie ist die Entwicklung psychologischer Theorien der Ernährung bzw. des Essens und Trinkens. Die Ernährungspsychologie ist dabei, sich als selbständige Teildisziplin der Psychologie zu etablieren und neue Forschungsgebiete zu erschließen.

Die Methodik der Ernährungspsychologie ist stark empirisch orientiert. Die wichtigsten Methoden sind die Beobachtung, das Experiment, die Befragung, das Gespräch sowie Fragebogen und Testverfahren. Die Analyse des Eß- und Trinkverhaltens erfolgt vorwiegend anhand von Experimenten im Eßlabor, Feldstudien, Erhebungen sowie Fragebogen zum Eß- und Trinkverhalten. Klientenzentrierte Gespräche werden bevorzugt in der Ernährungsberatung eingesetzt.

Zwischen Ernährung und Verhalten besteht eine enge Beziehung. Ernährung kann Verhalten beeinflussen. Unklar ist allerdings noch, wie es zu einer solchen Wirkung kommt. Befindlichkeit und Leistungsfähigkeit des Menschen werden durch eine wohlschmeckende, vollwertige Ernährung gefördert. Chronische Fehlernährung hingegen führt zu körperlichen und seelisch-geistigen Schäden. Bekannte Formen der Fehlernährung sind Unter-, Über- und Mangelernährung.

Aufgrund von angenommenen Beziehungen zwischen Ernährung und Verhalten wurden in Laienkreisen alternative diätetische Behandlungsmaßnahmen für verhaltensgestörte Kinder entwickelt. Die Hypothesen haben eine nur begrenzte Gültigkeit. Kinder reagieren nur vereinzelt auf diätetische Maßnahmen mit einer Besserung. In der orthomolekularen Medizin wird darauf geachtet, dem Körper die richtigen Stoffe zum richtigen Zeitpunkt und in richtiger Dosierung zuzuführen. Die Auffassungen der orthomolekularen Psychiatrie über mögliche Zusammenhänge zwischen Fehlernährung und psychischen Störungen sind umstritten.

Über spezifische Wirkungen alternativer Ernährungsformen auf das menschliche Verhalten gibt es noch wenig Untersuchungen. Mäßige und mittlere vegetarische Ernährungsformen sind einer abwechslungsreichen Mischkost gleichwertig, da sie im allgemeinen eine vollwertige Ernährung gewährleisten. Gesundheitsschädlich sind extreme alternative Ernährungsformen, wie z. B. Veganismus und Makrobiotik. Die Ernährungspsychologie interessiert sich für die Motive der Personen, die sich für extreme alternative Ernährungsformen entscheiden. Ideologisch bedingte Ernährungsmarotten befriedigen in der Hauptsache psychologische Grundbedürfnisse, die mit Ernährung nur indirekt zusammenhängen.

Aufgrund von Lernprozessen erwirbt der Mensch im Lauf seiner Entwicklung unzählige neue Erfahrungen zu seiner ursprünglich biologischen Ausstattung hinzu. Als Lernarten werden die Gewöhnung, das klassische und operante Konditionieren sowie das Lernen am Modell besprochen. Nach Auffassung der Lerntheorie ist der Mensch das Produkt seiner Erfahrung. Diese kumulativ erworbenen Lernprozesse steuern außer biologischen Faktoren die Ernährung sowie das Eß- und Trinkverhalten. Der Mensch kann durch Neu-, Um- und Verlernen sein Ernährungsverhalten grundlegend ändern.

Ernährungs- und Umweltverhalten sind eng miteinander verbunden, weil der Mensch seine Nahrungsmittel aus der natürlichen Umwelt gewinnt. In Überflußgesellschaften kann der Verbraucher eine große Nahrungsauswahl treffen. Es sind heute vorwiegend ökologisch orientierte Verbraucher, die gesundheitsbewußt auf die Qualität von Lebensmitteln achten. Umwelteinflüsse, wie z. B. die ständige Verfügbarkeit und Vielfalt der Lebensmittel, fördern den Verzehr. Dazu trägt auch aggressive Werbung bei, die z. B. mit Fertiggerichten und Light-Produkten geschickt individuelle Bedürfnisse befriedigt.

Übergewicht ist in der Bevölkerung weit verbreitet. Es begünstigt nicht nur Herz-Kreislauf-Krankheiten, sondern auch seelische Fehlentwicklungen. Adipositas ist aufgrund der generalisierten Vermehrung des Fettgewebes mit einer erheblichen Abweichung von der durchschnittlichen Körperform verbunden und führt fast regelmäßig zu Störungen im psychosozialen Bereich. Die Motive für eine Gewichtsabnahme sind sehr unterschiedlich. Bei der Behandlung von Übergewicht und Adipositas ist die Patientenmotivierung das Hauptproblem. In der Therapie werden verschiedene Methoden miteinander kombiniert. Neben der Ernährungstherapie werden hauptsächlich Einzel-, Gruppen- und Familientherapie sowie Verhaltens- und Bewegungstherapie eingesetzt.

Wenn Menschen ständig versuchen, ihr Körpergewicht durch Diät und Fasten kognitiv zu kontrollieren, können daraus Eßstörungen resultieren. Bei der Entstehung spielen psychosoziale und soziokulturelle Faktoren eine wichtige Rolle. Somatische Störungen treten meist erst als Folge des auffälligen Eßverhaltens auf. Anorexia nervosa und Bulimia nervosa verbreiten sich zunehmend in westlichen Industriestaaten. Auch Männer leiden immer häufiger an Eßstörungen.

Literatur

Altabe, M. & Thompson, J. K. (1993). Body image changes during early adulthood. *International Journal of Eating Disorders, 13*, 323-328.
American Psychiatric Association (Ed.). (1991). *Diagnostisches und statistisches Manual psychischer Störungen* (DSM-III-R) (3. korrigierte Aufl.). Weinheim: Beltz.
Anders, H.-J., Rosenbauer, J. & Matiaske, B. (Hrsg.). (1990). *Repräsentative Verzehrsstudie in der Bundesrepublik Deutschland incl. West-Berlin.* Frankfurt/M.: Umschau Verlag.
Baerlocher, K. & Jelinek, J. (Hrsg.). (1991). *Ernährung und Verhalten.* Stuttgart: Thieme.
Bässler, K. H. (1989). *Vitamine* (3. Aufl.). Darmstadt: Steinkopff.
Bandura, A. (1977). *Social learning theory.* Englewood Cliffs, NJ: Prentice Hall.
Bartoshuk, L. M. (1991). Sensory factors in eating behavior. *Bulletin of the Psychonomic Society, 29*, 250-255.
Birch, L. L., McPhee, L., Sullivan, S. & Johnson, S. (1989). Conditioned meal initiation in young children. *Appetite, 13*, 105-113.
Bitsch, R. (1994). Aufbau der Studiengänge Ernährungswissenschaften und Umweltsicherung - Ecotechnie an der Friedrich-Schiller-Universität in Jena. *Ernährung/Nutrition, 18*, 357-359.
Bitsch, R., Sinnhuber, S., Oberritter, H., Großklaus, R., Müller M. J. & Wolfram, G. (1994). Alternative Diäten - Wunderdiäten? *Aktuelle Ernährungsmedizin, 19*, 195-211.

Böttcher, H. & Biesalski, H. K. (1995). Übergewicht - Ursachen, Folgen, Therapie. 7th International Congress on Obesity in Toronto. *Aktuelle Ernährungsmedizin, 20,* 41-44.
Bräutigam, W., Christian, P. & Rad, M. v. (1992). *Psychosomatische Medizin* (5. Aufl.). Stuttgart: Thieme.
Bundesministerium für Gesundheit (Hrsg.). (1993). *Ernährungsabhängige Krankheiten und ihre Kosten.* Baden-Baden: Nomos.
Button, E. (1993). *Eating Disorders.* Chichester: Wiley.
Calatin, A. (Hrsg.). (1990). *Ernährung und Psyche* (4. Aufl.). Karlsruhe: C. F. Müller.
Christensen, L. (1993). Effects of eating behavior on mood: A review of the literature. *International Journal of Eating Disorders, 14,* 171-183.
Contento, I. R. & Murphy, B. M. (1990). Psycho-social factors differentiating people who reported making desirable changes in their diets from those who did not. *Journal of Nutrition Education, 22,* 6-13.
DaCosta, M. & Halmi, K. A. (1992). Classification of anorexia nervosa: Question of subtypes. *International Journal of Eating Disorders, 11,* 305-313.
Deutsche Gesellschaft für Ernährung (Hrsg.). (1992). *Ernährungsbericht 1992.* Frankfurt/M.: DGE.
Diebschlag, U., Hellhammer, D., Lehnert, H. & Murison, R. (1990). Diet and health: An overview of behavioral and autonomic effects of food constituents. In L. R. Schmidt, P. Schwenkmezger, J. Weinman & S. Maes (Eds.), *Theoretical and applied aspects of health psychology* (pp. 51-61). Chur: Harwood.
Diedrichsen, I. (1990). *Ernährungspsychologie.* Berlin: Springer.
Diedrichsen, I. (1991a). Schwerpunkt: Eßstörungen: Erklärung und Behandlung (Editorial). *Medizin, Mensch, Gesellschaft, 16,* 227-228.
Diedrichsen, I. (1991b). Gesellschaftliche Entstehungsbedingungen bei psychogenen Eßstörungen. *Medizin, Mensch, Gesellschaft, 16,* 229-237.
Diedrichsen, I. (1993). *Ernährungsberatung.* Göttingen: Hogrefe/Verlag für Angewandte Psychologie.
Diehl, J. M. (1978). *Ernährungspsychologie* (1. Aufl.). Eschborn: Fachbuchhandlung für Psychologie.
Diehl, J. M. (1980). Konstruktion und Einsatz von Fragebögen zur Erfassung ernährungsbezogener Einstellungen und Kenntnisse. *Aktuelle Ernährungsmedizin, 5,* 43-53.
Diehl, J. M. & Staufenbiel, T. (1994). *Inventar zum Eßverhalten und Gewichtsproblemen (IEG).* Eschborn: Klotz.
Elmadfa, I. (1994). Das Studium der Ernährungswissenschaften in Wien. *Ernährung/Nutrition, 18,* 295-299.
Elmadfa, I. & Leitzmann, C. (1990). *Ernährung des Menschen* (2. Aufl.). Stuttgart: Ulmer.
Feldmann, H. (1983). *Kompendium der medizinischen Psychologie.* Basel: Karger.
Foeger, M., Bart, G., Rathner, G., Jaeger, B. & Fischer, H. (1993). Körperliche Aktivität, Ernährungsberatung und psychologische Führung in der Behandlung adipöser Kinder. *Monatsschrift für Kinderheilkunde, 141,* 491-497.
Freud, A. (1980). Das psychoanalytische Studium der frühkindlichen Eßstörungen. Die Schriften der Anna Freud. Bd. IV. München: Kindler.
Frey, C. (1991). Verhaltensstörungen: Ursachen und Behandlungsmöglichkeiten aus kinderpsychiatrischer Sicht. In K. Baerlocher & J. Jelinek (Hrsg.), *Ernährung und Verhalten* (S. 66-73). Stuttgart: Thieme.
Furnham, A. & Baguma, P. (1994). Cross-cultural differences in the evaluation of male and female body shapes. *International Journal of Eating Disorders, 15,* 81-89.
Garner, D. M., Olmsted, M. P. & Polivy, J. (1983). Development and validation of a multidimensional eating disorder inventory for anorexia nervosa and bulimia. *International Journal of Eating Disorders, 2,* 15-34.
Gierschner, K. & Kohler, A. (1990). *Lebensmittel – Gesunde Ernährung.* Weikersheim: Margraf.
Gniech, G. (1990). Ansätze zu einer Psychologie des Essens. *Report Psychologie, 15 (3),* 9-17.
Gniech, G. (1995). *Essen und Psyche. Über Hunger und Sattheit, Genuß und Kultur.* Berlin: Springer.

Goldman, S. J., Herman, C. P. & Polivy, J. (1991). Is the effect of a social model on eating attenuated by hunger? *Appetite, 17,* 129-140.

Grossman, S. P. (1979). The biology of motivation. *Annual Review of Psychology, 30,* 209-242.

Grunert, S. C. (1989). Ein Inventar zur Erfassung von Selbstaussagen zum Ernährungsverhalten. *Diagnostica, 35,* 167-179.

Grüttner, R. (1991). Alternative Ernährung im Wachstumsalter. *Ernährungs-Umschau, 38,* 448-452.

Haisch, J. & Zeitler, H. P. (1993). *Patientenmotivierung in der Gesundheitsberatung.* Heidelberg: Asanger.

Hegarty, V. (1988). *Decisions in nutrition.* St. Louis: Times Mirror/Mosby College Publishing.

Herpertz-Dahlmann, B. M. & Remschmidt, H. (1993). Depression in anorexia nervosa at follow-up. *International Journal of Eating Disorders, 14,* 163-169.

Herrmann, K. (Hrsg.). (1989). *Lexikon. Lebensmittel und Ernährung* (3. Aufl.). Bielefeld: Ceres.

Heseker, H., Kübler, W., Westenhöfer, J. & Pudel, V. (1990). Psychische Veränderungen als Frühzeichen einer suboptimalen Vitaminversorgung. *Ernährungs-Umschau, 37,* 87-94.

Högl, S. (1993). Beeinflußt Werbung unser Ernährungsverhalten? *Ernährungs-Umschau, 40* (Sonderheft), 86-88.

Jäger, C. & Leitzmann, C. (1992). Ernährungsökologie – ein systemtheoretischer Forschungsansatz. *Ernährungs-Umschau, 39,* 283-287.

Jeggle, U. (1988). Eßgewohnheit und Familienordnung. *Zeitschrift für Volkskunde, 84,* 189-205.

Katz, D. (1944). *Gestaltpsychologie.* Basel: Schwabe.

Ketz, H.-A. (1990). Ernährung und Leistung. In H.-A. Ketz (Hrsg.), *Grundriß der Ernährungslehre* (S. 317-347). Darmstadt: Steinkopff.

Klein, L. (1992). Zur Wirksamkeit einer phosphatreduzierten Ernährung bei hyperaktiven Kindern. *Sonderpädagogik, 22,* 64-69.

Kluthe, R. & Kasper, H. (Hrsg.). (1994). *Fleisch in der Ernährung.* Stuttgart: Thieme.

Krahn, D. D., Morley, J. E. & Levine, A. S. (1987). Neural basis of appetite and food intake. In P. J. V. Beumont, G. D. Burrows & R. C. Casper (Eds.), *Handbook of eating disorders.* Part 1 (pp. 24-43). Amsterdam: Elsevier.

Krautschik, A. (1985). Symptom Körperhaß. *Sexualmedizin, 14,* 451-455.

Kruesi, M. J., Rapoport, J. L., Cummings, E. M. & Berg, C. J. (1987). Effects of sugar and aspartame on aggression and activity in children. *American Journal of Psychiatry, 144,* 1487-1490.

Kunze, M. (1993). „Light"-Produkte Relevanz für die Gesundheitsvorsorge. *Ernährung/Nutrition, 17,* 403-404.

Kutsch, T. (Hrsg.). (1993). *Ernährungsforschung – interdisziplinär.* Darmstadt: Wissenschaftliche Buchgemeinschaft.

Laessle, R. G. (1990). Eßstörungen. In H. Reinecker (Hrsg.), *Lehrbuch der Klinischen Psychologie* (S. 222-250). Göttingen: Hogrefe.

Laessle, R. G., Beumont, P. J. & Butow, P. (1991). A comparison of nutritional management with stress management in the treatment of bulimia nervosa. *The British Journal of Psychiatry, 159,* 250-261.

Langhans, W. (1993). Die Regulation der Nahrungsaufnahme. *Ernährungs-Umschau, 40* (Sonderheft), 78-82.

Lehnert, H. (1995). Regulation der Nahrungsaufnahme. In H.-K. Biesalski, P. Fürst, H. Kasper, R. Kluthe, W. Pölert, C. Puchstein & H. B. Stähelin (Hrsg.), *Ernährungsmedizin* (S. 30-44). Stuttgart: Thieme.

Lennerts, W. (1991). *Ernährungsmanagement versus Streßmanagement.* Regensburg: Roderer.

Leutenegger, A. (1995). Ernährung und Chirurgie. In H.-K. Biesalski, P. Fürst, H. Kasper, R. Kluthe, W. Pölert, C. Puchstein & H. B. Stähelin (Hrsg.), *Ernährungsmedizin* (S. 457-462). Stuttgart: Thieme.

Lewin, K. (1982). *Psychologische Ökologie*. Kurt Lewin Werkausgabe. Bd. 4. Feldtheorie (S. 291-312). Bern: Huber, Stuttgart: Klett-Cotta.

Logue, A. W. (1995). *Die Psychologie des Essens und Trinkens*. Heidelberg: Spektrum.

Maus, N. & Pudel, V. (1989). Ernährung und Psyche. *AID-Verbraucherdienst, 34*, 69-75.

Meermann, R. (1993). Anorexie und Bulimie. In M. Linden & M. Hautzinger, *Verhaltenstherapie* (2. Aufl.) (S. 411-414). Berlin: Springer.

Mehler, P. S. & Weiner, K. L. (1993). Anorexia nervosa and total parenteral nutrition. *International Journal of Eating Disorders, 14*, 297-304.

Minuchin, S. (1990). *Familie und Familientherapie. Theorie und Praxis struktureller Familientherapie*. (8. Aufl.). Freiburg: Lambertus.

National Research Council (1989). *Diet and health. Implications for reducing chronic disease risk* (pp. 563-592). Washington, D.C.: National Academy Press.

Oberbeil, K. (1991). *Der Diät Test*. Münster: Stedtfeld.

Pasquali, R., Besteghi, L. & Casimirri, F. (1990). Mechanism of action of the intragastric balloon in obesity: Effects on hunger and satiety. *Appetite, 15*, 3-11.

Pawlow, I. P. (1926). *Die höchste Nerventätigkeit (das Verhalten) von Tieren*. München: Bermann.

Piorkowsky, M.-B. & Rohwer, D. (1988). *Umweltverhalten und Ernährungsverhalten*. Hamburg: Behr's Verlag.

Projektträger „Forschung im Dienste der Gesundheit" (Hrsg.). (1992). *Nationale Verzehrsstudie. Ergebnisse der Basisauswertung* (4. Aufl.). Bremerhaven: Wirtschaftsverlag NW.

Pudel, V. (1971a). Food-Dispenser - eine Methodik zur Untersuchung des „spontanen" Appetitverhaltens. *Zeitschrift für Ernährungswissenschaft, 10*, 382.

Pudel, V. (1971b). Experimentelle Untersuchungen über das menschliche Appetitverhalten unter Streß. *Zeitschrift für Psychosomatische Medizin, 17*, 347.

Pudel, V. & Westenhöfer, J. (1989). *Fragebogen zum Eßverhalten (FEV)*. Göttingen: Hogrefe.

Pudel, V. & Westenhöfer, J. (1991). *Ernährungspsychologie*. Göttingen: Hogrefe.

Radke-Sharpe, N., Whitney-Saltiel, D. & Rodin, J. (1990). Fat distribution as a risk factor for weight and eating concerns. *International Journal of Eating Disorders, 9*, 27-36.

Rand, C. S. W. & Kuldau, J. M. (1991). Restrained eating (weight concerns) in the general population and among students. *International Journal of Eating Disorders, 10*, 699-708.

Rozin, P. (1991). Family resemblance in food and other domains: The family paradox and the role of parental congruence. *Appetite, 16*, 93-102.

Schneider, M. (1964). *Einführung in die Physiologie des Menschen* (15. Aufl.). Berlin: Springer.

Schoberberger, R. (1989). Therapeutische Strategien und deren Erfolg aus der Sicht des Psychologen. *Aktuelle Ernährungsmedizin, 14*, 137-142.

Schoenthaler, S. J. (1982). The effect of sugar on the treatment and control of antisocial behavior: A double-blind study of an incarcerated juvenile population. *International Journal of Biosocial Research, 3*, 1-9.

Schupak-Neuberg, E. & Nemeroff, C. J. (1993). Disturbances in identity and self-regulation in bulimia nervosa: Implications for a metaphorical perspective of „body as self". *International Journal of Eating Disorders, 13*, 335-347.

Schwenkmezger, P., Krohne, H. W., Rüddel, H., Schmidt, L. R. & Schwarzer, R. (1993). Editorial. *Zeitschrift für Gesundheitspsychologie, 1*, 1-5.

Skinner, B. F. (1953). *Science and human behavior*. New York: Macmillan.

Smith, D. E., Marcus, M. D. & Kaye, W. (1992). Cognitive-behavioral treatment of obese binge eaters. *International Journal of Eating Disorders, 12*, 257-262.

Soal, J. (1991). Obesity and socioeconomic status: a framework for examining relationships between physical and social variables. *Medical Anthropology, 13*, 231-247.

Steinhausen, H. C. (1990). Das hyperkinetische Syndrom (HKS): Ein allergisches Syndrom? In G. Nissen (Hrsg.), *Somatogene Psychosyndrome und ihre Therapie im Kindes- und Jugendalter* (S. 85-89). Bern: Huber.

Striegel-Moore, R. H. & Kearney-Cooke, A. K. (1994). Exploring parents' attitudes and behaviors about their children's physical appearance. *International Journal of Eating Disorders, 15*, 377-385.

Strube, H. (1995). Außenseiterdiäten. In H.-K. Biesalski, P. Fürst, H. Kasper, R. Kluthe, W. Pölert, C. Puchstein & H. B. Stähelin (Hrsg.), *Ernährungsmedizin* (S. 483-493). Stuttgart: Thieme.

Stunkard, A. J., Fernstrom, M. H., Price, R. A. & Buss, E. (1991). Weight change in depression: Influence of „disinhibition" is mediated by body mass and other variables. *Psychiatric Research, 38*, 197-200.

Stunkard, A. J. & Messick, S. (1985). The three-factor eating questionnaire to measure dietary restraint, disinhibition and hunger. *Journal of Psychosomatic Research, 29*, 71-83.

Thiel, A. & Paul, T. (1988). Entwicklung einer deutschsprachigen Version des Eating-Disorder-Inventory (EDI). *Zeitschrift für Differentielle und Diagnostische Psychologie, 9*, 267-278.

Thiel, C. (1992). Nahrungsmittelallergien und Intoleranzreaktionen. *Prävention, 15*, 72-78.

Thompson, J. K., Jarvie, G. J., Lahey, B. B. & Cureton, K. J. (1982). Exercise and obesity: Etiology, physiology, and intervention. *Psychological Bulletin, 91*, 55-79.

U.S. Department of Health and Human Services (1988). *The Surgeon General's Report on Nutrition and Health* (pp. 279-309). Washington, D.C.: Prima Publishing and Communications.

Vandereycken, W., Norré, J. & Meermann, R. (1991). Bulimia nervosa. Diagnostik und Behandlung. In R. Meermann & W. Vandereycken (Hrsg.), *Verhaltenstherapeutische Psychosomatik in Klinik und Praxis* (S. 203-236). Stuttgart: Schattauer.

van Strien, T., Frijters, J. E. R., Bergers, G. P. A. & Defares, P. B. (1984). *The Dutch Eating Behavior Questionnaire (DEBQ): Assessment of restrained eating, emotional eating and external eating*. Wageningen: Landbouwhogeschool, Vakgroep Humane Voeding.

Weggemann, S. (1986). Gruppenorientierte Programme zur Reduktion von Übergewicht. *Prävention, 9*, 41-45.

Weisbach, C.-R. (1995). Ernährungsberatung in der Arztpraxis, Patientenführung und Compliance. In H.-K. Biesalski, P. Fürst, H. Kasper, R. Kluthe, W. Pölert, C. Puchstein & H. B. Stähelin (Hrsg.), *Ernährungsmedizin* (S. 474-482). Stuttgart: Thieme.

Werbach, M. R. (1992). Nutritional influences on aggressive behavior. *Journal of Orthomolecular Medicine, 7*, 45-51.

Westenhöfer, J. (1992). *Gezügeltes Essen und Störbarkeit des Eßverhaltens*. Göttingen: Hogrefe.

Wierlacher, A., Neumann, G. & Teuteberg, H.-J. (Hrsg.). (1993). *Kulturthema Essen*. Berlin: Akademie Verlag.

Wiseman, C. V., Gray, J. J., Mosimann, J. E. & Ahrens, A. H. (1992). Cultural expectations of thinness in women: An update. *International Journal of Eating Disorders, 11*, 85-89.

Wolfram, G. (1990). Fettsucht: Neubewertung des Risikos. *Ernährungs-Umschau, 37*, 347-354.

3 Ernährungssoziologie

I. BUNDSCHU

3.1 Einleitung

Soziologie, die Wissenschaft vom Sozialen, d.h. von den verschiedenen Formen der Vergemeinschaftung (Familie, Nachbarschaft, soziale Gruppe) und der Vergesellschaftung (Organisation, Gesellschaft, Staat), beschäftigt sich sowohl mit den sozialen Handlungen von Individuen und Kleingruppen als auch mit den gesellschaftlichen Strukturzusammenhängen. „Das Ideal der soziologischen Analyse besteht darin, beide Ansätze in allen Untersuchungsfragen zu verbinden" (Schäfers, 1992, S. 291).

Ernährungssoziologie als Teil der Soziologie existiert in diesem umfassenden Zusammenhang weder in Deutschland noch im europäischen Ausland oder in den USA. Abgesehen davon, daß inzwischen viele Arbeiten den Titel „Ernährungssoziologie" tragen, obwohl sie gar nicht der Soziologie zugeordnet werden können, besteht auch bei soziologischen Arbeiten das Problem, daß sich die Autoren in der Regel mit ernährungssoziologischen Teilaspekten beschäftigt haben.

Der Abschnitt „Historische Entwicklung" ist deswegen mehr als eine Präsentation verschiedener sozialwissenschaftlicher Forschungsansätze konzipiert. Da die Arbeit als Einführung gedacht und in ihrem Umfang begrenzt ist, beschränken sich die empirischen Beispiele weitgehend auf die deutschen Verhältnisse.

3.2 Historische Entwicklung: Sozialwissenschaftliche Forschungsansätze im Ernährungsbereich

Obwohl es den Begriff „Ernährungssoziologie" sowohl in Deutschland als auch im anglo-amerikanischen Sprachraum erst seit etwa 1980 gibt, sind in den letzten sechzig Jahren vermutlich mehrere tausend Arbeiten entstanden, die die soziokulturellen Aspekte der Nahrung behandeln. Es ist also nicht so, wie Edema (1980) schrieb, daß man nicht auf der Arbeit von Richards (1932) aufgebaut hätte.

Es ist hier nicht möglich, die einzelnen Forschungsrichtungen der amerikanischen Cultural Anthropology, der britischen Social Anthropology, der deutschen und französischen Ethnologie, der anglo-amerikanischen Ethnology oder der deutschen Volkskunde darzulegen. Diese variieren beträchtlich, obwohl allen gemeinsam das Studium kultureller Objektivationen und ein ganzheitlicher (= holistischer) Ansatz ist.

Diese Arbeiten sollten berücksichtigt werden, da die Ernährungssoziologen auf den genannten Ansätzen aufgebaut haben, und die Cultural Anthropology inzwischen auch die Verhältnisse amerikanischer Großstädte studiert. Nicht zuletzt trägt ein Artikel der britischen Ernährungssoziologin Murcott (1992), in dem verschiedene Arbeiten kommentiert werden, den Titel „Anthropology (Sociology?) and Food".

3.2.1 Strukturalistische und strukturfunktionalistische Ansätze in der ethnologischen Nahrungsforschung

Der deutsche Volkskundler Wiegelmann, der insbesondere durch historische Arbeiten hervorgetreten ist, hebt in „Was ist der spezielle Aspekt ethnologischer Nahrungsforschung?" (1971) heraus, daß in der Ethnologie – anders als in Ökonomie oder Medizin – Grundeinheiten bereits strukturiert sein müssen. Untersuchungsobjekt ist nicht die Speise, da sich sonst nur noch die Wurst- oder Brotforscher etwas zu sagen hätten, sondern die Mahlzeit. Die Mahlzeit erfülle alle Bedingungen, die an eine Grundeinheit gestellt werden können: Sie ist zu allen Zeiten und in allen Sozialgruppen gleichermaßen vorhanden. Die Mahlzeit soll untersucht werden in ihrer Struktur – Art und Abfolge der Speisen, Stellung innerhalb der Mahlzeitenordnung und des Lebensrhythmus – und in ihrer Verflechtung mit dem übergeordneten kulturellen System.

Tolksdorf (1972, 1976) hat den von Wiegelmann vorgelegten Ansatz zur Mahlzeit weiterentwickelt: Die Hauptkonstituenten der Mahlzeit bilden Speise und Speisesituation. Dies kann umschrieben werden mit „Was, wann und wo wird gegessen". Unter „Speise" versteht man die Nahrungsauswahl und die kulturellen Techniken, mit denen Nahrungsmittel für den Verzehr zubereitet werden. Die Speisesituation betrachtet man unter Zeit- und Raumdimension und unterscheidet in „soziale Zeit" und „sozialer Raum". Soziale Zeit bedeutet die Abhängigkeit der Mahlzeiten von Tagesordnung, von Wochen- und Jahresrhythmus, von Festterminen und Lebenssituationen, z. B. Kindheit, Krankheit, Alter. Sozialer Raum meint den Ort des Verzehrs, z. B. Eßzimmer oder Straße. Es wird ferner die Funktion der Nahrung, die als Kommunikations- oder Segregationsmittel dient, hervorgehoben. Die jeweilige soziale Situation kann das Ernährungssystem beeinflussen.

Die britische Sozialanthropologin Douglas, die mehrere Arbeiten zur Ernährung verfaßt hat (1972, 1984), bestimmt in „The Structure of British Meals" (1974) verschiedene Nahrungssituationen. Ein „food event" ist eine Gelegenheit, bei der Nahrung verzehrt wird. Ein „snack" ist eine nicht nach strengen Regeln ablaufende Verzehrssituation, bei der einzelne Nahrungsmittel serviert werden. Demgegenüber besteht eine Mahlzeit nicht aus selbstgenügsamen einzelnen Nahrungsmitteln wie der „snack"; sie wird darüber hinaus strengen Regeln des Handlungsablaufs untergeordnet. Die genannten Verzehrssituationen werden zusammen mit der Unterscheidung von „speziellen" und „allgemeinen" Nahrungsmitteln Gegenstand der Analyse. Es werden die Struktur der sozialen Beziehungen und die Struktur der Nahrung zueinander in Beziehung gesetzt. Im Hinblick auf die Möglichkeit der Veränderung von Nahrungsgewohnheiten ergibt sich, daß in den hochstrukturierten Teilen der Mahlzeit nicht von der Tradition abgegangen wird. Dagegen gibt es in den weniger strukturierten Teilen des Essens Gelegenheit für die Einführung neuer Sorten, Geschmacksrichtungen und billiger Substitute.

Whiteman (1966) arbeitete die zahlreichen Funktionen von Nahrung in den USA im Vergleich mit den Trobriand-Inseln heraus. Nahrung kann in beiden Gesellschaften zur Demonstration des Prestiges, zur Etablierung politischer Macht, zur Erfüllung sozialer Verpflichtungen und Verfestigung sozialer Beziehungen, Freizeitnutzung, zu ökonomischen, religiösen, zeremoniellen, magischen und medizinischen Zwecken genutzt werden.

3.2.2 Symbolischer Strukturalismus in der ethnologischen Nahrungsforschung

Dem symbolischen Strukturalismus geht es um die Herausarbeitung der den sichtbaren Fakten und Phänomenen zugrunde liegenden Ordnungsprinzipien/Strukturen.

Auf diesem Gebiet hat zweifellos den größten Einfluß Levi-Strauss gehabt. Seine Arbeiten über das Essen machen zwar nur einen kleinen Teil seines Gesamtwerks aus, aber haben fast jeden in seinen Bann gezogen. Dazu zählt insbesondere der berühmte Essay „Le triangle culinaire" (1965). Levi-Strauss war von der Linguistik beeinflußt und insbesondere davon, daß die erkennbaren Phoneme, als kleinste Bedeutungseinheiten jeder Sprache, auf der binären Opposition kontrastierender phonetischer Laute beruhen. Er führte den Begriff „Gustem" für den Bereich des Geschmacks ein, in Analogie zum „Phonem" in der Sprache. Es geht ihm um die Unterscheidung von Natur und Kultur. Levi-Strauss' berühmtes kulinarisches Dreieck sieht folgendermaßen aus (s. Abb. 3.1):

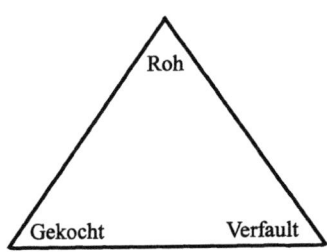

Abb. 3.1. Das kulinarische Dreieck (nach Levi-Strauss, 1965, S. 20).

Das Gekochte ist die kulturelle Veränderung des Rohen, während das Verfaulte die natürliche Veränderung sowohl des Rohen als auch des Gekochten darstellt. Anschließend entwarf er ein kompliziertes Dreieck der Rezepte (s. Abb. 3.2).

3.2 Historische Entwicklung 83

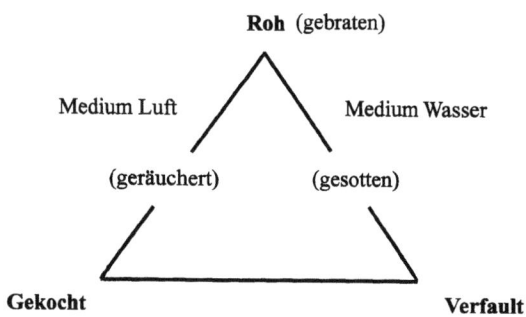

Abb. 3.2. Das Dreieck der Rezepte (nach Levi-Strauss, 1965, S. 28).

Braten und in gewisser Weise auch Grillen und Räuchern werden mit der Natur gleichgesetzt, weil dabei nur ein Minimum an Hilfsmitteln benötigt wird und die Speisen ziemlich direkt mit dem Feuer in Kontakt gebracht werden. Dies steht im Gegensatz zum Kochen, wofür man einen Behälter benötigt, welches aus diesem Grund mit Kultur gleichgesetzt wird.

Um Vorlieben für bestimmte Speisen zu erklären, zieht Levi-Strauss (1976) demgegenüber sehr allgemeine Argumente heran: durch Kochen sei die Erhaltung des Fleisches gewährleistet, während durch Braten ein Verlust eintrete. Die eine Methode sei auf Sparsamkeit, die andere auf Verschwendung zurückzuführen, was insbesondere in geschichteten Gesellschaften in den Vordergrund trete. Solche Aussagen, die nicht mit der Wirklichkeit übereinstimmen, brachten Levi-Strauss allerdings zahlreiche Kritiken ein.

Wenn mit dem symbolischen Strukturalismus auch nicht einzelne Vorlieben für bestimmte Nahrungsmittel erklärt werden können, so bietet er doch eine Erklärung für die Vermeidung bestimmter Nahrungsmittel, insbesondere des Fleisches bestimmter Tiere (Nahrungstabus). Leach (1972) hat für die deutsche und britische Gesellschaft, die sich in bezug auf Nahrungstabus ähneln und sich damit von anderen Kulturen zum Teil scharf unterscheiden, eine Klassifikation der Tierwelt in „eßbar" und „nicht eßbar" aufgestellt. Unter den Säugetieren sind eßbar im Stall lebende Tiere (Schwein, Rind, Hase) und auf freier Wildbahn lebende Tiere, sofern sie nicht Raubtiere sind (Reh, Hirsch, Feldhase). Nicht eßbar sind „Schoßtiere im weiteren Sinne" (Hund, Katze, Pferd) und Raubtiere (Fuchs, Marder, Iltis). Eder hat in seinem Buch „Die Vergesellschaftung der Natur" (1988) versucht, diese Nahrungstabus mit Hilfe dreier Erklärungsansätze zu begründen. Die rationalistische Erklärung vermutet hinter den Tabus materielle Gründe („Tiere sind gut zum Essen"). Sie werden deswegen verboten, weil sie schlecht zu essen sind. Funktionalistische Erklärungsansätze wollen die Funktion von Eßtabus erfassen („Tiere sind gut zum Verbieten"). Weder der rationalistische noch der funktionalistische Erklärungsansatz reichen aus, um die Nahrungstabus zu erklären. Die strukturalistische Theorie hebt die kulturelle Bedeutung hervor („Tiere sind gut zum Denken"). Die Tiere werden in bezug auf den Menschen in „ähnlich" und

„unähnlich" eingeteilt. Schoßtiere sind dem Menschen ähnlich, Raubtiere ebenfalls, weil sie analog zum Menschen töten. Die intermediären Tiere (= unähnliche Tiere) werden zum Gegenstand kulinarischer Genüsse. „Es gibt also auch in der Moderne eine symbolische Logik, die das praktische Handeln der Menschen vor aller Ethik und aller Nutzenkalkulation bestimmt" (Eder, 1988, S. 149).

Der Semiotiker Barthes (1961, deutsch 1982) argumentiert, daß Nahrung nicht nur eine Reihe von Produkten umfaßt, sondern zugleich ein „Kommunikationssystem, einen Vorrat an Bildern, ein Regelwerk des Gebrauchs, des Reagierens und des sich Verhaltens darstelle" (S. 67). Das Nahrungsmittel stellt eine Situation dar, übermittelt Information, die eine Bedeutung trägt. Damit ist ein Nahrungsmittel ein Zeichen und fungiert als solches zwischen den Mitgliedern einer bestimmten Gruppe. Man solle beobachten, ob unterschiedliche Sorten Bedeutungsunterschiede erzeugen. Jedoch seien die Bedeutungseinheiten feiner als die handelsüblichen. Sie erhalten Bedeutung erst durch Umwandlung und Gebrauch. Die Bedeutung erfaßt aber keineswegs verschiedene Produktsorten, sondern Geschmacksrichtungen: das Zarte und das Bittere treten in signifikante Opposition. Dies gilt auch für Substanzen (trocken, cremig, wäßrig). Geschmack und Substanz sind der Sprache vergleichbar. Die Amerikaner setzen der Kategorie „süß" keineswegs jene des „salzigen" gegenüber, sondern „crispy". Dieses bezeichnet alles, was kracht, knirscht, knarrt, prickelt – von Chips bis zum Bier. Der Begriff „crispy" hat geradezu eine magische Tugend und steht im Gegensatz zum beruhigenden Charakter des Süßen.

3.2.3 Ernährungsstudien der Cultural und Social Anthropology

Als Reaktion auf den symbolischen Strukturalismus erschienen in den achtziger Jahren mehrere Arbeiten, die darlegen, daß nicht symbolische, sondern materielle Aspekte den Grund für den Konsum von Nahrungsmitteln bilden. Dazu zählen v.a. Harris und Mintz.

Harris erklärt in seinem Buch „Good to Eat" (1985), dessen Titel vermutlich als Parodie auf Levi-Strauss („food is good to think rather than good to eat") gemeint ist, was im Titel der deutschen Ausgabe „Wohlgeschmack und Widerwillen" (1988) jedoch völlig verwischt wird, daß die bevorzugten Nahrungsmittel besser zu essen sind als die verbotenen. Bei einigen Produkten lohnt der Aufwand für die Beschaffung und Zubereitung nicht, andere sind zu teuer. Überdies enthalten die bevorzugten Nahrungsmittel mehr Nährstoffe. „Nahrung muß den kollektiven Magen füttern, bevor sie den kollektiven Geist ernähren kann" (Harris, 1988, S. 15).

Mintz richtet in seinem Buch „Sweetness and Power" (1985) das Augenmerk auf Zucker. Der deutsche Titel „Die süße Macht" (1987) ist allerdings völlig verfälscht, denn Mintz geht es ja nicht um die psychologische Macht des Zuckers, sondern um Herrschaftsstrukturen. Zuckerproduktion, Zuckerverarbeitung und Zuckerkonsum werden auch aus historischer Sicht behandelt. Mintz (1987) ist der Ansicht, daß sich die Botschaften des Süßen wandeln können. Steigender Verbrauch stehe mit den wirtschaftlichen und politischen Interessen eines Staates im Zusammenhang.

In „Cooking, Cuisine and Class" (1982) von Goody werden verschiedene Ernährungssysteme in ihrem sozialen und politischen Kontext miteinander verglichen. Es werden die Verfügbarkeit von Nahrungsmitteln aufgrund ökologischer Verhältnisse, Produktion, Verteilung, Konsum und Entsorgung behandelt. Ein Hauptthema bildet die Klärung der Frage, warum sich in einigen Gesellschaften eine „gehobene" und in anderen Gesellschaften nur eine „einfache" Küche entwickelt hat. Andere Kapitel beschäftigen sich mit den Verwandtschaftsstrukturen, der Organisation des Haushalts sowie der geschlechtsspezifischen Arbeitsteilung. Die Unterschiede im Ernährungssystem nichtwestlicher Gesellschaften werden sehr gut herausgearbeitet, wohingegen für Industriegesellschaften eine allzu große Homogenität angenommen wird.

Garine (1972) skizziert die soziokulturellen Aspekte der Ernährung, die an Beispielen aus Schwarz-Afrika exemplifiziert werden: Materielle Kultur, Werthaltungen gegenüber Nahrung, Nahrung und Körperimage, Kochen und Küche, Ernährungsbeschränkungen und Tabus, Nahrung und der Gebrauch von Zeit, Nahrung und das Übernatürliche, Nahrung und Magie, Nahrung und Sozialorganisation, Nahrung und Ökonomie.

Es sind ferner mehrere Sammelbände mit einzelnen Regionalstudien erschienen, die u.a. auch umfangreiche Literaturangaben enthalten, so z. B. von Arnott (1975) und Fitzgerald (1977b).

„Nutritional Anthropology" hat sich in den siebziger Jahren in den USA zu einem eigenen Fachgebiet entwickelt. Es werden vier mit Ernährungsfragen befaßte Fachdisziplinen verbunden, nämlich Ernährungsphysiologie, Ernährungspsychologie (s. Kapitel 2), Cultural Anthropology und Kulturökologie. Das neue Fachgebiet kann mit „Ernährungsökologie" (s. Kapitel 4) umschrieben werden: Das Ernährungssystem wird beeinflußt durch die ökologischen Anbaubedingungen, die soziale Umgebung und die Sozialorganisation, das kulturelle Wertsystem sowie die Technologie (Jerome, Kandel & Pelto, 1980).

3.2.4 „Klassische" Soziologie und Ernährung

Von den Begründern der Soziologie – E. Durkheim, G. Simmel, H. Spencer, F. Tönnies, M. Weber, K. Marx und F. Engels – hat sich nur einer intensiver der Ernährung gewidmet. Weber (Neudruck 1980) beschäftigte sich mit ethnisch und religiös begründeten Tischgemeinschaften. Für Marx und Engels stand soziale Ungleichheit im Mittelpunkt des Interesses, die selbstverständlich auch den Zugang zur Nahrung beeinflußt.

Berühmt wurde Simmels Essay „Soziologie der Mahlzeit" (um 1910, Neudruck 1957). Er argumentiert, daß in dem Maße, in dem die Mahlzeit eine soziologische Angelegenheit wird, sie sich stilisierter, ästhetischer und überindividuell regulierter gestaltet. Nun entstehen all die Vorschriften über Essen und Trinken und zwar nicht im Hinblick auf die Speise, sondern bezüglich der Form der Konsumierung. Dazu zählen u.a. die Regelmäßigkeit der Essenseinnahme und die hierarchische Anordnung einzelner Speisen zu einem Menü sowie die Regelung der Eßgebärden. In den oberen Schichten entsteht ein Kodex von Regeln, von der Haltung der Eßgeräte bis hin zu den Themen der Tischunterhaltung. Das Essen mit einem Gerät hat aber nicht nur einen ästhetischeren Stil, sondern durch eine solche Verwendung wird eine den Zusammenschluß mehrerer Personen begünstigende Form über den Vorgang des Essens gelegt. Essen mit den Fingern ist individualistisch. Die Verwendung von Tellern hat andererseits etwas Individualistischeres als das Essen aus einer gemeinsamen Schüssel, denn dadurch wird für jeden seine Portion individuell zugeteilt. Dadurch aber, daß die Teller eines Eßtisches völlig gleich sein müssen, wird wieder eine formale Gemeinsamkeit hergestellt.

Elias hat in seinem bahnbrechenden Werk „Über den Prozeß der Zivilisation" (1939, Neudruck 1976) auch ein Kapitel den Tischsitten gewidmet. Er zeigte, daß sich die Persönlichkeitsstruktur in dem Maße ausbildet, wie sich Umweltbedingungen ändern, sich aufgrund kontinuierlicher Versorgungslage und Rechtssicherheit Möglichkeiten für breite Bevölkerungskreise öffnen. Dabei sind „die Verhaltensformen beim Essen und Trinken nicht isolierbar. Sie sind ein Ausschnitt ... aus dem Ganzen der gesellschaftlich gezüchteten Verhaltensformen. Ihr Standard entspricht einer ganz bestimmten Gesellschaftsstruktur" (1976, S. 87).

König skizzierte in seinem Essay „Die soziale und kulturelle Bedeutung der Ernährung in der industriellen Gesellschaft" (1973) eine Reihe von Aspekten, die auch in den Arbeiten der Cultural Anthropologists enthalten sind: Auswahl von Nahrungsmitteln, Speiseverbote, begrenzter Kreis von Speisen und Tischgesellschaftern. Im 20. Jahrhundert „kommt es in den oberen Schichten nicht mehr darauf an, daß mehr verzehrt wird oder etwas Besseres, sondern vielmehr darauf, daß die Dinge in einer bestimmten Art verzehrt werden, die konventionell geregelt ist und jeden wahllosen Konsum ausschließt" (König, 1973, S. 500). Der Konsum wirkt als soziale Auszeichnung, was sowohl für den Verzehr selbst im materiellen Sinne als auch für das dabei eingehaltene Verhalten gilt. Änderungen des Konsumstils beziehen sich im wesentlichen auf Verfeinerung und Spezialisierung der Ernährung. Diese fängt regelmäßig in den oberen Klassen an und wird dann von den mittleren und unteren Klassen nachgeahmt. Ein weiteres Thema bildet die Produktion von Massengütern durch die Lebensmittelindustrie. Dabei wurde zum ersten Male eine außerordentliche Erweiterung des Konsumfeldes möglich. Mit der Lebensmittelindustrie, die bestimmte Artikel in Massenproduktion zu außerordentlich billigen Preisen auf den Markt bringt, beginnt in der Tat eine völlig neuartige Epoche in der Ernährung. Nicht mehr Verfeinerung und Spezialisierung bei den Oberklassen spielen jetzt die entscheidende Rolle, sondern umgekehrt die Demokratisierung gewisser Ernährungsgüter für die ganze Gesellschaft.

Der britische Soziologe Mennell veröffentlichte jüngst ein Buch, das in deutscher Übersetzung „Die Kultivierung des Appetits" (1988) vorliegt. Da es auf der Arbeit von Elias (1939, 1976) aufbaut und sich mit der Entwicklung der „Küche" der oberen Klassen in England und Frankreich vom Mittelalter bis zur Neuzeit beschäftigt, wird es hier in den Rahmen der „klassischen" Soziologie gestellt. Sehr gründlich sind die Kapitel der früheren Epochen ausgearbeitet, aber die industrielle Gesellschaft wird als allzu gleichartig abgetan. Interessant ist die Skizzierung „Zur Kritik an der Konsumgesellschaft". Um dem Unbehagen an der Kultur insgesamt Ausdruck zu verleihen, wird der Begriff „Massengesellschaft" verwendet. Damit ist gemeint, daß im 20. Jahrhundert sich die Öffentlichkeit in eine unstrukturierte, apathische Masse verwandelt habe, die eine mittelmäßige, auf massenhafte Weise produzierte Kultur passiv aufnehme. Da die entsprechenden Theoretiker sich nicht mit dem Thema Ernährung beschäftigt haben, versucht Mennell (1988, S. 401 ff.), gedanklich die kritischen Strömungen auf diesen Bereich zu übertragen: Für die konservativen Kritiker kam die Gefahr von „unten". Die wachsenden Massen gefährden die in der Kultur kreativen Eliten. Ein Symptom für den Niedergang der Kultur in England sei die Gleichgültigkeit gegenüber der Essenszubereitung. Durch die allzu leicht zufriedenzustellenden Neureichen sei das Niveau der Restaurants untergraben worden. Durch die Fertignahrung in den Fast-Food-Lokalen verlerne der Koch sein Handwerk. Die radikalen Kritiker sahen die Qualität der zeitgenössischen Kultur von „oben" bedroht. In der „Frankfurter Schule" (Adorno, Horkheimer) spricht man nicht von Massengesellschaft, sondern von Kulturindustrie. Die Masse sei den Interessen der Kulturindustrie ausgeliefert. Geschmack, Wünsche und Bedürfnisse der Massen würden durch die profitorientierten kapitalistischen Massenmedien manipuliert. Mennell (1988, S. 406) meint, daß mit der Verwendung des Begriffs „Manipulation" der Vermutung Vorschub geleistet wird, daß die in Industrie und Gastronomie mächtigen Positionsinhaber bewußt und in böser Absicht darauf abzielen, die Menschen davon zu überzeugen, daß sie minderwertige Produkte brauchen. Andererseits sei es auch richtig, daß man sich nicht das wünschen könne, was man nicht kennt, daß durch Machtkonzentrationen Bereiche beschränkt und standardisiert worden sind und daß sich darüber hinaus in vielen Produkten chemische Zusätze befinden. Jedoch bestehe kein Zweifel daran, daß die Bevölkerung in der westlichen Welt heute über ein abwechslungsreicheres und reichhaltigeres Nahrungsangebot verfügt als in allen vorherigen Epochen.

3.2.5 Analyseansätze in der zeitgenössischen Ernährungssoziologie

Bodenstedt (1978) hebt die Rolle der Hausfrau bei der Ernährung hervor. Über die Hausfrau laufe nicht nur die häusliche Nahrungsversorgung ab, sondern diese sei auch ein tragendes Element im Prozeß der Traditionsübertragung. Dabei handle es sich um eine doppelwertige Situation, denn das Handeln der Hausfrau sei bereits weitgehend Tradition und würde durch andere traditionelle Verhaltensweisen seitens der Bezugspersonen noch verstärkt.

Neuloh und Teuteberg prägten in ihrem für die Ernährungssoziologie bahnbrechenden Buch „Ernährungsfehlverhalten im Wohlstand" (1979) den Begriff „Ernährungsnot". Diese wütet nicht nur in Mangelländern, sondern vor allem in Wohlstandsgesellschaften und führt gerade dort zu zahlreichen Krankheiten. Die beiden Autoren entwickeln auf der Grundlage der von Tolksdorf (1972, 1976) herausgearbeiteten Mahlzeitenordnung einen Bezugsrahmen, um den Systemzusammenhang zwischen Ernährungsverhalten und anderen Einflußgrößen übersichtlich darzustellen. Zunächst ging es ihnen um die Bestimmung der Grundeinheit der Ernährung und um die Begrenzung des Umfelds des Ernährungsverhaltens. Als Grundeinheit wird der Haushalt mit der Hausfrau gewählt. Das Umfeld des Ernährungsverhaltens wird mit der Haushaltsstruktur und der Sozialgruppe Familie als Bezugsgruppe des Ernährungsverhaltens begrenzt. Zwischen Haushaltsstruktur, Ernährungssystem, Ernährungssituation und Ernährungsverhalten gibt es partielle Abhängigkeiten: Die Haushaltsstruktur wird weitgehend durch das Ernährungssystem der Gesellschaft (Normen für Nahrungsmittelbezug, Speisenzubereitung, Nahrungsmittelverzehr) determiniert, wobei die Veränderung von Haushaltsstrukturen auch das Ernährungssystem verändern kann. Aus den beiden Bezugsgrößen ergibt sich die Ernährungssituation, die die Elemente Nahrungsmittelbeschaffung und Nahrungsmittelzubereitung, räumliche und zeitliche Mahlzeitenordnung sowie soziale Mahlzeitengestaltung umfaßt. Diese Überlegungen bildeten einen wesentlichen Schritt zur Ernährungssoziologie, wenngleich mit der Einschränkung „Ernährungssoziologie des Familienhaushalts".

Um die theoretischen Grundlagen der Ernährungssoziologie zu klären, werden von v. Ferber (1980) die folgenden Überlegungen diskutiert:

- Inwieweit wird das Ernährungsverhalten über seine räumlichen und zeitlichen Bedingungen stabilisiert und als Gewohnheit umweltresistent (= institutioneller Aspekt sozialen Handelns).
- Ist das Ernährungsverhalten in schichtspezifische Formen der Ernährungsweise eingebettet (= schichtspezifischer Aspekt des sozialen Handelns).
- In welcher Form ist das heutige Ernährungsverhalten soziogenetisch aus dem sozialen Wandel des Industrialisierungsprozesses hervorgegangen (= soziogenetischer Aspekt des sozialen Handelns).

Kutsch legte mit „Zur Programmatik der Ernährungssoziologie" (1985) ein umfassendes Rahmenkonzept der ernährungssoziologisch relevanten Dimensionen vor. Die Betrachtung wird darauf konzentriert, wie Motiv und Verhalten des Konsumenten sozial determiniert sind:

- Kultureller Kontext (kultur-historische Perspektiven, interkultureller Vergleich, intrakultureller Vergleich).
- Sozial-struktureller Kontext (Konsumnormen, rollenspezifisches Konsumverhalten, schichtspezifisches Ernährungsverhalten).
- Gruppenkontext (Familie und Haushalt, Bezugsgruppen-Einfluß, Verhaltensdynamik in Gruppen).
- Personaler Kontext (interpersonelle Beeinflussung).

Das organisierende Prinzip ist nach Kutsch (1985) die „Nahrungskette" und die „Ernährungskette". Die Nahrungskette umfaßt Bodenbearbeitung, Ausbringung der Saat, Ernte, Lagerung, Veredelung, Transport, Großhandel, Einzelhandel. Die Ernährungskette besteht aus den genannten „Kontexten", nämlich Nahrungsmittelbeschaffung, Lagerung, Zubereitung, Kombination zu Gerichten, situativer, personaler und räumlicher Aspekt des Nahrungsmittelverzehrs. Wie Kutsch (1985) richtig bemerkt, sei dabei der Aspekt, daß die

Produktion der Nahrungsmittel kulturell überformt ist und daß sozial-strukturelle Gegebenheiten determinierend wirken, noch nicht berücksichtigt. Daß dieser Einwand berechtigt ist, zeigt sich deutlich in Kutschs „Ernährungssoziologie" (1993a), in der die „Nahrungskette" und die „Ernährungskette" am Beispiel Deutschland dargestellt werden. Es ist fraglich, ob es für die weitere Entwicklung der Ernährungssoziologie förderlich ist, Agrarsoziologie in zerstückelter Form vor Ernährungssoziologie zu setzen. Man gerät sonst zu weit in eine sozialökonomische Betrachtungsweise hinein.

Für Ernährungssoziologen, die sich mit dem sozialen Wandel der Ernährung beschäftigen, sind die von den Historikern Teuteberg und Wiegelmann vorgelegten Arbeiten zu berücksichtigen, insbesondere „Der Wandel der Nahrungsgewohnheiten unter dem Einfluß der Industrialisierung" (1972) und „Der Wandel der häuslichen Tischgemeinschaft ..." (1985). Auch die von Teuteberg (1993a) vorgestellten laufenden oder bereits abgeschlossenen Arbeiten zur Ernährung aus dem Blickwinkel der Historiker sollten künftig berücksichtigt werden.

In England erschienen sozialwissenschaftliche Ernährungsstudien, die in einem Sammelband von Murcott (1983) herausgegeben wurden. Eine Reihe von Artikeln beinhaltet Beschreibungen von zur Ernährung erschienenen Büchern, so Gofton (1989) und Murcott (1988, 1992).

3.3 Definition und Gegenstand der Ernährungssoziologie

Der Gegenstand eines Faches ist fachspezifisch und damit sein Unterscheidungsmerkmal gegenüber anderen Fächern. Der Gegenstand muß definiert, d.h. von anderen Gegenständen begrifflich abgegrenzt werden. Aber jeder Ausschnitt der Wirklichkeit ist Teil von umfassenderen Zusammenhängen, deren Berücksichtigung für die entsprechende Einordnung erforderlich ist.

Ernährungssoziologie ist Teil der Soziologie. Soziologie beschäftigt sich mit Grundbegriffen der Gesellschaft, z. B. Werte, Verhaltensmuster, soziale Gruppen, soziale Struktur, sozialer Wandel, und versucht, zu Aussagezusammenhängen des Sozialen zu gelangen. Es wurden Systemtheorien, Gesellschaftstheorien und Handlungstheorien entwickelt.

Der Zusatz „Ernährung" weist bereits darauf hin, daß es sich um ein Teilgebiet der Soziologie handelt. Solch ein Teilgebiet wird auch „Spezielle Soziologie" genannt. Die Aufgabe der Speziellen Soziologie besteht „im Sichtbarmachen der spezifischen Formen, Gebilde und Prozesse menschlicher Vergesellschaftung innerhalb der verschiedenen konkreten Kulturobjektivationen" (Eisermann, 1969, S. 65). Es haben sich für nahezu alle menschlichen Lebensbereiche Spezielle Soziologien als Fach etabliert, z. B. Familiensoziologie, Wirtschaftssoziologie, Rechtssoziologie. Ernährungssoziologie ist der bisher jüngste Zweig am Baum der Speziellen Soziologien.

Bei jeder Speziellen Soziologie ergibt sich das Problem der kategorialen Überschneidung von Speziellen Soziologien untereinander und damit das Problem ihrer Zuordnung zu einem bestimmten Forschungsfeld. Dies trifft in besonderem Maße auf den Ernährungsbereich zu, denn Ernährung ist – wie Marcel Mauss (1968) es ausdrückte – ein soziales Totalphänomen. Es ergeben sich enge Beziehungen, z.B. zur Familie, zu den Lebensaltern, zur Freizeit, zur Wirtschaft, zum Konsum, zur Kommunikation. Jedoch darf dieser Sachverhalt bei der Bildung des Fachgebiets Ernährungssoziologie nicht dazu führen, daß verschiedene Spezielle Soziologien, z. B. Familiensoziologie, Wirtschaftssoziologie, Kommunikationssoziologie, bruchstückhaft vor und hinter Ernährungssoziologie gehängt werden. Dies würde dazu führen, daß die einzelnen Fachgebiete unzulänglich behandelt würden, und es überdies nicht möglich wäre, sich ohne Abschweifungen auf das Fach Ernährungssoziologie zu konzentrieren.

Allerdings muß sich der Ernährungssoziologe mit der grundsätzlichen Systematik, die in den relevanten Speziellen Soziologien entwickelt wurde, auseinandersetzen. Einige Beispiele seien genannt:

Die Familiensoziologie beschäftigt sich etwa mit der Rollenverteilung in der Familie, den ehelichen Machtverhältnissen, dem Familienzyklus, Formen der Desorganisation und Familienfunktionen. Der Ernährungssoziologe untersucht solche Themen nicht zum Selbstzweck, aber er muß mit den Fragestellungen vertraut sein. Beispielsweise ist die Berücksichtigung des Familienzyklus unerläßlich für die Begründung der Mahlzeitenordnung. Diese wird erheblich variieren je nachdem, ob es sich um einen kinderlosen Gattenhaushalt, ein Ehepaar mit schulpflichtigen Kindern oder einen Rentnerhaushalt handelt.

Die Wirtschaftssoziologie beschäftigt sich beispielsweise mit den Produktionsfaktoren (Boden, Arbeit, Kapital), dem Wirtschaftsverhalten, den Wirtschaftsgebilden (z. B. Haushalt, Unternehmen) und den Wirtschaftsprozessen. Der Ernährungssoziologe interessiert sich weder für die betriebliche Arbeitsorganisation noch für das Unternehmerrisiko, aber er muß sich mit dem Wirkungszusammenhang zwischen den an der Ernährung beteiligten Institutionen und Organisationen auseinandersetzen.

Im folgenden wird der Gegenstandsbereich der Ernährungssoziologie skizziert. Die Verfasserin folgt der Allgemeinen Soziologie von Wallner (1979) und Schäfers (1992). Der besseren Verständlichkeit halber wurden einzelne Bereiche voneinander isoliert, die selbstverständlich in der Wirklichkeit in engem Zusammenhang stehen.

3.3.1 Normen, Werte und Ernährung

Es ist zu unterscheiden zwischen Werten als internalisierten Verhaltensorientierungen allgemeiner Art und Normen, die als spezifische mit Sanktionen verbundene Verhaltensregeln gelten. Das Normen- und Wertesystem einer Gesellschaft wird bereits dem Kind im Rahmen der familiären Sozialisation vermittelt.

Das geltende Normensystem einer Gesellschaft schränkt den Gebrauch spezifischer Nahrungsmittel ein. Auch in Industriegesellschaften gibt es Nahrungstabus, d.h. das Verbot, das Fleisch bestimmter Tiere zu essen (s. Abschnitt

3.2.2.). Auch pflanzliche Nahrungsmittel werden manchmal nicht als „menschliche" Nahrung akzeptiert. Hierfür ein Beispiel bildet in Deutschland der Mais, der im Gegensatz zu den USA in der Regel nur als „tierische" Nahrung verwendet wird.

In jeder Gesellschaft gibt es neben den spezifischen Grund- und Leitnahrungsmitteln sog. „Prestigenahrungsmittel". Solche sind in der Regel schwierig zu beschaffen und damit teuer. Meist handelt es sich um bestimmte Fleisch- oder Fischsorten und um Gewürze (Jelliffe, 1967).

Das geltende Wertsystem einer Gesellschaft hat entscheidende Auswirkungen auf den Konsum und damit auch auf die Ernährung. Die Nahrung erfüllt in jedem Wertsystem eine bestimmte Funktion. Solch ein Wertsystem kann z. B. religiös, materialistisch, hedonistisch sein, oder es können verschiedene Strömungen, z. B. Tradition, Gesundheits- und Ökologiebewegung, auftreten.

Der Wertewandel in den westlichen Gesellschaften ist seit geraumer Zeit ein viel diskutiertes Thema, wobei sich Soziologen über den Stellenwert und die inhaltliche Ausrichtung der Wandlungsprozesse nicht einig sind. Es wird dabei vielfach behauptet, daß wir uns von einer materiellen zu einer postmateriellen Gesellschaft mit einer eher ideellen Werthaltung bewegen (Inglehart, 1979, S. 179). Dies würde dazu führen, daß ein vorwiegend konsumorientierter Lebensstil von einer Grundhaltung abgelöst wird, die mehr auf die Entfaltung der eigenen Persönlichkeit gerichtet ist. Dieser Wandel scheint sich in dem zunehmenden Wunsch nach „Selbstverwirklichung" zu bestätigen. Jedoch ist die postmaterialistische Tendenz nicht als Verzichtmentalität aufzufassen, sondern die Ansprüche gehen über das Konsumierbare hinaus, d. h. es wird ein „sowohl als auch" und nicht ein „entweder-oder" angestrebt. Das Materielle ist nicht nur Selbstzweck, sondern vielmehr Mittel zum Zweck. Insoweit kann der Nahrungsmittelbereich auch als Mittel zur Erreichung anderer, dahinter liegender Zwecke benutzt werden; etwa dort, wo Essen und Trinken nur den Anlaß bieten, Freizeit zu nützen oder Gesellichkeit zu ermöglichen bzw. einen Lebensstil zu demonstrieren (GfK-Marktforschung & Nestle-Gruppe, 1986, S. 38 f.).

Neben den Tendenzen zu einer postmaterialistischen Werthaltung scheint sich heute auch noch eine gegenläufige Entwicklung abzuzeichnen: Die stärkere Betonung einer hedonistischen Selbstentfaltung. Hedonismus bezeichnet eine ethische Lehre der griechischen Philosophie, nach der Glück und Ziel der Menschen im Gefühl der Lust bestehen. Der Trend zu einer hedonistischen Selbstentfaltung fand auch eine starke Resonanz innerhalb der Marketingwissenschaft unter dem Stichwort Erlebnisorientierung. Darunter kann man ein Bedürfnis nach emotionaler Anregung verstehen, das sich im Streben nach emotionalen Konsumerlebnissen niederschlägt. „Bei der festgestellten Erlebnisorientierung geht es darum, das Leben heute und hier zu genießen" (Kroeber-Riel, 1986, S. 1138 f.). Die Erlebnisorientierung muß vor dem Hintergrund eines deutlichen Wertewandelschubs der letzten Jahrzehnte gesehen werden: Die Abwertung von Pflicht- und Akzeptanzwerten (Fleiß, Treue, Leistung) und die Aufwertung von Selbstentfaltungswerten (Genuß, Abenteuer, Spontaneität). Hieraus ergibt sich die stärkere Betonung der persönlichen Bedürfnisse, wobei narzißtische Tendenzen besonders ausgeprägt sind. Die Tendenz zur Abwendung von den asketischen Vorstellungen der Genußfeindlichkeit seit den Nachkriegsjahren, mit dem Hauptziel, den Hunger zu überwinden, und Hinwendung zu einer mehr oder weniger genußorientierten Verbrauchermentalität hat zur Folge, daß der Nahrungs- und Genußmittelbereich eine ständige Verfeinerung und Exotisierung des Geschmacks erfährt. Der Wunsch nach Genuß orientiert sich stark an Erregung und Sinneslust sowie exotischen Reizen. Damit tritt das Erregungsprinzip an die Stelle des Sättigungsprinzips. Hierher gehört auch die angemessene Verwendung der Lebens- und Genußmittel im Sinne von Kennerschaft, z. B. die Auswahl des richtigen Weines in der richtigen Temperatur zu einem bestimmten Essen oder das richtige Würzen der Mahlzeit. Mit der Abkehr vom instrumentellen Charakter des Konsums verrichten Essen und Trinken nicht mehr nur die Funktion von Sättigung. Es wird nicht mehr nur ausschließlich verzehrt, sondern es wird gespeist. Abwechselung und Sinnesvielfalt sind gefragt (GfK-Marktforschung & Nestle-Gruppe, 1986, S. 53 ff.).

Eine dritte gegenläufige Strömung ist die Tradition. Das Entdecken alter Rezepte und „Selbermachen" erfreuen sich steigender Beliebtheit. Dabei erscheint für einen Großteil der Bevölkerung die ehemals biedere Hausmannskost in einem anderen Licht. Der Konsument ist bereit, Einfaches und Schlichtes zu bevorzugen und zu rustikalen Werten zurückzukehren. Das Einfache und Natürliche wird hochstilisiert zu einem höheren Konsumniveau. Die Wiederentdeckung alter Haustechniken und regionaler Küchen wird als Versuch gewertet, sich gegen eine alles gleichmachende internationale Küche zu richten, die im zeitgeschichtlichen Zusammenhang unter Berücksichtigung der Abfolge von Modewellen gesehen werden muß (Matter, 1990, S. 24): Einer Freßwelle der fünfziger Jahre mit dem Verlangen nach großen Portionen folgte eine Zeit der Freude an der Vielfalt und Exotik von Südfrüchten und Fleischgerichten. Heute wird durch die Elemente einer traditionellen und regionalen Kost versucht, die Mängel der neuen Küche zu überwinden. Matter (1990, S. 24) hebt hervor, daß es sich dabei aber nicht um eine „Revitalisierung" traditioneller Kost handle, da die Gerichte außerhalb ihres geschichtlich-gesellschaftlichen Rahmens gereicht und auch die einzelnen Speisen aus ihrem Zusammenhang gerissen werden. So werden Speisen heute mit einer Raffinesse zubereitet, wie es sich früher die wohlhabendsten Bauern hätten nicht träumen lassen. Ehemalige Hauptgerichte erscheinen heute als Vorspeisen. Für die österreichische Gesellschaft wurde sogar festgestellt, daß für die „wiederentdeckte Bodenständigkeit" das „ureigentliche Movens in der Suche nach nationaler Identität angesichts einer als bedrohlich empfundenen Überfremdung" wurzle und „im Verlangen nach einer heilen Tischgemeinschaft", die in dieser Form allerdings auch früher nicht existiert hat, „und wohl gerade deswegen als durch alles Fremde um so existentieller bedroht empfunden wird" (Wagner, 1993, S. 38).

Das seit den achtziger Jahren sprunghaft angestiegene Umweltbewußtsein hat auch den Ernährungsbereich erfaßt. Dabei geht der Trend zu naturbelassenen Produkten, v. a. Müsli, Cornflakes, Haferflocken, die besonders mit einem naturreinen, gesunden Image behaftet sind (GfK-Marktforschung & Nestle-Gruppe, 1986). Gleichzeitig scheint die Zahl der Anhänger einer rein vegetabilischen Kost stark angestiegen zu sein, was die besonders im letzten Jahrzehnt sprunghaft angewachsene Zahl alternativer Gaststätten, Reformhäuser und alternativer Bio-Läden vermuten läßt. Bei einer Umfrage wurde festgestellt, daß sich 9% der Befragten als strenge oder zeitweise Vegetarier bezeichneten. 57% standen einer reinen Pflanzenernährung wohlwollend gegenüber, ohne sie zu praktizieren und nur 26% meinten, ohne Fleisch nicht auskommen zu können (zit. n. Teuteberg, 1993b, S. 54).

Entsprechend der sozialen Schicht können bestimmte „Konsumnormen" entstehen, d. h. in einer Gesellschaft bestehen bestimmte Erwartungen, wie sich die Inhaber bestimmter Rollen und Positionen ernähren sollten. Anpassungszwang seitens der Bezugsgruppen in Familie, Beruf, Freizeit etc. bestimmt damit auch das Ernährungsverhalten.

Das Wertsystem hat auch einen entscheidenden Einfluß auf die Kultur und damit auf die Begleitumstände des Essens, denn „Anzahl und Bedeutung der Mahlzeiten, Essenszeiten und die Dauer der Essensaufnahme, Tischordnungen, Tischmanieren und Anrichten der Speisen sind Ergebnisse kultureller Entwicklungsprozesse. Es haben sich dabei für einzelne Völker charakteristische Sozialformen und Ernährungsweisen ausgebildet. Sie wirken sich auf die individuellen Ernährungsgewohnheiten aus" (Skobranek, 1985, S. 48).

3.3.2 Ernährungsverhaltensmuster

Ernährungsgewohnheiten, Ernährungseinstellungen und Forschungsfelder

Unter Verhaltensmustern sind bestimmte Formen und Abläufe von Verhaltensweisen und Handlungen zu verstehen, die von einer Gesellschaft als verbindlich anerkannt werden. Nach unterschiedlichen Graden der Verpflichtung hält man auseinander: Gepflogenheiten, Gewohnheiten, Bräuche, Sitten, Konventionen, Gebote und Verbote. Gepflogenheiten bestehen in sich wiederholenden Gleichförmigkeiten des Handelns. Gewohnheiten haben für die Gruppenangehörigen einen eingelebten Übereinkunftscharakter. Brauch ist eine Regelmäßigkeit des sozialen Handelns, soweit diese durch eine Gruppe oder die Gesamtgesellschaft geübt wird. Sitten sind Verhaltensformen, deren Einhaltung erwartet wird, soll man sich nicht gesellschaftlichen Sanktionen aussetzen. Konvention beruht auf mehr oder weniger stillschweigender Übereinkunft, deren Nichtbeachtung mit sozialem Boykott beantwortet wird. Ge- und Verbote fallen unter den Oberbegriff des Rechts (Wallner, 1979, S. 107).

Beispiele hierzu aus dem Ernährungsbereich sind: Kauft man stets im kleinen Geschäft an der Ecke ein, so handelt es sich um eine Gepflogenheit. Hat die Familie das Essen bisher immer in der Küche eingenommen und benutzt nun hierfür das Wohnzimmer, so hat sich die Gewohnheit gändert. Es ist Brauch, an bestimmten Festtagen, z. B. zu Weihnachten und Ostern, spezielle Speisen zu servieren. Hält jemand keine Tischsitten ein, so wird er nicht mehr eingeladen.

Im Ernährungsbereich haben sich die Soziologen insbesondere für Gewohnheiten – Ernährungsgewohnheiten – interessiert, d.h. für soziales Handeln, das für die Gruppenmitglieder Übereinkunftscharakter besitzt. Es sind akzeptierte (= institutionalisierte) Verhaltensweisen, die bei Nichtbeachtung zwar keine Sanktionen auslösen, aber den Handlungsablauf ziemlich stören können.

Gewohnheit bezeichnet also eine „Richtschnur" für Verhalten, das von den Angehörigen eines sozialen Umfelds in einer bestimmten Situation erwartet wird.

Eng verbunden sind Ernährungsgewohnheiten mit Ernährungseinstellungen. Unter Ernährungseinstellungen versteht man „bestimmte, durch Wiederholung verfestigte Muster der Erfahrungen, die in Wechselwirkung mit Situationsreizen handlungsmotivierend wirken. Sie enthalten unter anderem Elemente des Wissens, Fühlens und Schmeckens ... Einstellungen und Gewohnheiten bedingen und verstärken einander" (Bodenstedt, 1983, S. 240).

Die Deutsche Gesellschaft für Ernährung (1992) differenzierte bei ihrer Befragung zwischen „Essen" und „Ernährung". Bei der Version „Essen" standen Schmackhaftigkeit mit knapp fünfzig Prozent an erster Stelle, gefolgt von Gesundheit, gemütlicher Atmosphäre und Ästhetik sowie Nahrhaftigkeit. Bei der Formulierung „Ernährung" rangierten Schmackhaftigkeit, Fettarmut, Vitaminreichtum, Abwechselung, Kalorienarmut. Der in den siebziger Jahren noch so bedeutende Kalorienaspekt ist heute weit in den Hintergrund getreten, da die „Twiggy-Linie" deutlich abgeklungen ist.

In ernährungssoziologischen Arbeiten sollten auch der soziokulturelle Kontext und die Regeln, die bestimmten Einstellungen zugrunde liegen, mit berücksichtigt werden. So stellte Jeggle (1986) für die schwäbische Küche fest, daß alle Speisen „feucht" sein müssen und „trocken" zu den schauerlichsten Vorwürfen gehört. Obwohl die Küche heute keineswegs mehr traditionell ist, wurde „nicht das Einmalige geschätzt, sondern das Immerwiederkehrende. Diese Geschmacksrichtung reizte nicht das Abenteuer, sondern sie wurde durch die Präzision der Wiederkehr befriedigt. Der Kartoffelsalat, der immer gleich schmeckt, ist also ein Gütezeichen und nicht Signal für kulinarische Einfallslosigkeit" (Jeggle, 1986, S. 174).

Der Ernährungssoziologe gibt sich nicht mit einer bloßen Beschreibung des Verhaltens, z.B. Art der verzehrten Speisen, zufrieden. Es geht ihm vielmehr um Arten und Formen der Verursachung eines bestimmten Verhaltens (Motivation). Motive können aufgrund innerer Beweggründe oder durch äußere Veranlassung entstehen. Wichtige Determinanten für das Verhalten sind Leitbilder: das Normen- und Wertsystem einer Gesellschaft, Bezugspersonen (z.B. Eltern, Lehrer, Ärzte) sowie die Massenmedien.

Auch die Konsum-, Markt- und Werbungsforschung widmet sich der Erforschung der Motive und Motivkonstellationen. Dadurch will man Aufschlüsse über Wünsche des Verbrauchers, seine Präferenz bestimmter Produkte und den Einfluß der Werbung ermitteln. „Eine interessante Frage" ist, „wie die jeweils relevante Mischung von Kognitionen und Affekten zustande kommt und sich auswirkt... Gerade bei der Einführung neuer Produkte läßt sich verfolgen, wie Kognitionen zustande kommen und sich auswirken. Ein Problem liegt nun allerdings darin, daß dieser generell interessante konsumsoziologische Ansatz gerade im Ernährungsbereich nur mit bestimmten Einschränkungen realisiert werden kann: In bezug auf Grundnahrungsmittel ist das Verhalten eher konservativ, Veränderung und Umwidmungen ergeben sich eher langfristig" (Kutsch, 1986, S. 14).

Das Interesse des Ernährungssoziologen gilt jedoch nicht primär den sinnlich wahrnehmbaren Verhaltensaspekten, z. B. „der Apfel wird gegessen, weil man weiß, daß er Vitamine hat, und man seit Jahren täglich einen Apfel ißt", sondern der Sozialorientiertheit menschlichen Handelns. Der Gesellschaftsaspekt, d. h. wechselseitiges soziales Handeln, steht im Mittelpunkt der Analyse. Die Elemente sozialen Handelns umfassen Person, Rolle, Rollenverhalten, Interaktion, Situationsbezogenheit, soziale Beziehungen, Identifizierungsstreben mit der Gruppe. Es gilt, dieses Handlungsmuster in den Bereichen Nahrungsmittelbeschaffung, Nahrungszubereitung und Mahlzeitensystem herauszuarbeiten.

Bei Nahrungsmittelbeschaffung und Nahrungszubereitung geht es um die Ermittlung der häuslichen Rollen- und Pflichtenverteilung sowie das Mitspracherecht der Familienmitglieder in bezug auf die Ernährung. Die Frage ist, wer den Einkauf besorgt, das Kochen übernimmt, ob Wünsche der Familienmitglieder respektiert werden.

Bei einer Untersuchung über die Pflichtenverteilung im Haushalt wurde ermittelt, welche Tätigkeit jewuls von der Frau, beiden Partnern und vom Mann übernommen wurde. Es ergab sich bei berufstätigen Ehefrauen, daß das Verhältnis beim Kochen 72:20:8, beim Spülen 60:35:5 und beim Einkaufen 49:40:11 betrug (Meyer & Schulze, 1988, S. 347). In nichtehelichen Lebensgemeinschaften war eine deutlich stärkere partnerschaftliche Bewältigung der Haushaltspflichten zu verzeichnen. Die Frauen waren beim Kochen, Geschirrspülen und Einkaufen nur noch in 51%, 40% und 23% der Haushalte vorrangig allein beteiligt (Meyer & Schulze, 1988, S. 347).

Dabei ist sicherlich immer zu berücksichtigen, wie Kutsch (1989, S. 227) bei einer Befragung fand, daß „bei den planenden bzw. bei den kreativen Tätigkeiten bei einem Drittel der haushaltsführenden Personen ein striktes Interesse bestand, diese als eigene Kompetenz zu reklamieren, wohingegen Entlastung eher gesucht wird in dem Bereich, den wir mit ausführenden Tätigkeiten und Folgeaktivitäten bezeichnen können". „Planende/kreative" Tätigkeiten umfassen insbesondere das Kochen und Backen selbst. Ähnliches kam in einer Untersuchung in Großbritannien zum Ausdruck: „Die Vorstellung, daß Frauen und nicht Männer daheim zu kochen hätten, war allgegenwärtig ... Manchen paßte die vorweg getroffene Annahme nicht ... einige fanden es absolut richtig, die meisten akzeptierten es einfach. Alle hielten es jedoch für ganz normal, daß Kochen Frauensache ist" (Murcott, 1993, S. 97).

Der o. a. Untersuchung von Kutsch (1989) ist zu entnehmen, daß Lebensmitteleinkäufe bei nur einem starken Drittel der Befragten von der haushaltsführenden Person durchgeführt wurden. Auch die erwähnte Studie von Meyer und Schulze (1988) zeigt, daß eine Entlastung der Hausfrau insbesondere im Bereich Einkaufen erfolgt. Eine Ernährungsstudie zeigt, daß zwar in nur jedem zweiten Haushalt die Frau ausschließlich einkaufte, jedoch der Mann in jedem siebenten Haushalt mäßig, in jedem zehnten Haushalt stark beteiligt und in nur 4 % der Haushalte der Hauptakteur beim Einkaufen war. Bei den Jugendlichen blieb die regelmäßige Einkaufshilfe für die Familie auf 5 % beschränkt (Abt, 1993, S. 97). Die Erledigung der Einkäufe durch die Männer kann auch Folgen für die Nahrungsauswahl haben, da von einigen Stellen behauptet wird, daß Männer ein weniger emotionales Einkaufsverhalten zeigen als Frauen. Solche Untersuchungen sollten aber vorsichtig betrachtet werden, da es sehr schwer ist, Emotionen zu messen (Kroeber-Riel, 1984, S. 128). Überdies ist zu bedenken, daß auch in den Fällen, in denen die Frauen selbst kochen, die Wünsche der Ehemänner stark berücksichtigt werden (z.B. Jeggle, 1986; Murcott, 1993).

Das Kernstück des sozialen Handlungsmusters bei der Ernährung ist jedoch die Mahlzeit. „Mahlzeiten gehören zu den Leitformen des sozialen Handelns und bilden als Subsysteme geradezu einen Spiegel des gesamten Gesellschaftssystems. Die sozialen Bestimmungsfaktoren des Ernährungsverhaltens von Hausfrau und Familie stellen nur das Vorfeld zur Mahlzeitenordnung und Mahlzeitengestaltung dar" (Neuloh & Teuteberg, 1979, S. 169). Der Ernährungssituation ist aus dem Blickwinkel der Ernährungssoziologie somit besondere Aufmerksamkeit zu schenken.

Soziales Handeln in bestimmten Ernährungssituationen

Wie Tolksdorf (1972, 1976) herausgearbeitet hat, sind die wichtigsten Elemente der Mahlzeitenordnung Zeit und Raum, d.h. wann und wo gegessen wird. „Der soziale Charakter der Mahlzeit ergibt sich aber aus ihrer Eigenschaft als Handlungssystem, als wechselseitiges soziales Handeln zwischen zwei oder mehreren Personen, aus Interaktionen" (Neuloh & Teuteberg, 1979, S. 169).

Das in Deutschland erstrebenswerte Drei-Mahlzeitsystem mit Frühstück zwischen 7 und 8 Uhr, dem Mittagessen zwischen 12 und 13 Uhr und dem Abendessen zwischen 18 und 19 Uhr ist im historischen Längsschnitt und regionalen Querschnitt gar nicht so stabil. Bei großstädtischen Arbeitnehmern wurde eine Tendenz zugunsten von fünf Mahlzeiten pro Tag registriert. Ferner hatten erstes oder zweites Frühstück einen gleich hohen Stellenwert wie das Mittagessen (Zentgraf, 1981). Eine andere Untersuchung zeigt, daß Arbeitnehmer zwar in knapp neunzig Prozent der Fälle Frühstück, Mittagessen und Abendessen eingenommen hatten, jedoch nur die Hälfte ein nachmittägliches „Vesper" und nur ein Viertel ein zweites Frühstück (Rosenbauer, 1989). Ein Frühstück hatten drei Viertel großstädtischer Arbeitnehmer zu Hause eingenommen, von den übrigen frühstückten neunzig Prozent am Arbeitsplatz/Frühstückspause. Dabei wurde festgestellt, daß Verheiratete häufiger zu Hause frühstücken als Ledige und daß Arbeiter seltener frühstücken als Angestellte und Beamte. Jedoch gab es keine signifikanten geschlechts- und altersspezifischen Unterschiede. Auch der Zeitaufwand für die Strecke zur Arbeit war ohne Belang (Zentgraf, 1981). Untersuchungen zum Schulfrühstück bei zweitausend Schulkindern erbrachten, daß siebzig Prozent ein Schulfrühstück von zu Hause mitgebracht hatten, die übrigen kauften sich etwas, nur 15 %

blieben ohne zweites Frühstück. Die Daten differieren entsprechend Schultyp, Geschlecht und Alter (Ulrich, 1983). Eine andere Untersuchung zeigt, daß, obwohl nur 8 % der Schüler kein Frühstück zu Hause eingenommen hatten, die Grauzone mit 43 % qualitativ Unterversorgten aber hoch war. Dies betraf insbesondere die Hauptschüler (Zentgraf, 1991).

Warmes Essen in Haushalten von Arbeiterinnen gab es an Werktagen bei 35 % der Befragten nur mittags, bei 49 % nur abends, bei 6 % sowohl mittags als abends und bei 9 % gab es selten überhaupt eine warme Mahlzeit. Am Wochenende verkehrte sich die Situation völlig, denn dann fand die warme Mahlzeit bei 88 % der Haushalte mittags statt (Ulrich, 1981). Erklärbarer werden Daten, wenn man die zeitliche Ordnung der Mahlzeiten in Beziehung zum Familien- und Haushaltszyklus setzt. So fand Kutsch (1993b), daß je älter der Haushalt, desto typischer ist das Mittagessen die Hauptmahlzeit. In Haushalten mit Kindern gibt es häufig sowohl mittags als auch abends eine warme Mahlzeit. Von den jungen Singles nimmt ein Drittel selten oder nie eine warme Mahlzeit ein.

Jahrtausende war die häusliche Tischgemeinschaft die absolute Regel. Zu Beginn der Industrialisierung wurde das Essen von zu Hause mitgenommen. Erst in den letzten Jahrzehnten haben Großküchen und die Gemeinschaftsverpflegung auch die Mahlzeitenordnung in den Betrieben reformiert. Die zunehmende Berufstätigkeit der Frau hat zu einer gewissen Abkehr von der früher ganz auf Familie abgestimmten Zeit- und Ortseinteilung geführt. Im Jahre 1965 hatten bei einer Umfrage des Atwood-Instituts noch 65 % der Arbeitnehmer das Mittagessen zu Hause eingenommen (zit. n. Neuloh & Teuteberg, 1979). Fünfzehn Jahre später waren dies nur noch 15 % (Ulrich, 1981). Die Kantine spielt eine relativ bescheidene Rolle, nämlich nur bei 26 % bzw. 27 % der Außer-Haus-Esser (Ulrich, 1981; Rosenbauer, 1989). Die übrigen brachten Essen von zu Hause mit (43 %), gingen ins Restaurant (9 %), kauften sich etwas (8 %); 13 % verzichteten ganz auf das Mittagessen. Vergleichsdaten von 1970 zeigten, daß bis 1987 die Verpflegung in der Kantine um 9 % zurückgegangen war (Rosenbauer, 1989). „Selbstversorger" und „Kantinenbesucher" wurden in Typen eingeteilt: Bei Selbstversorgern handelt es sich um jüngere Familienväter mit monatlichem Nettoeinkommen von weniger als 2000 DM. Die Kantinenbesucher befanden sich in mittleren Jahren, waren alleinstehend und verfügten über ein monatliches Nettoeinkommen von mehr als 4000 DM (Rosenbauer, 1989).

Ein wichtiges Thema der Soziologie bilden die traditionelle Vergemeinschaftung (z. B. Familie, Nachbarschaft) und moderne Formen der Vergesellschaftung (z. B. Organisation). Ein Beispiel für diesen Gegensatz bildet die häusliche Tischgemeinschaft gegenüber der modernen Kollektivverpflegung. In den Industriegesellschaften besteht der Trend: weg von der personalen, patriarchalisch gestuften und nach alten Gewohnheiten gestalteten häuslichen Tischgemeinschaft und hin zur anonymen, gesellschaftlich egalisierenden und relativ unverbindlichen Kollektivernährung. Neuloh und Teuteberg (1979, S. 194) sehen diesen Prozeß aber nicht nur negativ, sondern sind der Ansicht, daß sich die sozialkommunikative Funktion auf das Wochenende verlagert und möglicherweise sich dadurch sogar intensiviert hat. Dies gilt allerdings nicht für Familien, in denen gemeinsame Mahlzeiten auch nicht am Wochenende stattfinden.

In der Untersuchung von Abt (1993) konnten, obwohl der Anspruch auf gemeinsame Mahlzeiten hochgehalten wurde, nur in 8 % der befragten Haushalte alle Mahlzeiten am Tag gemeinsam eingenommen werden. In den meisten Familien waren es eine oder zwei. Bei einem Fünftel der Familien kam es zu keiner einzigen gemeinsamen Mahlzeit. Die gesamte Familie war beim Frühstück und Mittagessen in einem Viertel der Fälle versammelt und beim Abendessen in der Hälfte der Fälle. Abt (1993) kommt zum Schluß, daß die Aussage von Neuloh und Teuteberg (1979) „Man benutzt den Sonntag, um Wunsch und Wirklichkeit wieder zur Deckung zu bringen" (S. 194) nach wie vor zutreffe.

Eine wichtige Funktion kommt der häuslichen Tischgemeinschaft nach wie vor bei der kindlichen Ernährungserziehung zu. Bei Tisch lernen die Kinder Traditionen, Sitten und Gebräuche, Belohnungen und Sanktionen. Das Bürgertum setzte sich u.a. mit seinen Tischsitten kulturell eigenständig durch. Die bürgerlichen Eßstandards umfaßten den Zeitpunkt des Essens (morgens, mittags, abends), die Orte (Eßzimmer, nicht im Stehen), die Art und Weise des Eßaktes und die Zurichtung des Körpers beim Essen (Sitzhaltung, Haltung der Unterarme und der Hände), die Eßtechniken (Haltung der Eßinstrumente, keine Bestecke überladen, Eßgeschwindigkeit) bis hin zu Vorschriften, die das Drumherum regelten, z.B. nicht mit vollem Munde reden, kein Schmatzen, Schlürfen, Lärmen, Aufstehen nur mit Erlaubnis (Rogge, 1986).

Es gibt verschiedene Erziehungsstile bei der Ernährungserziehung (vgl. Kapitel 5): Autoritäres, konziliantes, apathisches und permissives Erziehungsverhalten. Apathische und permissive Erziehungsstile, bei denen die Kinder essen können, was sie wollen oder selbst herausfinden müssen, was ihnen bekommt, sind so gut wie nicht gefragt. Demgegenüber wird der konziliante Erziehungsstil, d.h. eine nachsichtige, indirekt steuernde Kontrolle, bevorzugt. Aber auch autoritäres Erziehungsverhalten ist heute noch vorhanden. Letzteres korreliert insbesondere mit einer hohen Kinderzahl und körperlich arbeitenden Berufen, wohingegen der konziliante Erziehungsstil eher in Familien mit wenigen Kindern und bei Schreibtischberufen vorkommt (Neuloh & Teuteberg, 1979, S. 41).

Ernährungssituationen sind herstellbar etwa zum Zwecke bestimmter Kommunikation (z.B. Arbeitsessen), religiöser Kulte (Kultessen), zum Zwecke der Repräsentation und des Prestiges (Festessen) oder der Fixierung der Identität (National- und Regionalgerichte) (Tolksdorf, 1976). Vielfach dient eine Mahlzeit auch der reinen Freizeitgestaltung. Bei Einladungen gibt es Normen für Gastgeber und Gäste, z.B. die Umsorgung des Gastes durch den Gastgeber oder die Präsentation eines Geschenks durch den Gast. Dabei ist es nicht unerheblich, ob die Einladung im Wohnzimmer oder im Garten stattfindet, da das Vorhandensein eines Tisches die Kommunikationsstruktur beeinflußt. Bei Grillfesten gibt es keine vorgeschriebenen Regeln, die Rollen von Gastgebern und Gästen sind nicht scharf unterschieden, und es findet eine Kommunikation „mittlerer Distanz" statt (Tolksdorf, 1976).

Über die Hälfte der Bevölkerung nimmt eine Mahlzeit am Tag außerhalb des Familientischs ein. Darüber hinaus suchen über die Hälfte der 16- bis 69jährigen mindestens einmal pro Woche ein Lokal auf und ein Fünftel nimmt mindestens einmal pro Woche ein Fast-Food-Lokal in Anspruch (Rosenbauer, 1989). Unterschiedliche Kommunikationsstrukturen ergeben sich auch in Kneipen, wo die Kommunikation trotz gewisser Isolation gefördert wird. Dabei „herrscht an der Theke ein eigenartiges Reizklima... Es stellt eine Gemeinsamkeit her und verhindert sie zugleich... Es täuscht hinweg über die Beziehungslosigkeit der Kontakte, mit denen das Alleinsein vertrieben werden soll. Denn auch wer an der Theke nicht allein ist, bleibt zutiefst einsam" (Laermann, 1978).

Stand bis in die siebziger Jahre die Stammkneipe der Arbeiter im Vordergrund, so hat sich ab den siebziger Jahren ein neuer Kneipentypus entwickelt, die sog. „Szenenkneipe", die aus den Erfahrungen der 68er-Generation entstanden ist. Der Unterschied zu den übrigen Kneipen zeigt sich darin, daß hier das Reden eine geradezu demonstrative Bedeutung hat. „Der Perspektive vom befreiten Leben korrespondiert in den Kneipen der Modus zwanghafter Selbstpräsentation und Bedürfnisartikulation, der darauf angelegt ist, jede mögliche Art von Beziehung – der Unabhängigkeit und Individualität wegen – in der Schwebe zu halten" (Dröge & Krämer-Badoni, 1987).

Die seit den siebziger Jahren entwickelten Fast-Food-Lokale erfreuen sich steigender Beliebtheit, da sie Werte ausdrücken, die in der Industriegesellschaft geschätzt werden: technische Effizienz, Sauberkeit, schneller Service, Egalität und relativ niedrige Preise. Vor allem aber finden die Besucher keine unliebsamen Überraschungen vor. Bei McDonald's schmeckt ein Hamburger in New York genauso wie einer in Tokyo. Man hat McDonald's den Charakter eines sozialen und religiösen Rituals zugeschrieben. Da soziale Rituale abgenommen haben, und neue Rituale – Auto, Fernsehapparat, Technik – die alten ersetzen, schneiden sie alle früheren religiösen und ethnischen Gruppierungen und soziale Klassen, wodurch gleichzeitig die fundamentalen Veränderungen, die in der Gesellschaft vor sich gegangen sind, reflektiert werden. Religiöse Rituale sind gekennzeichnet durch bestimmte Plätze, an denen bestimmte Worte gesprochen und Taten durchgeführt werden. Auch McDonald's hat aufgrund seiner „Embleme", seines Platzes und der dort vollzogenen Handlungen den Charakter eines religiösen Rituals (Farb & Armelagos, 1980). Warum gerade Kinder so sehr von solchen Orten angezogen werden, versucht Rogge (1986) mit den Faktoren „Überschaubarkeit, Autonomie, Erziehung und Sinnlichkeit" zu begründen. Imbisse mit ihrer „Ästhetik des Mangels" und ihrer „beschädigten Kommunikation" (Tolksdorf, 1981a) bieten im Gegensatz zu Restaurants, in denen viele Gerichte in der Speisekarte unbekannt sind, Überschaubarkeit mit wenigen Angeboten auf großen Farbtafeln. Der überschaubaren Auswahl an Speisen entspricht die Reduktion der Kommunikation. Selbst eine Kürzestformel, wie „einmal ohne" oder „mit mit" garantiert noch ein Essen. Imbißbuden gewährleisten aus der Sicht der Kinder Autonomie und Abwesenheit erzieherischer Kontrolle. Im Fast-Food-Lokal gibt es außer Zechprellung keine strafbaren Handlungen. Darüber hinaus gilt der „Hamburger, den man in der Imbißbude verschlingt, als sinnliche Primärerfahrung, aber gleichzeitig auch als Ersatz für die Verdrängung von Affekten. Essen und

Eßkultur weisen auf die Trieb- und Erziehungsproblematik der bürgerlichen Gesellschaft hin. Das unzivilisierte Essen, das so manchen Erziehungsmaßstäben widerspricht, ist handgreiflicher Umgang mit Tabus, Ängsten und Unsicherheiten, die der Erziehungsalltag produziert" (Rogge, 1986, S. 26).

Soziale Kontrolle und Ernährung

In vielen Arbeiten wird die gemeinschaftsbildende Wirkung der Mahlzeit betont, wie z. B. von Simmel (1957). Die physische Gemeinsamkeit des Essens und Trinkens wird also als Chance betrachtet, soziale Gemeinsamkeit herzustellen. Andere Ansätze gehen dagegen davon aus, daß Essen und Trinken „sozialer Aufsicht und Regelung" bedürfen, da sonst die menschliche Gemeinschaft zerfalle. Der Verlust der traditionalen Formen der Vergemeinschaftung resultiere in Anomie, die sich darin äußere, daß das Individuum maßlosen Begierden und Leidenschaften verfalle und die verbindliche Sozialmoral zugunsten von Genußmoral zurückgedrängt werde. Auf die Auflösung der Tischgemeinschaft reagiere das überforderte Individuum in industriellen Überflußgesellschaften häufig mit Übergewicht oder mit Magersucht (Berghaus, zit. n. Barlösius & Manz, 1988, S. 733).

Ist keine soziale Kontrolle gegeben, werden Werte nicht internalisiert und soziale Integration nicht realisiert. So kann es zu abweichendem Verhalten (Anomie) kommen. Dieses äußert sich in Verwahrlosung, Alkoholismus oder Drogenkonsum.
Den Verursachungskomplex für pathologisches Trinken hat Robinson (1975) herausgearbeitet:

1. eine positive Einstellung gegenüber dem Trinken,
2. Leitbilder, d.h. Personen, die angeben, wann, wie und wieviel zu trinken sei,
3. Entfremdung und schlechte Anpassung an die soziale Umwelt und in der Folge Versagensängste,
4. übersteigerte Erwartungen an das Ich sowie Verlust der sozialen Kontrolle, d.h. je größer die Zahl der Bindungen an Gruppen ist, eine desto gemäßigtere Lebensweise ist zu erwarten.

3.3.3 Soziale Ordnung und Ernährung

Jede Gesellschaft stellt ein Ordnungsgefüge dar. Zu den wichtigsten Begriffen gehören soziale Schichtung und Sozialstruktur.

Schichtspezifisches Ernährungsverhalten

Soziale Schichtung ist die Gliederung einer Gesellschaft in Bevölkerungskategorien nach einer bestimmten Rangfolge aufgrund von Bewertungskriterien, die in einer betreffenden Gesellschaft maßgeblich sind. Solch ein Kriterium kann z. B. die Abstammung sein. Dies resultiert in einer Einteilung der Bevölkerung in soziale Stände oder Kasten. Familiensysteme (patrilinear, matrilinear oder bilateral) weisen Frauen, unabhängig von Stand und Kaste, einen bestimmten Status zu. In Industriegesellschaften wird demgegenüber das Leistungsprinzip zur Grundlage der sozialen Differenzierung. Die Statuszuweisung erfolgt also nicht mehr aufgrund der Herkunft, sondern aufgrund der Leistung. Jedoch werden berufliche Stellungen in der Regel auch dort von den Machtträgern des Systems zugewiesen. Herkunft (im Sinne von Erziehung, Bildung), berufliche Position und Einkommen stehen meist in auffallendem Mißverhältnis, was nicht zuletzt auch dazu führt, daß schichtspezifisches Verhalten schwer zu ermitteln ist, z. B. bei Geschmacksrichtungen. Schlechter Geschmack wird in der Regel bestimmten Berufsgruppen zugeschrieben. Aber haben nicht auch viele Universitätsprofessoren einen vulgären Geschmack und ebensolche Manieren?

„Die Art der Nahrungsaufnahme macht in einer Gesellschaft Klassenunterschiede deutlich. Das Verhalten bei Tisch, der Gebrauch der Eßbestecke, die Bevorzugung einzelner Nahrungsmittel und ihr Genuß, die Auswahl der Getränke und der Trinkkomment waren immer Formen der Demonstration des sozialen Ranges" (Skobranek, 1985, S. 49).

Gegenstand der schichtspezifischen Ernährungsforschung ist die Ermittlung der nach Schicht (berufliche Stellung, Einkommen) unterschiedlichen Auswahl von Nahrungsmitteln in bezug auf Umfang und Qualität sowie der Begleitumstände des Verzehrs.

Während in den letzten zwei Jahrhunderten Lebensgenuß und Lebenskunst ihren Ausdruck oft im kulinarischen Kult einer vergleichsweise kleinen Ober- und Mittelschicht fanden, trifft dies heute aufgrund der gesteigerten Kaufkraft und des Einkommens seit den Nachkriegsjahren und aufgrund der heutigen Vielfalt an Konsummöglichkeiten kaum noch zu, sondern es profitiert auch die Unterschicht von der Vergrößerung der Sortimente und der Vervielfältigung der Geschmacksrichtungen (Tietz, 1985, S. 315). Durch die Verbreiterung und Aufspaltung der Mittelschichten haben sich spezifische Eß- und Trinkgewohnheiten ausgebildet, bei welchen durchaus Diffusionsprozesse möglich sind. Ein Beispiel hierfür bildet die „Grillwelle", die, ausgehend von der Camping-Ideologie der Unterschichten, die Mittelschichten erfaßt hat. Die Oberschichten sind heute nicht mehr Zentren der innovativen Kochkünste, was an der Verfügbarkeit von geeignetem Personal und an der fehlenden Bereitschaft, dieses in die Familie zu integrieren, liegt. Die Oberschicht hilft sich aus dem Dilemma, indem sie Spezialisten, z. B. den Partyservice von Mövenpick, engagiert, und so zunehmend diese Eßkultur von solchen Spezialisten gebildet wird. „Dem für gesellschaftliche Kontakte förderlichen und stimmungsfördernden Do-it-yourself der Mittelschichten entspricht in der Oberschicht ... eine Ausgliederung aller Vorbereitungen auf den Spezialisten" (Tietz, 1985, S. 315).

Ernährungsunterschiede ergeben sich auch aufgrund unterschiedlicher körperlicher Belastung unter den Berufsgruppen. Die Statistischen Jahrbücher für Ernährung, Landwirtschaft und Forsten zeigen, daß Arbeiter mehr Fleisch, Kartoffeln, Eier und Brot essen als Angestellte. Angestellte bevorzugen mehr Frischgemüse und Tee. Insbesondere liegt der Außer-Haus-Verzehr bei Arbeitern deutlich niedriger als bei Angestellten. Nourney (1981) ermittelte überdies, daß der Mehrkonsum von Fleisch und Wurst bei Arbeitern sich nur auf Schweinefleisch und Nicht-Schinkenwaren bezog.

Bourdieu (1984) argumentiert, daß Geschmacksrichtungen und Konsumnormen Wege sind, soziale Klassen voneinander zu unterscheiden. Geschmack wird bereits bei der Erziehung gebildet. In der französischen Gesellschaft mangle es den Industriearbeitern und Bauern an „kulturellem Kapital", so daß sie nicht in der Lage seien, etwas anderes auszuwählen als das, was die Massenproduktion offeriert. Die Industriearbeiter seien Leute, die nicht wüßten zu leben und die fettesten und am schwersten verdaulichen Speisen auswählen würden. Auch die Konsumnormen unterscheiden sich, aber keineswegs entsprechend „arm" und „reich". So tendieren Lehrer dazu, eher weniger für Nahrung und mehr für Kultur auszugeben. Angestellte und Industriearbeiter geben proportional mehr für Essen aus als alle anderen Berufsgruppen und weit weniger für Kultur.

Die soziale Schicht kann sich auch auf die Bewertung der Nahrung (Funktion der Mahlzeit) und Tischordnung auswirken, wie Jeggle (1988) herausgearbeitet hat. Die klarste soziale Grenzlinie fand sich zwischen Landwirten und Nichtlandwirten. In den landwirtschaftlichen Haushalten wurde der Nährwert des Essens wie nirgendwo sonst betont. Die Mahlzeit dient der Sättigung und nicht so sehr der familialen Identität. Die Ehemänner wurden von den Hausfrauen wie die Chefs behandelt. Dieser regiert bei Tisch, bestimmt, was auf den Tisch kommt und was gesprochen wird; entweder waren nur Arbeitsthemen zugelassen oder es wurde geschwiegen. Die übrigen untersuchten Haushalte wurden von Jeggle (1988) in „kleinbürgerliche Haushalte" (Arbeiter, einfache Angestellte) und in „bürgerliche Haushalte" (Beamte, Akademiker) eingeteilt. Im kleinbürgerlichen Milieu war die Mahlzeit teilweise von materiellen Interessen befreit. Man bevorzugte eine gewisse Internationalisierung des Essens. Diese Offenheit korrespondiert aber mit einer strengen Tischzucht. Es wurde darauf geachtet, daß die Kinder bestimmte Regeln befolgen, keine Witze erzählen, nicht über Sexuelles reden und keine Streitereien austragen. „Wenn die Ordnung der Familie nicht mehr durch gemeinsame Arbeit gesichert wird, muß sie anders – z. B. durch ein Netz von Ge- und Verboten beim Essen – einverleibt werden" (Jeggle, 1988, S. 203). Die bürgerliche Gruppe schien am lockersten. Über Tischregeln machte man sich lustig. Originalität ist gefragt, z. B. bei Gewürzen. Man ließ sich von Urlaubsreisen anregen, wollte weltoffen sein, achtete andererseits aber auch auf seine Gesundheit. „Aber was so gelassen aussieht, ist gleichfalls durch tiefinnere Regelsysteme gesichert. Gerade die Gelassenheit ist oberstes Prinzip ... Die eigene Ordnung, die einen beherrscht, wird interessanterweise als Entfesselung und natürliches System erlebt" (Jeggle, 1988, S. 203).

Sozialstruktur und Ernährung: Ernährungsweisen

Im Gegensatz zu sozialer Schicht bezeichnet „Sozialstruktur" die Gesamtheit der Grundlagen und Wirkungszusammenhänge der sozialen Beziehungen und sozialen Gebilde (Gruppen, Institutionen und Organisationen) in einer

Gesellschaft. Struktur zielt also auf den inneren Aufbau und damit auf den Zusammenhang von Elementen eines gegebenen Systems. „Aufgabe der Sozialstrukturanalyse als Gesellschaftsanalyse ist, die in einem gesellschaftlichen System jeweils wichtigsten (dominanten) Strukturelemente zu erfassen und in ihrem Einfluß und ihrer Wechselwirkung auf die Mikrostrukturen des sozialen Handelns und die gesellschaftlichen Makrostrukturen zu bestimmen" (Schäfers, 1992, S. 284).

Für die Analyse bedeutsam ist der Begriff der „Produktionsweise", die sich aus den „Produktionsverhältnissen" (Eigentumsordnung, Arbeit, Kapital) und den „Produktivkräften" (geistige und materielle Kräfte, z. B. Technik) ergibt. Es sind zwei Ansätze zu unterscheiden: der marxistische Ansatz geht von den Produktionsverhältnissen aus, die eine alles beherrschende Strukturbedeutung haben. In nichtmarxistischen Analysen spielen die Produktionsverhältnisse keine dominante Rolle, sondern es wird – v. a. für Industriegesellschaften – der tragende Einfluß der Technik angenommen.

In Entwicklungsländern ist die Wirtschaft bei Einsatz einfacher Technologie oft durch Subsistenzproduktion geprägt, d. h. daß die angebauten Produkte auch selbst verzehrt werden. Oft ist der Boden in Händen weniger und die Masse der Bevölkerung auf die Stufe von Landarbeitern herabgedrückt. Aus solchen Produktionsweisen ergeben sich bestimmte Ernährungsweisen.

„Ernährungsweisen" bezeichnet damit das Ergebnis der Produktionsweisen, soweit diese den Ernährungsbereich betreffen. Es ist darauf hinzuweisen, daß einige Autoren diesen Begriff auch für das soziale Ernährungsverhalten benutzt haben, was aber streng genommen nicht zulässig ist.

Für das Deutschland des 19. Jahrhunderts haben Teuteberg und Wiegelmann (1972) bestimmte Ernährungsweisen, d.h. strukturbedingte soziale Kosttypen, herausgearbeitet:

1. die freigewählte Kost der sozialen Oberschichten,
2. die Kost des städtischen Handwerkers, des kleinen Angestellten und Beamten sowie bessergestellten Facharbeiters,
3. die Kost des selbständigen Bauern, Fischers, Taglöhners und Gesindes,
4. die Kost des ländlichen Heimarbeiters und Handwerkers mit Nahrungsmitteleigenproduktion,
5. die Kost des von der Naturalwirtschaft völlig losgelösten großstädtischen einfachen Lohnarbeiters.

Der unter 3. genannte Typ ist als der älteste Kosttyp anzusehen, aus dem sich dann alle anderen Kosttypen entwickelt haben (Teuteberg & Wiegelmann, 1972). Die Auflösung der sozialen Kosttypen ist „am Ende des 20. Jahrhunderts ... dem Abschluß nahegekommen ... Der älteste Kosttyp scheint heute am Aussterben zu sein, da die Nahrungsmittelindustrie mittlerweile bis auf das abgeschiedenste Dorf auf dem Lande mit ihren Angeboten vorgedrungen ist. Der Durchschnittsarbeiter hat sich der freigewählten abwechslungsreichen Nahrung der Oberschicht so weit angenähert, daß diese im täglichen Verzehr kaum noch als Rangabzeichen gelten kann. Der Übergang zur industriellen Kost ist im großen und ganzen beendet. Es bestehen im wesentlichen noch landschaftliche, aber keine wirklich signifikanten sozialen Unterschiede mehr in der Ernährung" (Teuteberg & Wiegelmann, 1972, S. 93).

Zwar ist es richtig, daß es in Deutschland heute in diesem Sinne keine strukturbedingten Kosttypen mehr gibt und daß es zur Demokratisierung der Ernährungsgüter für die ganze Gesellschaft gekommen ist. Die oben genannten Erziehungsstile, Geschmacksrichtungen und Tischordnungen leben allerdings als „strukturbedingte Elemente im weiteren Sinne" fort und finden ihren Ausdruck in „Kennerschaft", vermutlich aber auch in „Könnerschaft" (materiell).

In Industriegesellschaften ist eine ständig zunehmende Konzentration zu verzeichnen, was Produktion, Industrie, Handel und Gastronomie gleichermaßen betrifft. Dadurch kommt es zu einer Standardisierung des Angebots, das zentral geplant und in den jeweiligen Ketten mit nur geringfügigen Änderungen übernommen wird. Das hat auch zur Folge, daß zahlreiche Produkte vom Markt verschwinden und einige wenige das Nahrungsangebot bestimmen. Andererseits hat die Massenproduktion hochwertige Produkte bei günstigen Preisen hervorgebracht und dazu beigetragen, daß sich der einzelne durch die industrielle Ernährungsweise ganzjährig und ohne lokale und saisonale Begrenzungen verhältnismäßig vielfältig ernähren kann. Zur Kritik an der Konsumgesellschaft wurde von Mennell (1988) Stellung genommen (s. Abschnitt 3.2.). Darüber hinaus sollte noch berücksichtigt werden, daß „die industrielle Konservierung auch die Möglichkeit, die Produkte unter marktwirtschaftlichen und ernährungswissenschaftlichen Kriterien zu standardisieren, bietet. Dieser Eingriff stellt einen bisher weithin unbeachteten Aspekt einer Vergesellschaftung der Ernährung dar, da sie einige Handlungsketten aus dem Gesamtprozeß der Ernährung dem privaten dezentralisierten Verfügungsbereich entzieht und in eine zentraler organisierte, der öffentlichen Kontrolle zugänglichen Sphäre überführt" (v. Ferber, 1980, S. 230).

Die Wirkungszusammenhänge aller an der Ernährung beteiligten Einrichtungen und Organisationen, wozu der Lebensmittelproduzent, die Lebensmittelindustrie, der Handel, die Gastronomie, die Medien und nicht zuletzt die privaten Haushalte zählen, genau herauszuarbeiten, stellt ein schwieriges Aufgabengebiet der Ernährungssoziologie dar. Dieses ist vor allem für Industriegesellschaften noch nicht umfassend behandelt worden. Darüber hinaus sind Industriegesellschaften keineswegs so homogen, wie gemeinhin angenommen wird, wie z.B. von Goody (1982) oder von Mennell (1988). Es bestehen nicht nur nationale (vgl. Kutsch, 1990), sondern auch regionale (vgl. Jeggle, 1986) und lokale (Stadt-Land) Unterschiede.

Auswirkungen der sozialen Ernährungsstruktur auf das soziale Handeln können in vielfältiger Weise erfolgen. So entlasten die Angebote der Lebensmittelindustrie die Hausfrau und Familie von allen Vorbreitungen, außer Einkauf und Verzehr, z.B. bei Fertiggerichten. Medien – Rundfunk, Fernsehen, Zeitungen – und Verkäufer können den Konsumenten in Wünschen und Verhaltensweisen beeinflussen. In diesem Zusammenhang sprach man auch von Manipulation. Ein Beispiel dafür bildet die Herstellung spezieller „traditioneller" Kochbücher, die, wie Matter (1990) feststellte, völlig aus ihrem gesellschaftspolitischen Bezug herausgerissen sind.

Zum Ernährungspluralismus in der Industriegesellschaft

Das Verhalten des Konsumenten in der Industriegesellschaft ist durch vielfältige Formen gekennzeichnet.

Es gibt eine ganze Reihe von Einstellungs- und Verhaltenstrends, die auf den ersten Blick nicht immer ganz widerspruchsfrei erscheinen: Einerseits die Verfeinerung des Geschmacks, andererseits der Hang zum Rustikalen. Es gibt den Trend zum Selbermachen, andererseits greift man in bestimmten Situationen zu Fertigprodukten. Es werden alte Traditionen wiederentdeckt und gleichzeitig sind Modernisierungstendenzen als Auflösung bestimmter Traditionen, z. B. der häuslichen Tischgemeinschaft, zu erkennen. Solche Polarisierungstendenzen lassen sich auch im Widerspruch zwischen der Feinschmekker- und Fast-Food-Generation feststellen.

Die GfK-Marktforschung und die Nestle-Gruppe (1986) haben drei Proto-Typ-Ernährungsstile herausgearbeitet:

1. Es lebe die Fertigkost: frei von Konventionen und Emotionen; vielfältig und bunt; modisch und originell.
2. Champagner, Hummer etc.: Eliteanspruch; Kenntnis von Etikette und Etiketten; Demonstration von Kenner- und Könnerschaft.
3. Milchprodukte: frei von Chemie; gesund und frisch.

Für die achtziger und neunziger Jahre ist also ein Ernährungspluralismus festzustellen: Innerhalb der Gesellschaft existieren verschiedene Eßgewohnheiten. Wesentlich ist, daß solche Ernährungsstile abwechselnd und von ein und derselben Person praktiziert werden. Die widersprüchliche Ernährungsweise nimmt vielfältige Formen an. Der Konsument findet nichts dabei, mittags die Pommes-Bude an der Ecke aufzusuchen, abends ins Feinschmeckerrestaurant nobel auszugehen und danach wochenlang eine karge Diät zu machen. Aber gerade die situationsabhängige Art und Weise, wie der Mensch ißt, bestimmt auch zwangsläufig das, was er ißt.

Der Bedeutungsverlust von traditionellen Feiertagen, zunehmende finanzielle Möglichkeiten und ein ganzjähriges Angebot aller Speisen heben den Gegensatz zwischen Alltags- und Festtagsspeisen auf. Neue Wertstrukturen und die Wiederentdeckung traditioneller Werte modifizieren Eßgewohnheiten. Kulturelle bzw. regionale Faktoren beeinflussen jedoch auch heute noch – zumindest teilweise – „was" gegessen wird; Schichteinflüsse beziehen sich heute mehr auf „wie" wird gegessen.

Für die Analyse ist hier von Bedeutung, daß eine einzige Ernährungsweise durch verschiedene Ernährungsformen gekennzeichnet ist. Die Möglichkeiten ihrer jeweiligen Verflechtung sind groß. Die Aufstellung entsprechender Typologien ist Gegenstand der Ernährungssoziologie und eignet sich für ernährungssoziologische Fragestellungen besser als die von der Wirtschaftswissenschaft vorgelegten Konsumententypologien, auf deren Darstellung hier verzichtet wird.

3.3.4 Soziale Prozesse und Ernährung

Zu sozialen Prozessen zählen insbesondere Mobilität und Wandel. Mobilität kann sich als sog. „soziale" oder als „räumliche" Mobilität vollziehen. Soziale Mobilität bedeutet den Auf- oder Abstieg innerhalb eines sozialen Systems, wohingegen bei räumlicher Mobilität ein Wohnortwechsel stattfindet.

Den Ernährungssoziologen interessiert, inwieweit sich durch beruflichen Aufstieg oder durch Wohnortwechsel (regional oder Stadt-Land) Änderungen im Ernährungsverhalten ergeben haben. Bei der Befragung von Personen, die aus ihrem Heimatmilieu in einen ganz anderen „Raum" – im Sinne von sozial, wirtschaftlich und regional – übergesiedelt waren, stellte Tolksdorf (1981b) fest, daß selbst bei den Jüngeren in über siebzig Prozent der Fälle Merkmale der elterlichen Küche zu finden waren, was sich ganz besonders in der Verwendung spezifischer Gewürze zeigte. Die in der Herkunftsfamilie gelernten Traditionen wurden also in ein ganz andersartiges soziales und geographisches Milieu übertragen. In diesem Zusammenhang ist auch das Motiv für Traditionen aus „Desinteresse" anzusprechen. „Man behält sie (Traditionen) nicht deshalb bei, weil man sie für besonders wichtig hält, sondern gerade umgekehrt, weil man sich mit den Nebensächlichkeiten nicht eigens befassen möchte, weil es das bequemste ist, die Dinge beim alten zu lassen" (Wiegelmann, 1990, S. 4).

Soziokultureller Wandel bezeichnet die Gesamtheit von sozialstrukturellen Veränderungen innerhalb des Wirkungszusammenhangs Gesellschaft. Dazu zählen alle soziologisch relevanten kulturellen, ökonomischen und politischen Neuerungen und Umformungen. Der soziokulturelle Wandel umfaßt den sozialen und den kulturellen Wandel. Sozialer Wandel bedeutet die gesamten Veränderungen innerhalb einer Gesellschaft im Hinblick auf ihre Struktur und das Beziehungsgeflecht. Den Veränderungen einzelner Phänomene steht der Wandel eines sozialen Systems als Ganzes gegenüber. Kultureller Wandel bezieht sich auf die Veränderungen in der Kultur, d.h. in den Werten, Normen, Institutionen und Werkzeugen, die in irgendeiner Form tradierbar sind (Wallner, 1979).

Der soziokulturelle Wandel ist zur Zeit in Industriegesellschaften durch Technisierungs-, Verstädterungs- und Demokratisierungsprozesse gekennzeichnet.

Den Wandel der Ernährung unter dem Einfluß der Industrialisierung haben Teuteberg und Wiegelmann (1972) herausgearbeitet. Die im 19. Jahrhundert weitverbreitete Selbstversorgung wurde von der Nahrungsmittelindustrie abgelöst. Die Sicherstellung der Volksernährung wurde vor allem durch die „Drei-Revolutionen", nämlich „Agrarrevolution", „Transportrevolution" und „Konservenrevolution" erreicht. Damit ist die Nahrungsversorgung nicht mehr an regionale und saisonal verfügbare oder begrenzt lagerungsfähige Produkte gebunden. Die sozialstrukturellen Kosttypen sind am Ende des 20. Jahrhunderts nahezu aufgelöst.

Ein weiteres Beispiel für den sozialen Wandel bildet die in den letzten Jahrzehnten vor sich gegangene partielle Auflösung der häuslichen Tischgemeinschaft. Durch Veränderungen in der Erwerbsstruktur, der Berufstätigkeit der

Frau, der Zunahme von Ein-Personen-Haushalten wurden Interaktions- und Kommunikationsstruktur am Familientisch erheblich reduziert.

Kulturelle Wandlungen hatten sich bereits vor dem Beginn der Industrialisierung, nämlich zwischen 1680 und 1840 vollzogen. Kartoffeln als Armennahrung, Kaffee/Tee, Reis und Zucker wurden eingegliedert. Die englische Küche setzte Anregungen in Norddeutschland, Süddeutschland wurde von der französischen und Wiener Küche beeinflußt. Kaffee und Tee wurden von den höfischen Kreisen und den Bürgern übernommen, wobei zahlreiche Territorien später wieder aufgehobene Kaffeeverbote für die unteren Schichten erließen. Diese behalfen sich mit Zichorienkaffee. Neue Eßsitten – Messer, Gabel, Teller – setzten sich im 17. Jh. in höfischen Kreisen, im 18. Jh. beim Bürgertum und ab dem 19. Jh. auch in ländlichen Kreisen durch. Das ursprüngliche Zwei-Mahlzeiten-System (10 Uhr und 17 Uhr) wurde auf Drei- oder Fünfmahlzeitensysteme ausgedehnt (Wiegelmann, 1967). Aufgrund ihrer wirtschaftlichen Struktur hatten bestimmte Regionen günstige Voraussetzungen für Innovationen. Dazu zählten die mit Industriearbeitern und Arbeiterbauern durchsetzten Regionen der Mittelgebirge, deren soziokulturelles Spannungsverhältnis den Boden für Innovationen schuf, sowie die durch große Gutshöfe geprägten Gebiete, z. B. Mecklenburg. Dort hatte die ländliche Bevölkerung aufgrund ihrer Abhängigkeitsverhältnisse kaum eigene Traditionen aufgebaut und übernahm deswegen Neuerungen von den nach internationalen Maßstäben lebenden Gutsbesitzern (Wiegelmann, 1990).

3.3.5 Gesellschaftliches Ernährungssystem

Der Begriff „Gesellschaftssystem" bewegt sich auf einem noch höheren Abstraktionsniveau als „Sozialstruktur". Unter Gesellschaftssystem versteht man einen sozialen Zusammenhang, bei dem soziale Elemente, z. B. Integration und Interaktion, als Struktureinheiten in Wechselbeziehung miteinander stehen, wobei Veränderungen eines oder mehrerer Bestandteile auch auf andere Struktureinheiten von Einfluß sind.

Beispiel: Das Ernährungssystem des Familienhaushalts setzt sich zusammen aus den gesellschaftlichen Wertvorstellungen und Verhaltensmustern bei Beschaffung und Zubereitung der Nahrung und der Mahlzeitenordnung und -gestaltung. Diese Elemente werden beeinflußt von der Haushaltsstruktur (vgl. Neuloh & Teuteberg, 1979). Ändert sich nun die Haushaltsstruktur, z. B. weil die Kinder aus dem Haus gehen, so ändert sich auch das gesamte Ernährungssystem des Familienhaushalts. Eine Änderung in der Ernährungskette kann alle übrigen Elemente tangieren. Wird etwa Schnitzel auf Tellern serviert, ist die Kommunikationsstruktur bei Tisch erheblich verschieden von jener Situation, in der ein Fonduetopf in der Mitte des Tisches steht. Dadurch werden auch die Einkaufs- und Zubereitungsaktivitäten verändert. Zur Erfassung des gesellschaftlichen Ernährungssystems müssen die Interdependenzen aller Gegenstandsbereiche der Ernährungssoziologie – Ernährungsnormen und Ernährungswerte, Ernährungsverhaltensmuster, soziale Ernährungsstruktur – aufgezeigt werden.

Entsprechend dem soziokulturellen System, der Wirtschaftsweise und der Sozialstruktur ergeben sich große Unterschiede im Ernährungssystem zwischen Jägern und Sammlern, Hirten, Wanderfeldbau betreibenden Subsistenzbauern, Bauernwirtschaften mit Naßreisanbau, vorindustriellen Stadtkulturen und den Industriegesellschaften. Innerhalb der einzelnen Kulturen ist die Variationsbreite aber sehr groß. Derartige Vergleiche herauszuarbeiten und sie zu begründen, bietet die Möglichkeit, das eigene Ernährungssystem besser zu verstehen.

Es gibt darüber hinaus in jeder Gesellschaft sog. Subkulturen oder Subsysteme, die sich in bezug auf Werte, Einstellungen, Verhalten etc. erheblich vom Durchschnittsbürger unterscheiden können. Ernährungssubsysteme umfassen z. B. die Anhänger einer bestimmten Weltanschauung, wie etwa Vegetarier, oder die Angehörigen ethnischer Minderheiten.

3.3.6 Die wichtigsten Definitionen der Ernährungssoziologie im Überblick

Das Kernstück der Ernährungssoziologie ist die Mahlzeitenordnung (institutioneller Aspekt der Ernährung). Diese kann definiert werden als die Gesamtheit der sozialen Beziehungen und Interaktionen der Menschen, die durch das Verhältnis zur Ernährung bestimmt werden und eng verbunden sind mit Rollensystemen, sozialer Schichtung, Mobilität, Normen, Werten und Einstellungen. Die Mahlzeitenordnung untergliedert sich in Zeit, Raum und soziale Ernährungssituationen (Mahlzeitenordnung im engeren Sinn). Sind die Nahrungsmittelbeschaffung und Nahrungszubereitung ebenfalls Gegenstand der Analyse, so kann man von Mahlzeitenordnung im weiteren Sinn sprechen.

Ernährungsweisen sind das Ergebnis der Produktionsweisen, soweit diese den Ernährungsbereich betreffen. Die Ernährungsweise der Industriegesellschaften ist durch zahlreiche Ernährungsformen (Ernährungspluralismus) gekennzeichnet, deren Verflechtungen und Typologisierungen die Ernährungssoziologie herauszuarbeiten hat.

Das gesellschaftliche Ernährungssystem umfaßt die jeweilige Ausprägung der institutionellen und ernährungsorganisatorischen Verhältnisse sowie das gesellschaftlich gültige Normen- und Wertesystem im Ernährungsbereich.

3.4 Methoden der Ernährungssoziologie

Die Ernährungssoziologie verfügt über keine speziellen Forschungsmethoden. Es werden dieselben Verfahrensgrundsätze wie in anderen Speziellen Soziologien und in der Allgemeinen Soziologie sowie zum Teil auch in anderen sozialwissenschaftlichen Fächern (Volkskunde, Ethnologie) angewendet.

3.4.1 In der Ernährungssoziologie anwendbare Methoden der Soziologie

Es haben sich eine Reihe von Verfahrensgrundsätzen etabliert (vgl. Wallner, 1979). Für Spezielle Soziologien und damit auch für die Ernährungssoziologie sind die empirische, verstehende, deskriptive, statistische, kausal-erklärende, analytische und die synthetische Methode von Bedeutung.

Empirische Verfahren werden bei Detailuntersuchungen der Gesellschaft angewendet. Man untersucht zum Beispiel das Verhalten der Familienmitglieder am gemeinsamen Mittagstisch.

Die verstehende Methode, die von Max Weber gefordert wurde, geht davon aus, daß man nur durch Einfühlungsvermögen und Miterleben den Sinn gesellschaftlicher Verhältnisse verstehen könne. Dies ist umstritten. Für Ethnologen bedeutet „Verstehen" eine Analyse des gesamten soziokulturellen Systems und seine Begründung. Denn gerade in fremden Kulturen ist man nicht in der Lage, durch Einfühlungsvermögen Einzelerscheinungen, z. B. Kannibalismus, zu „verstehen".

Bei der deskriptiven Methode werden Beobachtungen des sozialen Verhaltens, z. B. das Verhalten der Familienmitglieder am Mittagstisch, im Sinne eines Protokolls wiedergegeben.

Mit Hilfe von statistischen Verfahren wird das quantitative Vorkommen von Erscheinungen ermittelt, z. B. die Zahl der Teilnehmer am Kantinenessen. Durch den Vergleich statistisch erfaßbarer Faktoren gelingt es, Korrelationen nachzuweisen, z. B. den Zusammenhang zwischen Berufsgruppen und dem Verzehr bestimmter Nahrungsmittel.

Die kausal-erklärende Methode versucht, Erscheinungen im sozialen Raum auf konkrete Sachverhalte zurückzuführen. So kann man z. B. den Wandel des Ernährungssystems aus der Industrialisierung, der Zunahme der Bevölkerung im sekundären und tertiären Sektor und aus der gestiegenen Kaufkraft erklären.

Bei der analytischen Methode werden soziale Phänomene in ihre Elemente zerlegt. So sind z. B. bei der Erfassung der Ernährungswünsche auch das Beziehungsgefüge der Haushaltsmitglieder, die Schichtzugehörigkeit und die Einkommensverhältnisse zu berücksichtigen.

Die synthetische Methode führt, vorausgesetzt, daß Ergebnisse von Einzeluntersuchungen vorliegen, zum Erkennen gesellschaftlicher Verhältnisse oder zum Stellenwert sozialer Phänomene. So kann etwa die Entstehung von Fast-Food-Lokalen und deren Frequentierung durch alle Schichten als Strukturelement des allgemeinen Demokratisierungsprozesses verstanden werden.

Bei einer guten wissenschaftlichen Arbeit wird man nicht mit nur einer Methode auskommen. Eine rein deskriptive Darstellung bildet einen wichtigen Arbeitsschritt, ist aber kaum als Endfassung geeignet. Synthetische Methoden können nur angewendet werden, wenn bereits entsprechende empirische Untersuchungen vorliegen. Sind solche nicht vorhanden, müssen empirische Untersuchungen durchgeführt werden (z. B. Befragung), die durch die verstehende Methode und das analytische Verfahren ergänzt werden. Auch die Ergebnisse der Statistik wird man heranziehen. Zum Schluß versucht man, die Ergebnisse seiner eigenen Untersuchung in einen größeren Rahmen zu setzen und einen Begründungszusammenhang (kausal-erklärende Methode) herzustellen.

Einen besonders großen Stellenwert nimmt in der Soziologie – als Erfahrungswissenschaft – die empirische Sozialforschung ein, die sich zu einem eigenen Teilgebiet der Soziologie entwickelt hat. Hierzu ist eine umfangreiche Literatur erschienen, z. B. v. Alemann (1984) und Kromrey (1994).

3.4.2 Empirische Sozialforschung und spezielle Aspekte ernährungssoziologischer Untersuchungen

Es gibt in der empirischen Sozialforschung ein logisches System der Vorgehensweise, welches in seinen großen Zügen unabhängig von der jeweils verwendeten Methode gleich ist. Es handelt sich um folgende Schritte:

1. Entwicklung der Problemstellung.
2. Hypothesenbildung.
3. Festlegung der Erhebungsmethode.
4. Planung und Vorbereitung der Erhebung.
5. Durchführung der Erhebung.
6. Auswertung des erhobenen Materials.
7. Interpretation der Ergebnisse.

Entwicklung der Problemstellung und Hypothesenbildung

Zur Wahl des Themas wird man angeregt durch ein brennendes Problem, z. B. Ernährungsfehlverhalten in Wohlstandsgesellschaften, durch Kontroversen über eine Theorie, z. B. schichtspezifisches Ernährungsverhalten in der Industriegesellschaft oder durch einen Forschungsauftrag.

Um das Vorwissen zu erweitern, wird man sich Informationsmaterial beschaffen, bei dem es sich um wissenschaftliche Literatur, amtliche Berichte, Statistiken, Broschüren etc. handeln kann. Auch die Expertenbefragung, z.B. Gespräche mit Ernährungsberatern, Gastwirten oder Lebensmittelhändlern, ist von großem Nutzen.

Der Untersuchungsgegenstand muß benannt, d.h. nach Inhalt und Umfang definiert werden. Es sind Angaben zu Methoden und Techniken zu machen, die zur Erfassung des Sachverhalts notwendig sind. Damit soll eine Verknüpfung der begrifflichen und empirischen Ebene ermöglicht werden (Operationalisierung). Die Entscheidung, welche Kriterien (Indikatoren) man verwendet, ist von besonders weitreichender Bedeutung. Denn es ist ein Unterschied, ob man sich für z. B. Einkommen, Berufstätigkeit der Frau, Alter, Kinderzahl oder Stellung des Haushalts im Familienzyklus als Indikator für die Mahlzeitenordnung entscheidet.

In einer Untersuchung werden bestimmte Beziehungen zwischen Merkmalen (Variablen) formuliert (Hypothese). Die sog. abhängigen Variablen deuten Folgewirkungen an, die man in „je-desto-Sätzen" formuliert, z. B. je weniger Kinder vorhanden sind, desto mehr kann die Mutter Ernährungswünsche berücksichtigen. Die Beziehung zwischen Variablen (Hypothesen) wird meist in „Wenn-dann-Sätzen" formuliert, d.h. also „Wenn die Familien klein sind, dann findet der konziliante Erziehungsstil seine Anwendung".

Festlegung der Erhebungsmethoden

Die Konstruktion der Erhebungsmethode ist von größter Bedeutung für den wissenschaftlichen Ertrag und damit das Gelingen einer Untersuchung. Deshalb muß man sich genaue Gedanken darüber machen, welche Techniken für welchen Bereich der Untersuchung am besten geeignet sind. Unter den möglichen Techniken kommen Beobachtung und Befragung besondere Bedeutung zu.

Das Erhebungsinstrument kann ein Fragebogen sein, in dem die Fragen entweder offen oder im multiple-choice-Verfahren formuliert sind. Ein Beispiel für einen Fragebogen zum Ernährungsverhalten ist in Neuloh und Teuteberg (1979) enthalten. Eine Befragung ohne Fragebogen, bei der die Fragen frei formuliert und nur stichwortartige Aufschriebe gemacht werden, ist aufgrund ihrer zwanglosen Art zweifellos die beste; sie setzt allerdings Übung voraus.

Durch Fragebogen sind insbesondere die gesamten Strukturdaten, z.B. Größe des Haushalts, Zahl und Alter der Kinder, Beruf des Ehemanns und der Ehefrau, Bildung und verschiedene ernährungsrelevante Fragen zu erfassen. Dazu zählen Fragen zu Einkaufsmustern, zur Nahrungszubereitung, zur zeitlichen und räumlichen Mahlzeitenordnung, inwieweit Mahlzeiten außer Haus stattfinden und zu Ernährungseinstellungen. Es ergibt sich nicht nur das Problem, daß häufig Einstellungen nicht mit dem tatsächlichen Verhalten korrelieren, sondern es differieren darüber hinaus die Antworten unter den Familienmitgliedern, selbst in bezug auf tatsächliches Verhalten. So gab es etwa in der Untersuchung von Kutsch (1989) erhebliche Abweichungen zwischen den getrennt befragten Ehefrauen und Ehemännern.

Es empfiehlt sich, den Fragebogen in einer Voruntersuchung bzw. „pretest", d.h. bei einigen wenigen Interviews, auf seine Brauchbarkeit hin zu überprüfen. Durch die dabei gewonnenen Erfahrungen können Fehler beseitigt werden, Ergänzungen eingefügt, Umformulierungen vorgenommen und die endgültige Fassung festgelegt werden.

In anderen Bereichen ist die teilnehmende Beobachtung angebracht. Dazu gehören in erster Linie Fragen, die eine sich selbst bewertende Antwort erwarten, z.B. „Können Sie gut kochen?" Kann man von einer Frau mit schlechter Figur, unattraktivem Gesicht, geringer Bildung und ohne Beruf erwarten, daß sie zugibt, sie könne nicht kochen? Hier hilft es auch nicht, wenn man die Ehemänner befragt, denn diese würden sich mit einer entsprechenden Antwort ja selbst schlecht machen. Einer der schwierigsten Bereiche bleibt jedoch die soziale Mahlzeitengestaltung zu Hause. Es wurde immer wieder hervorgehoben, z.B. von Douglas und Nicod (1974) oder Fitzgerald (1977a), daß die Befragten versuchen, sich ein günstiges Image zu verschaffen. Durch die Anwesenheit eines Gastes können sich sowohl die servierten Speisen als auch die Tischordnungen, Tischunterhaltungen und die Behandlung der Kinder erheblich vom Alltag unterscheiden. Der Forscher darf gerade über das, was ihn am meisten interessiert, nämlich die Ernährung, nicht sprechen. Denn während eines längeren Beobachtungszeitraumes können entsprechende Hinweise zu temporären Änderungen führen.

Planung und Vorbereitung der Untersuchung

Diese Schritte umfassen die Planung des zeitlichen Ablaufs der Erhebung, die Durchführung des pre-tests, die Auswahl der zu Befragenden (Respondenten) sowie die Auswahl und Schulung der Interviewer.

Es ist zu unterscheiden zwischen „qualitativen" und „quantitativen" Untersuchungen. Durch qualitative Untersuchungen will man die Art sozialer Phänomene studieren, während durch quantitative Verfahren die Häufigkeit des Auftretens der Phänomene berücksichtigt wird.

Bei der Erhebungsauswahl, auch „Stichprobe" genannt, werden zu Erhebungszwecken aus einer Gesamtheit nur eine beschränkte Zahl von Personen ausgewählt, wobei die Ergebnisse für die Gesamtheit als gültig erachtet werden. Es gibt mehrere Möglichkeiten für die Auswahl. Die Zufallsauswahl wird nicht immer zufriedenstellend sein, denn wenn es z. B. um Ernährungserziehung von Schulkindern geht, müssen Familien mit schulpflichtigen Kindern befragt werden. Wird z. B. das Ernährungsverhalten im Dorfe X untersucht, so ist es wichtig, daß Angehörige aller Berufs- und Altersgruppen berücksichtigt werden (Random). Bei Quoten-Stichproben geht es darum, die Stichprobe im Umfang des Prozentsatzes an der Gesamteinheit zu bemessen. Wenn man z. B. schichtspezifisches Ernährungsverhalten untersuchen will und sich eine Schulklasse aus Arbeiter-, Angestellten- und Akademikerkindern im Verhältnis 25:40:35 zusammensetzt, dann müssen diese Anteile in der Gesamtauswahl entsprechend berücksichtigt werden.

Zur Erfassung des sozialen Wandels werden auch sog. „Panel-Untersuchungen" durchgeführt. Es wird zwei- oder mehrmals derselbe Personenkreis befragt, wodurch Aufschlüsse über Meinungs- und Verhaltensänderungen gewonnen werden können.

Die Zahl der Interviews wird in entscheidendem Maße von der verfügbaren Zeit, den vorhandenen finanziellen Mitteln und Mitarbeitern abhängen.

Es empfiehlt sich, sich rechtzeitig den Zugang zu den Respondenten zu sichern. Dazu zählt vor allem auch die rechtzeitige Kontaktaufnahme zu Betriebsleitern, Gastwirten, Gemeindevorständen, Lehrern etc., die darüber hinaus auch bereits bei der Vorauswahl der Stichprobe behilflich sein können.

Durchführung der Erhebung

Sowohl bei teilnehmender Beobachtung als auch bei Befragung bringt sich der Forscher mit in die Untersuchung ein. Dadurch entsteht eine spezifische Forschungssituation, die bereits einen Teil der Untersuchungsergebnisse darstellt. Wichtig ist immer, daß Fragen nicht allzu „dirigierend" gestellt werden.

Einzelinterviews sind Gruppenbefragungen in jedem Fall vorzuziehen. Gelegentlich wurde auch darauf hingewiesen, daß einem „neutralen" Ort gegenüber der Wohnung der Vorzug zu geben sei. Denn die Frauen tendierten dazu, sobald Familienmitglieder in Hörweite waren, ihre Antworten nur noch zögernd zu geben (Ulrich, 1981).

Die Ernährung gehört zum Aufgabenbereich der Frau. Aus diesem Grund sind in der Regel auch Frauen die Interviewpartner. Untersuchungen, in denen auch die Ehemänner befragt wurden, z. B. bei Kutsch (1989), sind bisher selten. Es ist zu berücksichtigen, daß Frauen männliche Interviewer unter Umständen nicht ins Haus bitten oder annehmen, daß diese von Ernährung sowieso nichts verstünden. Soziologen und Ernährungswissenschaftler tendieren dazu, Fachausdrücke und Fremdwörter zu benutzen, die der durchschnittlichen Hausfrau nicht geläufig sind. In ländlichen Gebieten kann ein Städter ein Fremder sein. Der Ernährungsbereich gehört zum Alltag. Deswegen muß man sich auf Sachverhalte konzentrieren, die man unbewußt für selbstverständlich hält. Umgekehrt glauben auch die Respondenten, daß diese den Forschern eigentlich schon längst bekannt sein müßten.

Auswertung der Daten und Interpretation der Ergebnisse

Ergebnisse aus der teilnehmenden Beobachtung werden zusammengestellt. Standardisierte Fragebögen können mit Hilfe der Statistik ausgewertet werden. Dabei ist zu bedenken, daß eine rein empirische Untersuchung, auch wenn diese im Hinblick auf Durchführung der Erhebung und Überprüfung der Hypothesen perfekt gemeistert wurde, für sich allein ziemlich „hohl" bleibt. Es geht darum, Aussagen über die handlungsleitenden Normen, Werte und Motive zu machen und Symbole und Traditionen zu berücksichtigen. Die Beziehung zu anderen Sozialwissenschaften und damit zu den in Abschnitt 3.2. vorgestellten Forschungsansätzen bleibt eng.

3.5 Relevante Themen, Ziele und Aufgaben

Folgende ernährungssoziologisch relevante Fragestellungen wurden bisher besonders berücksichtigt:

1. Gibt es in einer Gesellschaft Normen, die den Verzehr bestimmter Nahrungsmittel untersagen? Wie wirkt sich der in den Industriegesellschaften eingetretene Wertewandel auf das Konsumverhalten aus? Welche Funktionen erfüllen Konsum und Ernährung? Inwieweit sind Gegenkräfte wirksam, z. B. Tradition? Welche Formen nimmt die Revitalisierung traditioneller Kost an? Welche Ursachen liegen dieser Revitalisierung zugrunde?
2. Gibt es in einer Gesellschaft eine Sozialordnung, die bestimmten sozialen Klassen den Genuß spezifischer Nahrungsmittel untersagt? Gibt es ein schichtspezifisches Ernährungsverhalten? Inwieweit bestimmen Beruf und

Einkommen Umfang und Qualität der ausgewählten Nahrungsmittel? Hat die Schichtzugehörigkeit einen Einfluß auf Tischordnungen? Welche Regeln liegen bestimmten Tischordnungen zugrunde?
3. Historische Dimensionen: Wandel der Nahrungsgewohnheiten unter dem Einfluß der Industrialisierung; Auflösung der häuslichen Tischgemeinschaft; kulturelle Neuerungen aus historischer Sicht.
4. Welche Einstellungen bestehen gegenüber der Ernährung? Welchen Stellenwert nehmen Mahlzeiten ein? Welche Funktionen erfüllen sie? Welche Einstellungen bestehen gegenüber der Pflichterfüllung im Haushalt?
5. Welche sozialen Verhaltensmuster ergeben sich bei Beschaffung und Zubereitung der Mahlzeiten? Wie ist die häusliche Pflichtenverteilung geregelt? Inwieweit besteht ein Mitspracherecht der Familienmitglieder? Inwieweit beeinflussen Bezugsgruppen und Medien Auswahl und Zubereitung der Nahrung?
6. Wie ist die Mahlzeitenordnung in räumlicher und zeitlicher Hinsicht geregelt? Hat der Familienzyklus einen Einfluß auf die Mahlzeitenordnung? Welchen Stellenwert nimmt ein gemeinsames Mittagessen am Familientisch ein? Wird ein erstes und zweites Frühstück eingenommen? Von Erwachsenen? Von Schulkindern?
7. Welche Interaktions- und Kommunikationsstrukturen ergeben sich bei Mahlzeiten am Familientisch, in der Kantine, bei Einladungen, in Kneipen, in Fast-Food-Lokalen? Wie kann die Bevorzugung bestimmter Lokale begründet werden? Welcher Verursachungskomplex liegt dem Alkoholismus zugrunde?
8. Gibt es Subkulturen in einer Gesellschaft, deren Normen- und Wertesystem sich von dem der Gesamtgesellschaft unterscheidet? Ernährungseinstellungen, deren Begründung und die daraus folgenden Ernährungssysteme wurden besonders gut bei Vegetariern untersucht. Forschungsinteresse fand auch das Ernährungssystem ethnischer Minderheiten, z. B. desjenige türkischer Gastarbeiter in Deutschland.

Im Gegensatz zum Gegenstand eines Faches ist das Ziel, d. h. die Frage danach, was durch eine Untersuchung erkannt werden soll, nicht fachspezifisch. Auch andere Disziplinen, neben Ethnologie und Volkskunde insbesondere Psychologie und Sozialökonomie, beschäftigen sich mit Fragestellungen, die den Ernährungssoziologen interessieren. Dies gilt gerade für Ernährungssoziologie, da die meisten bisher durchgeführten Untersuchungen aus diesen Bereichen stammen. Für den ungeschulten Ernährungssoziologen besteht somit die Gefahr, daß er leicht in die Psychologie und Sozialökonomie abrutscht. Aber im Gegensatz zum Psychologen beschäftigt sich der Soziologe mit dem Verhalten vor dem Hintergrund gesellschaftlicher Verhältnisse, d. h. bestehender Werte und Ordnungen. Gegenüber dem Sozialökonomen, der sich ebenfalls mit wirtschaftlichen und sozialen Phänomenen befaßt, geht es dem Soziologen vielmehr um die ursächlichen Beziehungen und Verflechtungen zwischen den wirtschaftlichen und nichtwirtschaftlichen Aspekten des sozialen Lebens. Für den Ernährungssoziologen bedeutet dies, daß er auf den Erkenntnissen dieser Disziplinen zwar aufbaut, seine Aufgabe jedoch verschieden ist. Die Aufgabe der Ernährungssoziologie besteht darin, Ernährung als gesellschaftliches Interaktions-, Integrations- und Strukturelement herauszuarbeiten und entsprechende Zusammenhänge zu begründen.

Zum Schluß stellt sich die Frage nach dem Anwendungsbezug der Ernährungssoziologie. Ernährungswissenschaftler haben festgestellt (Pudel, Richter, Oltersdorf & Boeing, 1981):

> Das Ernährungsverhalten des Menschen wird nur in ganz bescheidenem Maße durch ernährungsphysiologische Grundregeln bestimmt. So kann die Analyse von Verzehrsgewohnheiten auch nicht auf solche Kategorien – wie eiweißreiche, fettarme, vitaminhaltige Nahrungsmittel – beschränkt bleiben, sondern muß auch die für die Menschen entscheidenderen Kategorien berücksichtigen, wie beispielsweise Art der Nahrungszubereitung ... und Art der Verzehrsgelegenheit. (S. 37)

Die Ernährungssoziologie kann zur Erhellung dieser Sachverhalte beitragen. Am wichtigsten ist allerdings, daß der Zusammenhang der einzelnen Elemente sichtbar und auf mögliche Folgewirkungen aufmerksam gemacht wird. Maßnahmen zur Veränderung des Ernährungsverhaltens an einer Stelle des Ernährungssystems führen nicht nur zu „unerwünschten Nebeneffekten" in einem anderen Teil der Ernährung selbst, sondern können darüber hinaus den sozialen Kontext verändern.

Treffend wurde dies von Mead (1943) formuliert:

> Alterations in the dietary practices of a people involve alterations in their whole behavior and may disturb the whole pattern of individual responsibility, destroy the sanctions upon which parental behavior is based, or alter a capacity for cooperative behavior. It is therefore the task of cultural anthropologists to provide this part of the conceptual scheme within which the various natural sciences concerned with soil, food composition and nutrition, can operate with due regard for the unitary character of human culture, informed at every step of the possible consequences of the changes they wish to bring about. (S. 181)

3.6 Perspektiven des Fachgebiets Ernährungssoziologie

Für die weitere Entwicklung des Fachgebiets Ernährungssoziologie werden die folgenden Empfehlungen gegeben:

- Die sich steigender Beliebtheit erfreuenden ernährungsphysiologischen und ernährungsökonomischen Arbeiten, in denen der Mensch nicht als soziales Wesen, sondern in Kilogramm Körpergewicht auftritt, sollten nicht mehr unter dem Titel „Ernährungssoziologie" erscheinen. Dies sollten insbesondere die entsprechenden Fachvertreter beherzigen, die die Anfertigung solcher Diplom-Arbeiten und Dissertationen tolerieren. Denn dadurch entsteht vielfach die Ansicht, daß derjenige, der weder Ernährungsphysiologie noch Ernährungsökonomie besonders beherrscht, Ernährungssoziologie mit der „linken Hand macht". Dies führt nicht nur zur Stagnation der Ernährungssoziologie, sondern auch zur Rufschädigung.
- Es ist wünschenswert, daß mehr auf die in Abschnitt 3.2 genannten anderen sozialwissenschaftlichen Arbeiten Bezug genommen wird.

- Der makrosoziologische Bereich der Ernährung bedarf weiterer theoretischer, methodischer und empirischer Durchdringung.
- Arbeiten, die die Unterschiede zwischen verschiedenen Gesellschaften ausarbeiten, führen zum besseren Verständnis gesellschaftlicher Ernährungssysteme, insbesondere des eigenen.

3.7 Zusammenfassung

Da es das Fachgebiet Ernährungssoziologie erst seit etwa 1980 gibt, wurde der Abschnitt „Historische Entwicklung" als Präsentation verschiedener sozialwissenschaftlicher Forschungsansätze konzipiert. Im Mittelpunkt der strukturalistischen und strukturfunktionalistischen Ansätze in der ethnologischen Nahrungsforschung steht die Mahlzeit, ihre innere Struktur und ihre Verflechtung mit anderen Lebensbereichen. Nahrung hat in allen Gesellschaftssystemen viele Funktionen zu erfüllen. Der symbolische Strukturalismus geht davon aus, daß den sichtbaren Elementen in der Nahrung bestimmte Ordnungen zugrunde liegen. Die Cultural und Social Anthropologists analysieren Ernährung in ihrem gesamten Zusammenhang von der Nahrungsmittelproduktion bis zum Nahrungskonsum. Solche umfassenden Analysen konnten bisher nicht – und können vermutlich auch nicht – für komplexe Industriegesellschaften überzeugend dargestellt werden. Die „klassische" Soziologie hat sich nur wenig mit Ernährung befaßt. Im Mittelpunkt standen die Mahlzeit als Teil des Gesellschaftssystems und die Entstehung der Essensvorschriften. Anschließend werden Analyseansätze aus der zeitgenössischen Ernährungssoziologie vorgestellt.

Der Gegenstandsbereich der Ernährungssoziologie umfaßt „Normen, Werte und Ernährung", „Ernährungsverhaltensmuster", „soziale Ordnung und Ernährung", „soziale Prozesse und Ernährung" sowie das „gesellschaftliche Ernährungssystem". Das Kernstück der Ernährungssoziologie bildet die Mahlzeitenordnung, die definiert wird als die Gesamtheit der sozialen Beziehungen und Interaktionen der Menschen, die sich aus dem Verhältnis zur Ernährung ergeben und eng verbunden sind mit Rollensystemen, sozialer Schichtung, Mobilität, Normen, Werten und Einstellungen (institutioneller Aspekt der Ernährung). Steht nur die Mahlzeit in räumlicher, zeitlicher und situativer Hinsicht im Mittelpunkt, kann man auch von Mahlzeitenordnung im engeren Sinne sprechen. Werden die der Mahlzeit vorgelagerten Bereiche, nämlich Nahrungsmittelbeschaffung und Nahrungszubereitung mit einbezogen, so handelt es sich um die Mahlzeitenordnung im weiteren Sinne. Das gesellschaftliche Ernährungssystem umfaßt die jeweilige Ausprägung der institutionellen und organisatorischen Verhältnisse in Abhängigkeit bestehender gesellschaftlicher Normen und Werte im Ernährungsbereich. Die Ernährung in Industriegesellschaften ist durch einen Ernährungspluralismus gekennzeichnet, d.h. es gibt zahlreiche Ernährungsformen innerhalb derselben Ernährungsweise.

Die Ernährungssoziologie verfügt über keine eigenen Forschungsmethoden. Es können die in anderen Speziellen Soziologien angewendeten Metho-

den benutzt werden (empirische, verstehende, statistische, analytische, synthetische, kausal-erklärende und deskriptive Methode). Eine besondere Bedeutung kommt auch in der Ernährungssoziologie der empirischen Sozialforschung zu, wobei es hier – Ernährung ist Intimbereich – einige schwierige Forschungsfelder gibt.
Das Kapitel schließt mit einem kurzen Bezug auf relevante Themen, Ziele, Aufgaben und Perspektiven.

Literatur

Abel, W. (1981). *Stufen der Ernährung. Eine historische Skizze.* Göttingen: Vandenhoeck & Ruprecht.
Abt, H. G. (1993). Ernährungsverhalten in Familienhaushalten. Ergebnisse einer empirischen Untersuchung. *Schriftenreihe der Arbeitsgemeinschaft Ernährungsverhalten, 9,* 95-103.
Alemann, H. v. (1984). *Der Forschungsprozeß. Eine Einführung in die Praxis der empirischen Sozialforschung* (2. Aufl.). Stuttgart: Teubner.
Arnott, M. C. (Ed.). (1975). *Gastronomy: The anthropology of food and food habits.* The Hague: Mouton.
Barlösius, E. & Manz, W. (1988). Der Wandel der Kochkunst als genußorientierte Speisengestaltung. Webers Theorie der Ausdifferenzierung und Rationalisierung als Grundlage einer Ernährungssoziologie. *Kölner Zeitschrift für Soziologie und Sozialpsychologie, 40,* 728-746.
Barthes, R. (1982). Für eine Psycho-Soziologie der zeitgenössischen Ernährung. *Freiburger Universitäts-Blätter, 75,* 65-73.
Becher, U. A. J. (1990). *Geschichte des modernen Lebensstils. Essen, Wohnen, Freizeit, Reisen.* München: C. H. Beck.
Bodenstedt, A. (1978). Ernährung und Tradition: Sozio-kulturelle Einflüsse auf das Ernährungsverhalten. *Ernährungs-Umschau, 25,* 103-109.
Bodenstedt, A. (1983). Ernährungsverhalten und Ernährungsberatung. In H.-D. Cremer (Hrsg.), *Nahrung und Ernährung* (2. Aufl.) (S. 239-267). Stuttgart: Ulmer.
Bodenstedt, A. (1991). *Soziologie des Ernährungsverhaltens. Eine Literaturauswahl.* Gießen: Wissenschaftlicher Fachverlag.
Bourdieu, P. (1984). *Distinction: A social critique of the judgement of taste.* Cambridge: Harvard University Press.
Deutsche Gesellschaft für Ernährung (Hrsg.). (1992). *Ernährungsbericht 1992.* Frankfurt/M.: DGE.
Douglas, M. (1972). Deciphering a meal. *Daedalus, 101,* 61-81.
Douglas, M. (Ed.). (1984). *Food in the social order. Studies of food and festivities in three american communities.* New York: Russel Sage Foundation.
Douglas M. & Nicod, M. (1974). Taking the biscuit: The structure of british meals. *New Society, 30,* 744-747.
Dröge, F. & Krämer-Badoni, T. (1987). *Die Kneipe. Zur Soziologie einer Kulturform.* Frankfurt/M.: Suhrkamp.
Edema, J. (1980). Soziologische Betrachtungen über Ernährungsgewohnheiten. *Ernährungs-Umschau, 27,* 149-153.
Eder, K. (1988). *Die Vergesellschaftung der Natur.* Frankfurt/M.: Suhrkamp.
Eisermann, G. (Hrsg.). (1969). *Die Lehre von der Gesellschaft. Ein Lehrbuch der Soziologie* (2. Aufl.). Stuttgart: Enke.
Elias, N. (1976). *Über den Prozeß der Zivilisation.* 2 Bde. Frankfurt/M.: Suhrkamp.

Farb, P. & Armelagos, G. (1980). *Consuming passions. The anthropology of eating.* Boston: Mifflin.
Ferber, C. v. (1980). Ernährungsgewohnheiten: Zur Soziologie der Ernährung. *Zeitschrift für Soziologie, 9,* 221-235.
Fitzgerald, T. K. (1977a). Anthropological approaches to the study of food habits. Some methodological issues. In T. K. Fitzgerald (Ed.), *Nutrition and anthropology in action* (pp. 69-78). Assen: Van Gorum.
Fitzgerald, T. K. (Ed.). (1977b). *Nutrition and anthropology in action.* Assen: Van Gorum.
Garine, I. de (1972). The socio-cultural aspects of nutrition. *Ecology of Food and Nutrition, 1,* 143-163.
GfK-Marktforschung, Nürnberg & Nestle-Gruppe Deutschland (1986). *Mensch und Ernährung 2000.* Nürnberg.
Gofton, L. (1989). Sociology of food consumption. *British Food Journal, 91,* 25-32.
Goody, J. (1982). *Cooking, cuisine and class: A study in comparative sociology.* Cambridge. Cambridge University Press.
Harris, M. (1988). *Wohlgeschmack und Widerwillen.* Stuttgart: Klett-Cotta.
Inglehart, R. (1979). Wertwandel in den westlichen Gesellschaften. In H. Klages & P. Kmieciak (Hrsg.), *Wertwandel und gesellschaftlicher Wandel* (S. 279-316). Frankfurt/M.: Campus.
Jeggle, U. (1986). Essen in Südwestdeutschland. Kostproben der schwäbischen Küche. *Schweizerisches Archiv für Volkskunde, 82,* 167-186.
Jeggle, U. (1988). Eßgewohnheit und Familienordnung. *Zeitschrift für Volkskunde, 2,* 189-205.
Jelliffe, D. B. (1967). Parallel food classifications in developing and industrialized countries. *American Journal of Clinical Nutrition, 20,* 279-281.
Jerome, N. W., Kandel, R. F. & Pelto, G. H. (Eds.). (1980). *Nutritional anthropology. Contemporary approaches to diet and culture.* New York: Radgrave.
Johansen, U. (1973). Die guten Sitten beim Essen und Trinken. Bericht von einem Feldforschungspraktikum über Gastfreundschaft, Konsumtionsnormen und Wirtschaftsdenken im Wandel bei türkischen Gastarbeitern. *Sociologus, 23,* 41-70.
König, R. (1973). Die soziale und kulturelle Bedeutung der Ernährung in der industriellen Gesellschaft. In R. König, *Soziologische Orientierungen* (S. 494-505). Köln: Kiepenheuer & Witsch.
Krabbe, W. R. (1974). *Gesellschaftsveränderung durch Lebensreform.* Göttingen: Vandenhoeck & Ruprecht.
Kroeber-Riel, W. (1984). *Konsumentenverhalten* (3. Aufl.). München: Vahlen.
Kroeber-Riel, W. (1986). Erlebnisbetontes Marketing. In C. H. Belz (Hrsg.), *Realisierung des Marketing. Marketing in unterschiedlichen Situationen von Märkten und Unternehmen.* 2 Bde. Savosa/St. Gallen: Ritter Crocifisso.
Kromrey, H. (1994). *Empirische Sozialforschung. Modelle und Methoden der Datenerhebung und Datenauswertung* (6. Aufl.). Opladen: Leske & Budrich.
Kutsch, T. (1985). Zur Programmatik der Ernährungssoziologie. *Hauswirtschaft und Wissenschaft, 33,* 51-56.
Kutsch, T. (1986). Soziale Determinanten und Rahmenbedingungen des Ernährungsverhaltens. *Hauswirtschaft und Wissenschaft, 34,* 5-15.
Kutsch, T. (1989). Zur Diskrepanz von Einstellungen und Verhaltensweisen zwischen Ehepartnern im Haushalts- und Ernährungsbereich. *Hauswirtschaft und Wissenschaft, 37,* 226-240.
Kutsch, T. (1990). Ethnic food, cuisines regionales, gruppen- und landschaftstypische Küchen. Essen als Teil der sozialen Identität. *Schriftenreihe der Arbeitsgemeinschaft Ernährungsverhalten, 7,* 29-37.
Kutsch, T. (1993a). Ernährungssoziologie. In T. Kutsch (Hrsg.), *Ernährungsforschung – interdisziplinär* (S. 98-135). Darmstadt: Wissenschaftliche Buchgemeinschaft.
Kutsch, T. (1993b). Ernährungssoziologie als empirische Sozialwissenschaft in drei Perspektiven: dem Normalfall, dem Ausnahmefall und dem Zukunftsfall. *Schriftenreihe der Arbeitsgemeinschaft Ernährungsverhalten, 9,* 47-58.

Laermann, K. (1978). Kommunikation an der Theke. Über einige Interaktionsformen in Kneipen und Bars. *Kölner Zeitschrift für Soziologie und Sozialpsychologie, Sonderheft 20,* 420-430.
Leach, E. (1972). Anthropologische Aspekte der Sprache: Tierkategorien und Schimpfwörter. In E. H. Lenneberg (Hrsg.), *Neue Perspektiven in der Erforschung der Sprache* (S. 32 – 73). Frankfurt/M.: Suhrkamp.
Levi-Strauss, C. (1965). Le triangle culinaire. *L'Arc, 26,* 19-29.
Levi-Strauss, C. (1976). Mythologica. Bd. 1, *Das Rohe und das Gekochte.* Frankfurt/M.: Suhrkamp.
Matter, M. (1990). Aspekte der Revitalisierung traditioneller Kost. *Schriftenreihe der Arbeitsgemeinschaft Ernährungsverhalten, 7,* 22-28.
Mauss, M. (1968). *Die Gabe. Über Formen und Funktionen in archaischen Gesellschaften.* Frankfurt/M.: Suhrkamp.
Mead, M. (1943). Anthropological approach to dietary problems. In *Transactions. New York Academy of Sciences,* Ser. II, 5, 177-182.
Mennell, S. (1988). *Die Kultivierung des Appetits. Die Geschichte des Essens vom Mittelalter bis heute.* Frankfurt/M.: Athenäum.
Meyer, S. & Schulze, E. (1988). Nichteheliche Lebensgemeinschaften – Eine Möglichkeit zur Veränderung des Geschlechterverhältnisses? *Kölner Zeitschrift für Soziologie und Sozialpsychologie, 40,* 337-356.
Mintz, S. W. (1987). *Die süße Macht. Kulturgeschichte des Zuckers.* Frankfurt/M.: Campus.
Murcott, A. (1982). On the social significance of the „Cooked Dinner" in South Wales. *Social Science Information, 21,* 677-695.
Murcott, A. (Ed.). (1983). *The sociology of food and eating. Essays on the sociological significance of food.* Aldershot: Gower.
Murcott, A. (1988). Sociological and social anthropological approaches to food and eating. *World Review of Nutrition and Dietetics, 55,* 1-40.
Murcott, A. (1992). Anthropology (sociology?) and food: Diversity in scope, appearance and evidence. *British Food Journal, 94,* 14-19.
Murcott, A. (1993). Kochen, Planung und Essen zu Hause. Männer, Frauen und Ernährung. *Österreichische Zeitschrift für Soziologie, 18,* 19-28.
Neuloh, O. & Teuteberg, H.-J. (1979). *Ernährungsfehlverhalten im Wohlstand. Ergebnisse einer empirisch-soziologischen Untersuchung in heutigen Familienhaushalten.* Paderborn: Schöningh.
Nourney, M. (1981). Über den Einfluß der sozialen Stellung auf das Ernährungsverhalten. *Ernährungs-Umschau, 28,* 50-52.
Pudel, V., Richter, M., Oltersdorf, U. & Boeing, H. (1981). Aspekte zum Ernährungsverhalten der deutschen Bevölkerung. In W. Kappus, V. Pudel, M. Richter, J. Siegel & A. Weddige (Hrsg.), *Möglichkeiten und Grenzen des Ernährungsverhaltens* (S. 28-37). Göttingen: Arbeitsgemeinschaft Ernährungsverhalten.
Richards, A. (1932). *Hunger and work in a savage tribe.* London: Greenwood (Reprint 1985).
Robinson, D. (1975). *From drinking to alcoholism: A sociological commentary.* London: Croom Helm.
Rogge, J. U. (1986). Von Pommes, Mayo und Wundertüten. Näherungen an eine Kultur zum Essen, Lutschen und Schmecken. *Zeitschrift für Kulturaustausch, 36,* 23-30.
Rosenbauer, J. (1989). Darstellung und Analyse des Außer-Haus-Verzehrs in der Bundesrepublik. *Hauswirtschaft und Wissenschaft, 37,* 164-169.
Schäfers, B. (Hrsg.). (1992). *Grundbegriffe der Soziologie* (3. Aufl.). Opladen: Leske & Budrich.
Simmel, G. (1957). Soziologie der Mahlzeit. In M. Landmann & M. Susman (Hrsg.), *Brücke und Tür. Essays des Philosophen zur Geschichte, Religion, Kunst und Gesellschaft* (S. 243-250). Stuttgart: Klett-Cotta.
Skobranek, H. (1985). *Blickpunkt Ernährung. Bedingungen und Grundlagen einer zeitgemäßen Ernährung.* München: Lexika.

Teuteberg, H.-J. (1985). Der Wandel der häuslichen Tischgemeinschaft und Aufgaben einer Haushalts- und Ernährungserziehung. *Hauswirtschaft und Wissenschaft, 33*, 30-40.

Teuteberg, H.-J. (1993a). Essen und Trinken als Gegenstand der Geschichtswissenschaft. In T. Kutsch (Hrsg.), *Ernährungsforschung – interdisziplinär* (S. 178-206). Darmstadt: Wissenschaftliche Buchgemeinschaft.

Teuteberg, H.-J. (1993b). Zur Sozialgeschichte und Soziologie des Vegetarismus. *Schriftenreihe der Arbeitsgemeinschaft Ernährungsverhalten, 9*, 64-78.

Teuteberg, H.-J. & Wiegelmann, G. (1972). *Der Wandel der Nahrungsgewohnheiten unter dem Einfluß der Industrialisierung*. Göttingen: Vandenhoeck & Ruprecht.

Teuteberg, H.-J. & Wiegelmann, G. (1986). *Unsere tägliche Kost. Geschichte und regionale Prägung* (2. Aufl.). Münster: Steiner.

Tietz, B. (1985). *Konsument und Einzelhandel. Strukturwandlungen in der Bundesrepublik Deutschland von 1970 bis 1995*. Frankfurt/M.: Lorch.

Tolksdorf, U. (1972). Ein systemtheoretischer Ansatz in der ethnologischen Nahrungsforschung. *Kieler Blätter zur Volkskunde, 4*, 55-72.

Tolksdorf, U. (1976). Strukturalistische Nahrungsforschung: Versuch eines generellen Ansatzes. *Ethnologia Europaea, 9*, 64-85.

Tolksdorf, U. (1981a). Der Schnellimbiß und The World of Ronald McDonald's. *Kieler Blätter zur Volkskunde, 13*, 117-162.

Tolksdorf, U. (1981b). Ethnische und regionale Determinanten im Ernährungsverhalten. In W. Kappus, V. Pudel, M. Richter, J. Siegel, & A. Weddige (Hrsg.), *Möglichkeiten und Grenzen des Ernährungsverhaltens* (S. 14-20). Göttingen: Arbeitsgemeinschaft Ernährungsverhalten.

Ulrich, H. J. (1981). Die Organisation der Ernährung im Haushalt und am Arbeitsplatz von Arbeiterinnen. *Hauswirtschaft und Wissenschaft, 29*, 209-217.

Ulrich, H. J. (1983). Frühstücksgewohnheiten von Schulkindern. *Ernährungs-Umschau, 30*, 410-412.

Wagner, C. (1993). Fremdenangst und Tischgemeinschaft. *Österreichische Zeitschrift für Soziologie, 18*, 29-40.

Wallner, E. M. (1979). *Soziologie* (6. Aufl.). Heidelberg: Quelle & Meyer.

Weber, M. (1980). *Wirtschaft und Gesellschaft* (5. Aufl.). Tübingen: Mohr.

Whiteman, J. (1966). The function of food in society. *Nutrition, 20*, 4-8.

Wiegelmann, G. (1967). *Alltags- und Festtagsspeisen. Wandel und gegenwärtige Stellung*. Marburg: Elwert.

Wiegelmann, G. (1971). *Was ist der spezielle Aspekt ethnologischer Nahrungsforschung?* In Ethnologia Scandinavica (S. 6-16).

Wiegelmann, G. (1990). Historische Grundlagen der regionalen Kostunterschiede in Mitteleuropa. *Schriftenreihe der Arbeitsgemeinschaft Ernährungsverhalten, 7*, 4-15.

Zentgraf, H. (1981). Zum Ernährungsverhalten großstädtischer Arbeitnehmer beim ersten und zweiten Frühstück. In W. Kappus, V. Pudel, M. Richter, J. Siegel & A. Weddige (Hrsg.), *Möglichkeiten und Grenzen des Ernährungsverhaltens* (S. 24-27). Göttingen: Arbeitsgemeinschaft Ernährungsverhalten.

Zentgraf, H. (1991). Sozialwissenschaftliche Ergebnisse zur Planung von Initiativen der schulischen Ernährungserziehung. *Hauswirtschaft und Wissenschaft, 39*, 166-170.

4 Ernährungsökologie – eine ganzheitliche Betrachtung des Ernährungssystems

C. LEITZMANN UND E.-M. SPITZMÜLLER

4.1 Einleitung

Der Mensch beeinflußt durch seine Ernährungsgewohnheiten nicht nur seine Gesundheit, sondern auch natürliche, kulturelle, politische und ökonomische Aspekte. Auf der einen Seite banal, da alltäglich und gewohnheitsbesetzt, andererseits jedoch bedeutsam, besitzt die eigene Ernährungsweise somit auch ein wichtiges politisches Moment. Die Freiheit über die Nahrungswahl beinhaltet aber auch die Verantwortung für die Konsequenzen dieses Handelns. Da der Mensch sich ernähren muß, ist die Ernährung ein persönlicher, alltäglicher Anlaß, um verantwortungsbewußtes Handeln zu praktizieren (Spitzmüller & Leitzmann, 1993, 1994).

Hier liegt der Ursprung der *Ernährungsökologie:* Die Ernährung des Menschen wird unter ökologischen, sozialen und gesundheitlichen Gesichtspunkten betrachtet. Ernährungsökologie, als neuer und interdisziplinärer Wissenschaftsansatz, zeigt die komplexen Wechselwirkungen der Ernährung mit dem Individuum, der Gesellschaft und der Umwelt (Abb. 4.1).

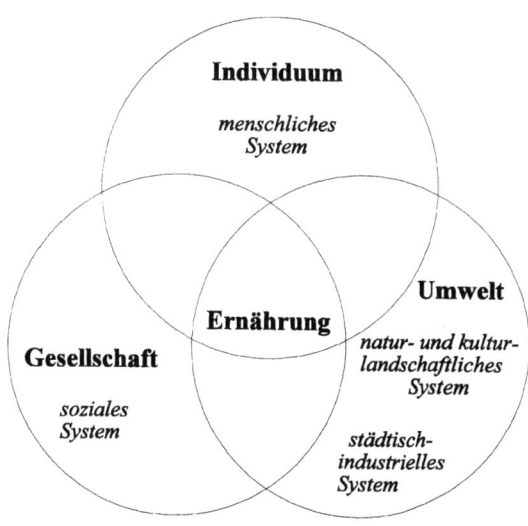

Abb. 4.1. Das System Ernährungsökologie (nach Spitzmüller, Pflug-Schönfelder & Leitzmann, 1993, S. 10).

Für das System der Ernährungsökologie leistet die *Oecotrophologie* (Haushalts- und Ernährungswissenschaften) die wissenschaftliche Auseinandersetzung mit der menschlichen Ernährung. Der Schwerpunkt der aktuellen Forschung liegt in speziellen Fragestellungen (z. B. Haushaltsanalyse, Nährstoffbedarf, ernährungsabhängige Krankheiten). Die *Ökologie,* als Wissenschaft von den Beziehungen der Organismen in einem System, liefert mit ihrer problemorientierten Sichtweise die Voraussetzung zu einer umfassenden Betrachtungsweise. Oecotrophologie und Ökologie werden in der Ernährungsökologie zusammengeführt.

Den Begriffen „Oecotrophologie" und „Ökologie" ist der griechische Wortstamm *„oekos"* (Haus, Haushaltung) gemeinsam. Bezogen auf Ernährung ist der Aspekt der „Unterhaltung" von besonderem Interesse. Das betrifft sowohl den „Lebens-Unterhalt" mittels Nahrung, als auch die „Unterhaltung" der Menschen miteinander. Somit sind neben der Nahrung auch die zwischenmenschlichen Beziehungen Mittel zum Leben. Ernährung dient als verbindendes Element.

Obwohl das Studium der Oecotrophologie eine breite Basis an Wissen aus verschiedenen naturwissenschaftlichen, ökonomischen und soziologischen Fachgebieten vermittelt, fehlt bisher die Verknüpfung dieser Einzelfächer. Dieses soll in der Ernährungsökologie geleistet werden, denn formal wird auch schon jetzt auf Interdisziplinarität Wert gelegt, die Praxis zeigt jedoch, daß diesbezüglich bisher erhebliche Defizite bestehen.

Die wissenschaftlichen Erkenntnisse der Ernährungsökologie führen u. a. zu den Werten *Verantwortung* und *Gerechtigkeit,* die wiederum dazu beitragen, langfristig die Grundlagen des Lebens zu schützen und zu erhalten. Der ernährungsökologische Anspruch resultiert in Empfehlungen zu einem bewußten Ernährungsverhalten. Es ist dieses Bewußtsein, welches Anstöße zum Handeln und zur Umsetzung gibt.

4.2 Historischer Überblick

4.2.1 Entwicklung und Verwendung des Begriffs Ökologie

Im Laufe der Zeit hat sich die *Ökologie* von einer rein physikalisch-biologischen Ausrichtung zu einer interdisziplinären Forschungsrichtung entwickelt, die Natur- und Gesellschaftswissenschaften miteinander verknüpft. Der Gegenstandsbereich, die Methoden und erkenntnistheoretischen Ansätze haben sich stark ausgeweitet. Grundlage der modernen, sog. neuen Ökologie und gleichzeitig ein Gesichtspunkt von höchster Bedeutung für das menschliche Leben war und ist die Erkenntnis, daß der Mensch selbst ein Teil der komplexen biogeochemischen Zyklen ist und zudem immer mehr Macht besitzt, diese Zyklen zu verändern.

Dieses erweiterte Verständnis des Ökologiebegriffs führt zu einem problemorientierten Forschungsansatz, in dem die vielschichtigen Faktoren der Wirklichkeit berücksichtigt werden können. Über die Bedeutung als biologische Wissenschaft hinaus wurde die Ökologie auch für den gesellschaftlichen Bereich zu einer „Leitwissenschaft" (Oechsle, 1988). Dabei steht der Begriff „Ökologie" nicht nur für eine Wissenschaftsdisziplin, sondern auch für Werthaltungen und für eine Lebenseinstellung.

Aus der erkannten Notwendigkeit, die menschliche Lebensweise in engem Zusammenhang mit ökologischen Prozessen zu betrachten und aus den Bestrebungen, Konsequenzen für die Praxis zu ziehen, entwickelten sich in neuerer Zeit verschiedene Gebiete der Ökologie (z. B. ökologischer Landbau, klinische Ökologie, Humanökologie, Kulturökologie, ökologische Medizin, Haushaltsökologie, ökologische Sozialisationsforschung, ökologische Buchhaltung, ökologisches Rechnungswesen).

Bezüglich der vielfältigen Bedeutung und Verwendung des Begriffs „Ökologie" ist heute oft die Rede von einem *„Paradigmenwechsel"*, d. h. von einer analytisch-linearen Sicht zu einer holistischen Betrachtungsweise. Der Aspekt der sog. Grenzüberschreitung der wissenschaftlichen Disziplin „Ökologie" ist ein wichtiger Teilaspekt des Paradigmenwechsels.

Die Ökologie läßt sich als systemtheoretischer Ansatz verstehen, wobei die Systemtheorie das Beschreiben und Gestalten von Systemen mit logisch-mathematischen Methoden beinhaltet. Die Bedeutung von Systemtheorie und Systemanalyse, sowie Modellbildung und Simulation dynamischer Systeme und damit eine ökologische Betrachtungsweise, nehmen zu (Jäger & Leitzmann, 1992). Systemtheoretische Forschungsansätze sind z. B. Ökobilanzen, Produktlinienanalysen, Technikfolgabschätzungen sowie Life-Cycle-Assessments (Lebenswegbewertungen von Lebensmitteln).

Die Merkmale von lebenden und ökologischen Systemen sind vielschichtig. Für höher entwickelte Lebewesen gilt zusätzlich, daß sie innerhalb gewisser Grenzen ihre Umwelt verwandeln können. Als lebender Organismus ist der Mensch Teil der Biosphäre. Gleichzeitig greift er als heterotrophes Wesen gezielt in die natürlichen Zusammenhänge ein und entnimmt die Stoffe, die er zu seiner Bedarfs- und Bedürfnisbefriedigung braucht. Zudem schafft er sich künstliche Systeme, wie kulturelle, politische und ökonomische Subsysteme, die hier unter dem Begriff „soziales System" zusammengefaßt werden. Soziale Strukturen und kulturelle Leistungen bestimmen die „ökologische Nische" des Menschen.

Diese verschiedenen Systeme können in *Ökosystemtypen* eingeteilt werden. Geordnet nach abnehmender Intensität der menschlichen Einflußnahme, werden urban-industrielle Ökosysteme, Agroökosysteme sowie naturnahe und natürliche Ökosysteme unterschieden. Hinzu kommen der Mensch selbst als System sowie seine soziale Umwelt. Die Wechselwirkungen der Naturnutzungen des Menschen sind tiefgreifender Art (Abb. 4.2).

Die Struktur des „Stoffwechsels" zwischen Gesellschaft und Natur für eine bestimmte Nutzung wie Landwirtschaft, Industrie, Ernährung o. ä. wird durch verschiedene Faktoren beeinflußt (Abb. 4.3).

Auch ohne nähere Erläuterungen wird deutlich, daß das Muster der Naturnutzung durch die entsprechende Gesellschaftsform geprägt wird.

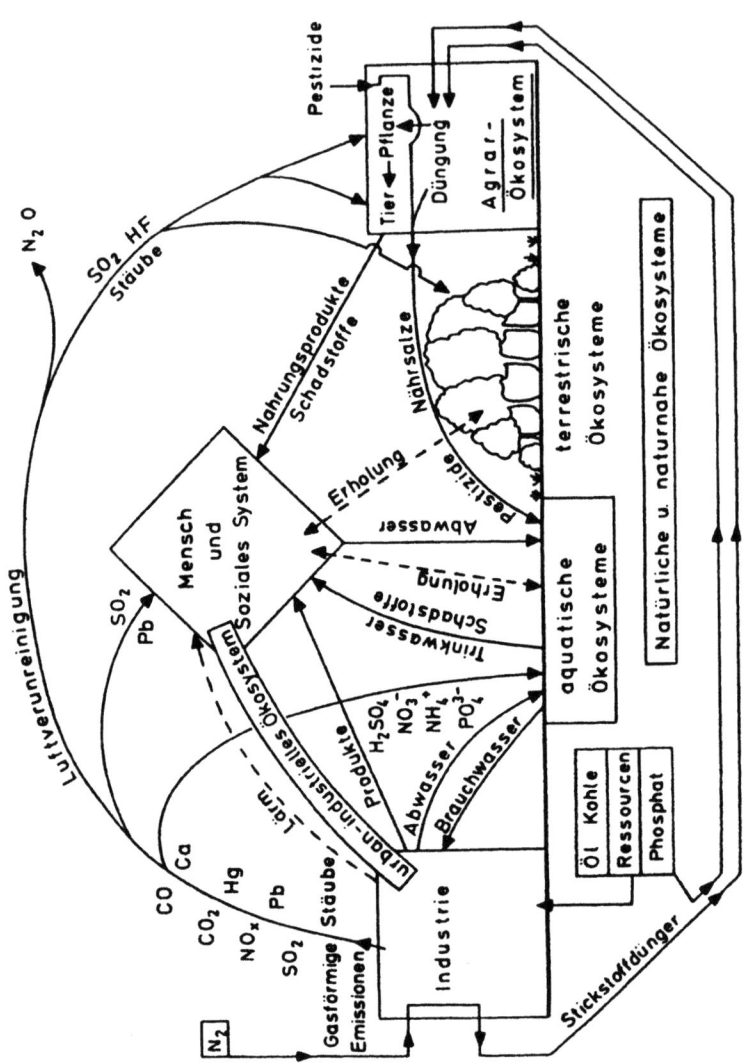

Abb. 4.2. Ökosystemtypen (Quelle: Umweltgutachten 1978, S. 20, Rat von Sachverständigen für Umweltfragen, Wiesbaden. Graphik-Ident-Nummer SR-U 78 0159).

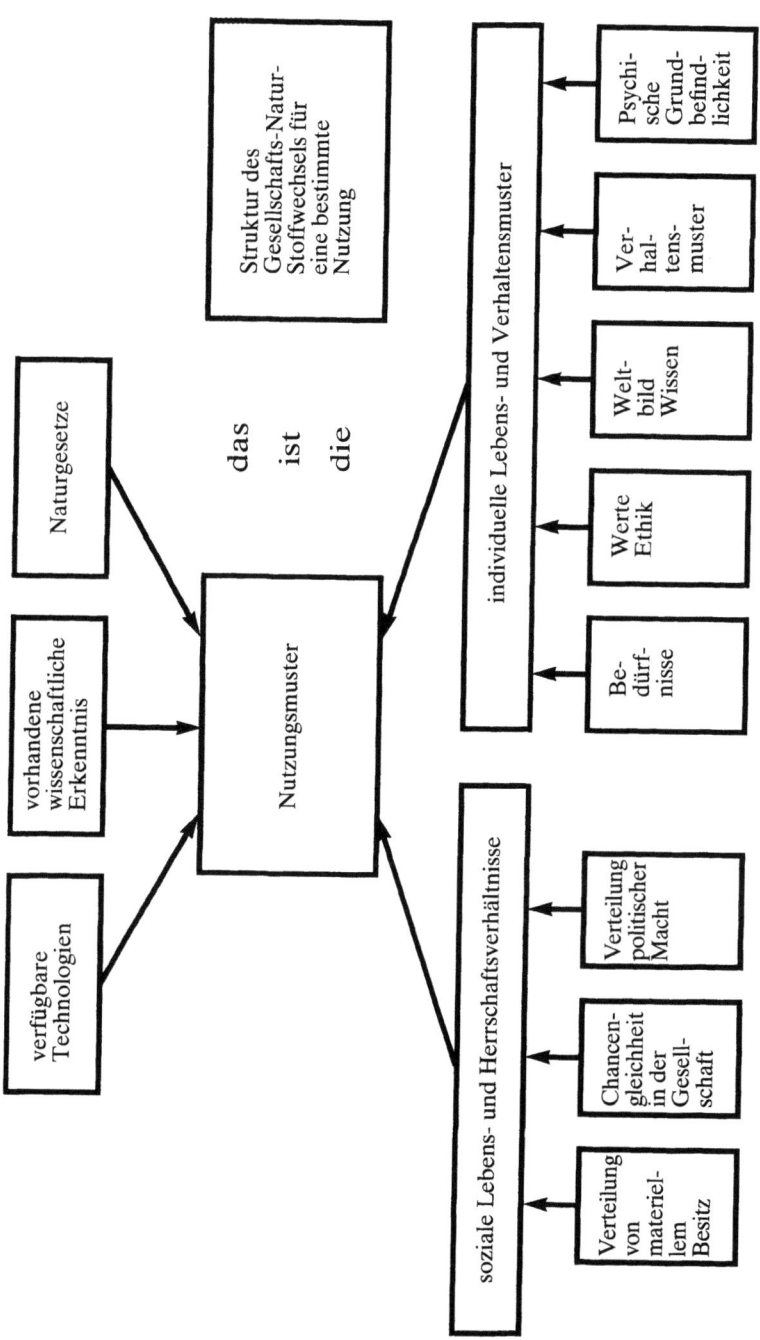

Abb. 4.3. Faktoren, die Nutzungsmuster prägen (nach Bechmann, 1984, S. 318).

4.2.2 Die Sonderrolle des Menschen

Durch die teilweise Loslösung der im Pflanzen- und Tierreich bestehenden Bindung an die Umwelt und der Entwicklung eines neuen Eigenzentrums mit Eigendynamik, steht der Mensch zugleich vor besonderen Möglichkeiten und besonderen Gefahren. Das Sich-Ausgrenzen von der Umwelt und eine Orientierung nach Innen birgt die Möglichkeit einer einzigartigen Bewußtseinsstufe und Selbstbeherrschung, aber auch die Gefahr der schließlich allzu starken Heraus-Isolierung aus dem Wirkungsfeld der Umwelt.

Der Mensch als Bestandteil der *Ökosphäre* unterliegt einerseits genau wie Tiere und Pflanzen größtenteils den ökologischen Gesetzmäßigkeiten. Andererseits besteht die einzigartige Rolle des Menschen als denkendes und handelndes Individuum, welches sich durch seine Selbstwahrnehmung, sein Bewußtsein und sein Abstraktions- und Planungsvermögen von allen anderen Lebewesen der Ökosphäre unterscheidet. Damit besitzt allein der Mensch die Fähigkeit, seine Umwelt gezielt zu beeinflussen und zu verändern.

Die kulturelle *Entwicklungsgeschichte* des Menschen macht die Hintergründe der menschlichen Sonderstellung offensichtlich. Als „primitiver" Mensch, z. B. als Mitglied eines sog. Naturvolkes – sofern kaum kulturelle Leistungen vollbracht werden – kommt er auch mit den Naturgesetzen wenig in Widerstreit. Je intensiver aber die Kultur bzw. Zivilisation entwickelt ist, um so mehr neigt der Mensch auch zu unnatürlichen oder widernatürlichen Handlungen.

Andererseits ist der Mensch ohne die gezielte Gestaltung seiner Umwelt heute nicht überlebensfähig. Mit seiner Fähigkeit zum freien Denken und Handeln gleicht der Mensch seine fehlende Spezialisierung für eine bestimmte Umwelt bzw. seine Instinktverunsicherung aus.

Die Geschichte des derzeit dominierenden Modells der Herrschaft des Menschen über die Umwelt zeigt, daß dieses Modell auch theologische Ursprünge hat („Macht Euch die Erde untertan!"). Dieser Herrschaftsauftrag wird als notwendige Voraussetzung für die Entwicklung der modernen Naturwissenschaften und der Technik in den industrialisierten Ländern gesehen *(Anthropozentrismus)*.

Mit Anbruch der Neuzeit verstärkte sich die Tendenz der Loslösung naturwissenschaftlicher Forschung aus den natürlichen Zusammenhängen. Gleichzeitig erhob sich der Mensch in seinem Selbstverständnis zunehmend über die Natur und rechtfertigte damit seine Nutzungsansprüche an die Erde sowohl als Nahrungs- und Rohstofflieferant als auch zur Aufnahme seiner Abfälle. Dies führte zur Ausbeutung und Belastung der Natur, was den Menschen einerseits verbesserte Lebensbedingungen ermöglichte, andererseits aber auch neuartige Probleme schuf, wie soziale, gesundheitliche und ökologische Probleme.

In der vom Mensch unbeeinflußten Umwelt werden die natürlichen Prozesse durch Rückkopplungsmechanismen kontrolliert. Die erworbenen Kenntnisse über die natürlichen Zusammenhänge befähigen den Menschen, in diese Kontrollmechanismen einzugreifen. Allerdings ist der Mensch durch seine kulturelle Entwicklungsgeschichte nur in sehr begrenztem Umfang in der Lage, die Zusammenhänge im natürlichen System zu erfassen, welche durch komplexe, vernetzte und dynamische Prozesse gekennzeichnet sind. Deshalb neigt er zur *„Linearisierung"* ökologischer Kreisläufe und zur Vereinfachung natürlicher Zusammenhänge. Er begreift sein Handeln nicht in zirkulären Prozessen mit zahllosen Konsequenzen, sondern als Abfolge gerichteter kalkulierbarer Abläufe.

Da die Nutzungsmöglichkeiten der Ökosphäre begrenzt sind, aber diese die einzige Lebensumwelt für den Menschen darstellt, ist der Mensch letztlich auf die Erhaltung seiner Umwelt angewiesen. Der Mensch befindet sich trotz teilweiser Loslösung von der Natur weiterhin in einer starken Abhängigkeit.

Der Mensch sollte sich auch auf seine Rolle als Glied einer weltumspannenden Verantwortungsgemeinschaft besinnen (Kloetzli, 1983). Die Wahrnehmung von Wechselwirkungen und das Denken in ganzheitlichen Zusammenhängen führt zu einer holistischen bzw. ökologischen Betrachtungsweise. Daraus resultiert ein bewußtes, verantwortliches Handeln.

4.3 Die Ernährung des Menschen in den Systemen – Ernährungsökologie

Nahrung wird durch Kultivierungsmaßnahmen erzeugt, über Land-, Wasser- oder Luftwege transportiert, von Lebensmittelhandwerk und -industrie verarbeitet, verpackt und gelagert, um zu den Bestimmungsorten zu gelangen, wo sie verkauft werden soll. Teilweise wird sie verzollt und fast immer versteuert und gelangt nach weiterer Lagerung und anschließendem Transport in den Handel und somit zum Verbraucher, der sie zubereitet und verzehrt und die Reste wegwirft. Um die Versorgung der Weltbevölkerung mit Nahrung zu sichern, ist ein erheblicher Aufwand an Arbeit, Energie und Ressourcen erforderlich.

Gerade die Ernährung bietet zahlreiche Ansatzpunkte für den Menschen, aktiv auf seine Umweltbedingungen einzuwirken. Die teilweise undurchsichtigen Verflechtungen zeigen gleichzeitig aber auch die Ohnmacht, mit der die Menschen den Auswirkungen gegenüberstehen. Oft ist die Ernährungsform ein eher zufälliges Ergebnis von Hunger und Verfügbarkeit an Nahrung. Da sich jeder Mensch ernähren und meist um seine Versorgung mit Nahrungsmitteln bemühen muß, ist er damit zwangsläufig in die vernetzten Umweltsysteme eingebunden. Der Ausbau der Infrastruktur und die Verbesserung der Kommunikationssysteme sorgen für eine rasche, weltweite Verbreitung der Auswirkungen.

Ernährung ist aber zunächst eine ganz *persönliche Angelegenheit*. Der einzelne hat Vorlieben für bestimmte Speisen und entwickelt im Rahmen der vorgegebenen Traditionen und Erziehung entsprechend individuelle Ernährungsgewohnheiten, über die er meist nicht weiter nachdenkt. Der alltägliche Verzehr von Nahrungsmitteln zur Sättigung und Erhaltung der Körperfunktionen und des Wohlbefindens wird zur Routine. Um Ernährungsverhalten zu ändern, muß der gewohnte Ablauf unterbrochen werden. Gründe für eine Änderung können z. B. gesundheitliche Probleme, veränderte Preise, Verfügbarkeit von Nahrung, Meldungen in den Medien, Beeinflussung durch andere Menschen, Bewußtseinsänderungen oder das Erkennen von Verantwortung sein.

Durch sein Ernährungsverhalten wirkt jeder einzelne auf seinen Organismus ein und trägt somit selbst einen wichtigen Teil der Verantwortung für seine Gesundheit. Die bisher genannten Ernährungsaspekte sind vorwiegend individueller Art und notwendig, um den menschlichen Organismus, aber auch die Psyche gesund und leistungsfähig zu erhalten. Aufgrund der Verknüpfung der Ernährung mit den verschiedenen Umweltsystemen reicht der Einfluß des einzelnen aber weiter. So trägt der Verbraucher durch den Kauf eines bestimmten Nahrungsmittels zur Entwicklung einer *Eßkultur* bei. Durch zunehmend globale Vernetzungen werden isolierte Betrachtungen der modernen Nahrungsmittelproduktion und der individuellen Ernährungsgewohnheiten der aufgezeigten Problematik nicht gerecht.

Derzeit sind gerade die Menschen zunehmend bereit, ihre Lebensweise in Zusammenhang mit ihrer Umwelt zu überdenken, die den größten „Umweltverbrauch" betreiben. Immer mehr Menschen suchen nach Möglichkeiten, einen persönlichen Beitrag zur Lösung bestimmter globaler Probleme zu leisten (zunehmende Umweltzerstörung, Ressourcen- und Energieverschwendung, Zivilisationskrankheiten, Probleme in den sog. Entwicklungsländern u. a. m.). Unterschiedliche Motive führen dazu, „Ernährung" als Ansatzpunkt zu nehmen, um neben gesundheitlichen auch auf ökologische und soziale Umweltbedingungen günstig einzuwirken.

Die Erkenntnis der Vernetzung der Ernährung mit fast allen Lebensbereichen macht eine *Erweiterung* der üblichen ernährungswissenschaftlichen Betrachtungsweise, die hauptsächlich die bedarfsgerechte Versorgung des menschlichen Organismus mit lebensnotwendigen Nährstoffen beinhaltet, notwendig. Der vorwiegend gesundheitliche Aspekt der Ernährung muß um ökologische und soziale Belange ergänzt werden und führt somit zum Konzept der Ernährungsökologie.

Der *Begriff „Ernährungsökologie"* wurde von Leitzmann (1986) vorgeschlagen, um die ganzheitlich ausgerichtete „Vollwert-Ernährung" durch eine entsprechende wissenschaftliche Fachdisziplin zu ergänzen. Die Vollwert-Ernährung ist die praktische Umsetzung der wissenschaftlich begründeten Ernährungsökologie (Leitzmann, 1993b; v. Koerber, Männle, Leitzmann, Eisinger & Watzl, 1994). Ernährungsökologie ist folgendermaßen definiert (Arbeitsgruppe Ernährungsökologie, 1988, 1992; Maschkowski, v. Koerber, Oltersdorf & Leitzmann, 1991):

„Ernährungsökologie, eine interdisziplinäre Wissenschaft, beinhaltet die Wechselwirkungen der Ernährung mit dem Individuum, der Umwelt und der Gesellschaft. Anliegen der Ernährungsökologie ist es, realisierbare, zukunftsweisende Ernährungskonzepte zu entwickeln, die sich durch hohe Gesundheitsverträglichkeit, Umweltverträglichkeit und Sozialverträglichkeit auszeichnen."

Die konkreten *Aufgaben* der Ernährungsökologie sind:

- Untersuchung von komplexen Zusammenhängen des Ernährungssystems anhand interdisziplinärer Forschung.
- Erfassung der Wirkungen/Nebenwirkungen von Ernährungsproblemen (z.B. soziale, ökologische Folgen und Folgekosten).
- Entwicklung von Maßnahmen zur Lösung existierender Ernährungsprobleme, einschließlich vorhersehbarer Probleme in Industrie- und Entwicklungsländern.

- Konzeption von realisierbaren, zukunftsweisenden Ernährungsformen, die sich durch Gesundheitsverträglichkeit, Umweltverträglichkeit und Sozialverträglichkeit auszeichnen.

Ziel der Ernährungsökologie ist – wie bei allen Wissenschaften – Erkenntnis. Diese Erkenntnisse führen über Induktion und Modellbildung zur Ableitung von Bewertungen. Aus Analysen der Ernährungsökologie leiten sich zwangsläufig folgende *Forderungen* ab:

- Hohe Lebensqualität, besonders Gesundheit.
- Schonung der Umwelt.
- Förderung der sozialen Gerechtigkeit, weltweit.

4.4 Die Notwendigkeit einer neuen Betrachtungsweise

Angesichts zunehmender Zivilisationskrankheiten, drohender Umweltkatastrophen, Ressourcenverknappung, Bevölkerungsexplosion u. v. a. ist es dringend erforderlich, die derzeitige Situation zu überdenken und nach den eigentlichen *Ursachen* für die Entstehung der Probleme zu fragen.

In den westlichen Industrieländern gelten die Bedingungen von Demokratie, Kapitalismus und sozialer Marktwirtschaft. Deren Ziele sind Wachstum, Profit und Fortschritt, wofür rationales Denken und Arbeiten Grundvoraussetzungen sind. Ökonomische Prinzipien stehen im Vordergrund. Dadurch wuchs einerseits der Wohlstand, andererseits entwickelte sich die Industriegesellschaft immer stärker zur Überfluß- und damit auch zur Wegwerfgesellschaft. Das hat direkte Auswirkungen auf das Verständnis von „Natur".

Die tendenziell unbegrenzte, nur Fortschrittsinteressen des Menschen und meist wirtschaftliche Interessen verfolgende Perfektionierung der Technik, hat einen unbekümmerten Umgang mit den natürlichen Ressourcen zur Folge. Die Natur wird als Instrument, z. T. kostenlos und angeblich immer verfügbar, als Mittel zum Zweck gesehen. Da die Ressourcen jedoch begrenzt sind, besteht die Gefahr der Ausbeutung. Folglich geht es in der Naturwissenschaft zwar darum, die Natur zu erklären und ihre Gesetzmäßigkeiten aufzudecken, aber die Gefahr der Verselbständigung der Forschung muß erkannt und kontrolliert werden.

Naturwissenschaft und Technik haben in der Industriegesellschaft einen hohen Stellenwert. Der technologische Fortschritt gilt nicht nur als oberster Problemlöser, sondern er bestimmt auch unseren Lebensstil, unsere gesellschaftlichen Organisationen und beeinflußt unser *Wertesystem*. Capra (1992) spricht von einem „technologischen Determinismus", der sich aus dem hohen Status der Naturwissenschaft in unserem Leben ergibt – gemessen am Ansehen von Philosophie, Kunst oder Religion. Die naturwissenschaftliche Darstellung der Wirklichkeit ist aber nicht ausreichend, denn sie kann sich immer nur mit bestimmten Ausschnitten in bestimmten Zusammenhängen befassen. Für den einzelnen bedeuten die o. g. Ziele und Prinzipien, daß das Ideal eines egozentrischen, selbständigen einzelnen dominiert – also ein radikaler Individualismus gefragt ist. Es erfolgt eine Orientierung an Besitz- und Leistungswerten. Als Konsequenz macht sich eine Tendenz bemerkbar, allein rationale Kriterien als Maßstab menschlicher Bewußtseinsinhalte – und damit auch der obersten Sinngebung – gelten zu lassen. Wissenschaftsgläubigkeit kann so zur Ideologie werden.

Als weiteres Problem unserer Zeit gilt das *Denken in kurzen Zeitabschnitten* (z. B. Wahlperioden), welches durch das politische und ökonomische System in Industrienationen mit Schwerpunkt auf mittelfristiger Planung gefördert wird. Oft werden eher ökonomisch und politisch opportune, kurzfristige Ziele angestrebt als ökologisch notwendige Ziele, die meist erst längerfristig „Erfolge" zeigen. Die gesamte Lebensweise in der Industriegesellschaft ist geprägt von linearem Denken, einer starken Prägung durch materielle Werte und einer vorwiegend kurzfristigen und egoistischen Planung. Dabei wäre es erforderlich, in Generationen zu denken, wie es bei den Forstwirten üblich ist.

Eine *ganzheitliche Betrachtungsweise* ist notwendig, um die analytische Arbeit von vornherein in das Gesamtgefüge der zielgerichteten Forschung und des Erkennens einzuordnen. Es handelt sich dabei um ein unendliches und verflochtenes Wirkungsgefüge, mit einer Vielzahl von Ursache-Wirkungs-Beziehungen, dessen Komplexität nur durch eine neue, vernetzbare Denk- und Arbeitsweise annähernd zu erfassen ist. Dieses Denken beruht auf dem Bewußtsein der grundlegenden Verknüpfung und wechselseitigen Abhängigkeit aller Phänomene und der Eingebundenheit des einzelnen Menschen sowie der Gesellschaft in die zyklischen Vorgänge der Natur. Das vorherrschende kausalanalytische, lineare Denken hat sich für das tägliche Leben und im Hinblick auf die Zukunft als unzureichend erwiesen.

Im Gegensatz zum Forschungsideal von Humboldt trägt der Wissenschaftler *Verantwortung* für seine Forschung. Distanzierte Objektivität ist nicht möglich, da Entdeckungen Konsequenzen haben, die den Zustand der Welt verändern und so den Forscher in seinen Forschungsgegenstand mit einbeziehen. Die Freiheit der Forschung ist nicht unendlich. Sie ist nicht nur begrenzt in Werten und Normen der Gesellschaft, auch eine gewisse Selbstbeschränkung ist notwendig, die alles „Machbare" auf seinen Sinn für die gesamte Menschheit und auf ihr Weiterbestehen prüft und die Konsequenzen in den Forschungsprozeß mit einbezieht. Denn eine Gesellschaft muß die Entscheidungsmöglichkeiten, die eine begrenzte Erde läßt, nicht nur nach den gegenwärtigen menschlichen Wertmaßstäben, sondern auch nach denen zukünftiger Generationen abwägen.

4.5 Aufgaben und Ziele

4.5.1 Die ernährungsökologische Betrachtungsweise der natürlichen Umwelt

Die Geschichte des Lebens auf der Erde ist stets eine der Wechselwirkungen zwischen den Geschöpfen und ihrer Umgebung gewesen. So ist der heutige Zustand der Umwelt das Ergebnis einer langen *Entwicklungsgeschichte*. Ursprünglich übte der Mensch nur einen geringen Einfluß auf die Natur aus. Als

4.5 Aufgaben und Ziele 131

Sammler und Jäger war er gezwungen, sich den natürlichen Umweltgegebenheiten anzupassen. Im Laufe der Zeit entwickelte er geeignete Techniken, so daß es heute nur noch wenige Ökosysteme gibt, in die der Mensch nicht in irgendeiner Weise eingreift. Er nutzt die Natur zur Erzeugung von Nahrungsmitteln (Kultur- bzw. Agrarlandschaft), als Erholungsraum (Naturlandschaft)

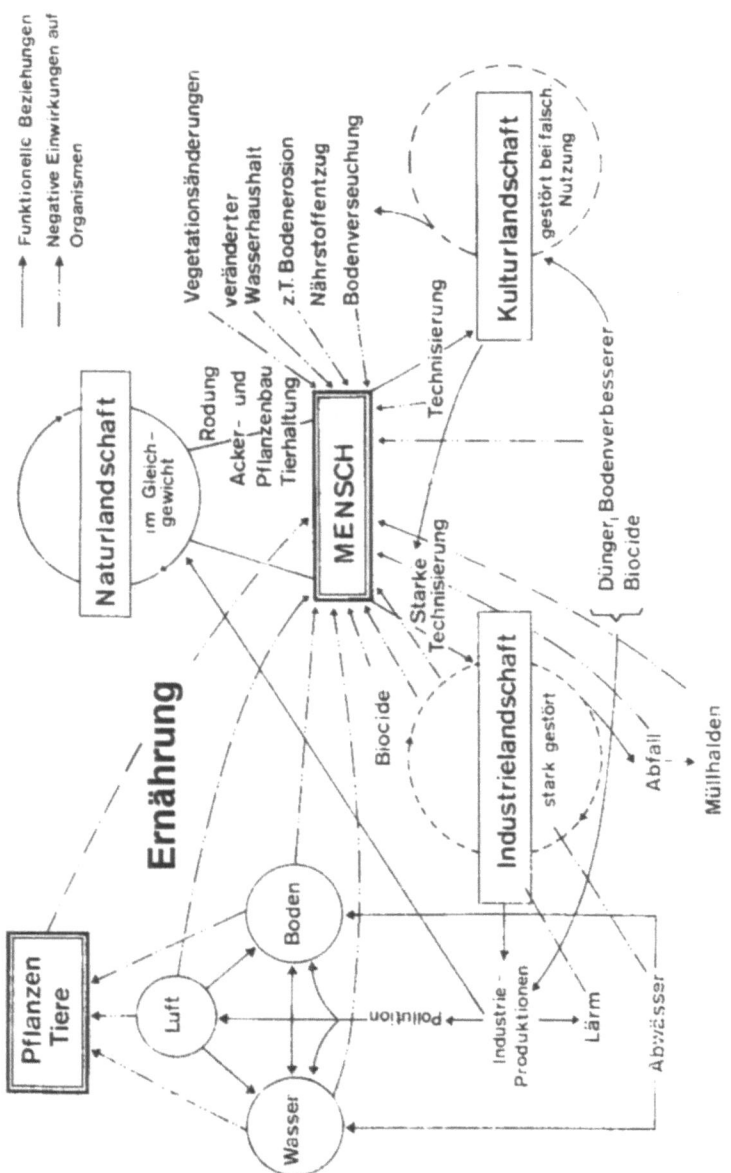

Abb. 4.4. Funktionsschema Mensch-Umwelt (nach Kreeb, 1974, S. 137).

Ernährungsökologie

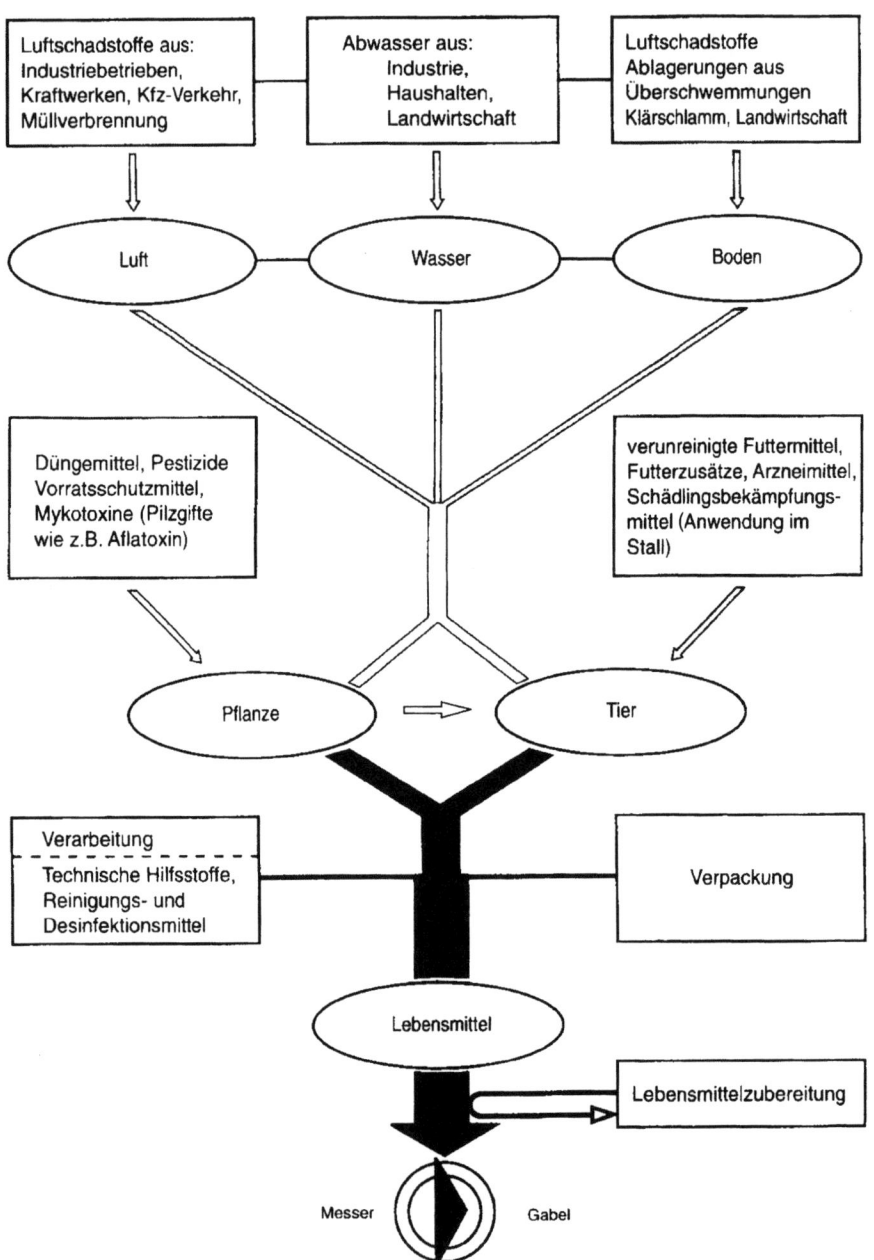

Abb. 4.5. Belastung von Lebensmitteln (nach Mühleisen, 1988, S. 52).

und zur Produktion von Konsumgütern (Industrielandschaft). Dabei verändert er die abiotischen und biotischen Komponenten des globalen Ökosystems, indem er ökologische Kreisläufe für seine Zwecke vereinfacht (Abb. 4.4).

Zur Erhaltung seiner Körperfunktionen benötigt der Mensch Energie und Substanzen aus Nahrung, Wasser und Luft. Er steht somit durch seine Ernährung und seine Atmung mit der natürlichen Umwelt in unmittelbarer Beziehung und ist auf einen gesunden Naturhaushalt angewiesen, dem er entnehmen kann, was er zur Sicherung seines Überlebens und zur Befriedigung seiner Bedürfnisse braucht. Die Nahrung zählt zu den Umweltbereichen, die den Menschen am intensivsten berühren und durchdringen. Aus diesem Grunde soll das Verhältnis von Lebensmittelqualität und natürlicher Umwelt im Vordergrund der folgenden Betrachtungen stehen (Leitzmann, 1993a, 1993b).

Die ständig fortschreitende Technisierung und Industrialisierung hat eine zunehmende Belastung der Umwelt und somit auch der Nahrung mit sich gebracht (Abb. 4.5).

Die landwirtschaftliche *Lebensmittelerzeugung* ist von besonderer Bedeutung, da sie sowohl direkten Einfluß auf die einzelnen Umweltbereiche Boden, Wasser und Luft nimmt, als auch auf die Gesundheit pflanzlicher und tierischer Nahrungsmittel und des Menschen. Es müssen demnach „ökologische" und „humantoxikologische" Wirkungen unterschieden werden.

Verschiedene Kontaminationsquellen, die zu einer Belastung der Nahrung mit Fremdstoffen und damit zu einer Gesundheitsgefährdung führen können, werden unterschieden (Rat von Sachverständigen für Umweltfragen, 1978):

1. Landwirtschaftliche Produktionsweise (Einsatz von Dünge-, Pflanzenschutz-, Futter- und Tierarzneimitteln).
2. Industrie- und Verkehrsemissionen (z. B. Luftverunreinigungen, Boden- und Gewässerbelastung durch Schwermetalle, Stäube, radioaktive Strahlung usw.).
3. Lebensmittelverarbeitung (Zusatzstoffe, wie z. B. Farbstoffe, Geschmacksstoffe, Konservierungsmittel).

Je nach Kontaminationsweg, lassen sich die Fremdstoffe grundsätzlich in drei Gruppen einteilen (Rat der Sachverständigen für Umweltfragen, 1978):

1. *Rückstände:* „Stoffe, die eine gewollte Wirkung auf die Produktion und Lagerung von Lebensmitteln und Vorprodukten (Rohstoffen) ausüben sollen und dabei partiell im Endprodukt verbleiben."
2. *Verunreinigungen* (Umweltkontaminanten): „Stoffe, die unbeabsichtigt mit Lebensmitteln und Vorprodukten in Berührung gekommen sind und dabei partiell in diese übergehen."
3. *Zusatzstoffe* (Additive): „Stoffe, die absichtlich den Lebensmitteln zugesetzt werden."

Obwohl eine Reihe von Fremdstoffen, wie Nitrat oder Quecksilber, mehreren Gruppen angehören, werden durch diese Art der Einteilung die Ursachen der Fremdstoffbelastung deutlich (Abb. 4.6).

Das *Wirkungsspektrum* der Fremdstoffe im pflanzlichen, tierischen und menschlichen Organismus ist nicht ausreichend bekannt, da neben der Dosis pro Zeiteinheit und pro Anzahl von Wirkstoffkombinationen auch der Prozeß der Einlagerung und Anreicherung innerhalb der Nahrungskette entscheidend

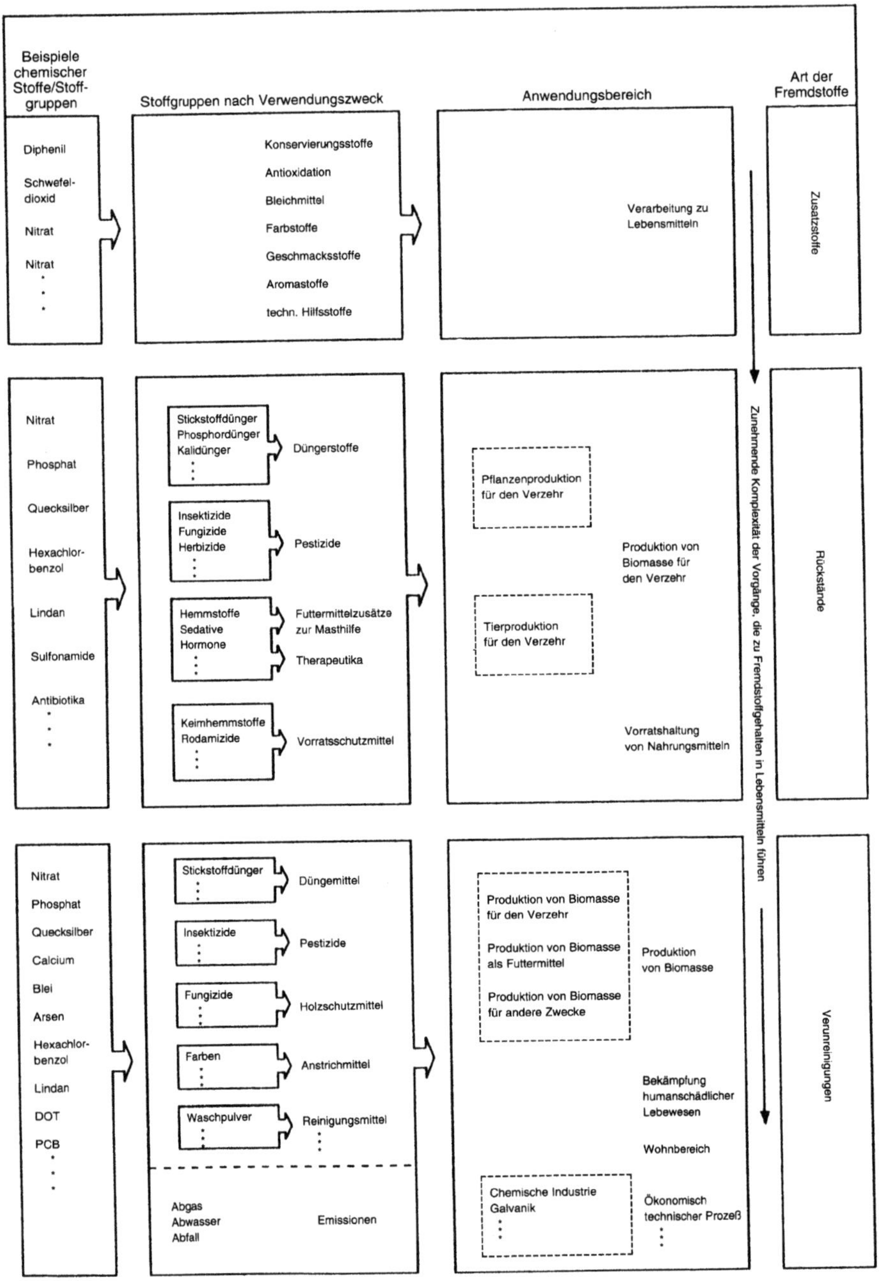

134 Ernährungsökologie

Beispiele chemischer Stoffe/Stoffgruppen	Stoffgruppen nach Verwendungszweck	Anwendungsbereich	Art der Fremdstoffe
Diphenil Schwefeldioxid Nitrat Nitrat · · ·	Konservierungsstoffe Antioxidation Bleichmittel Farbstoffe Geschmacksstoffe Aromastoffe techn. Hilfsstoffe	Verarbeitung zu Lebensmitteln	Zusatzstoffe
Nitrat Phosphat Quecksilber Hexachlorbenzol Lindan Sulfonamide Antibiotika · ·	Stickstoffdünger Phosphordünger Kalidünger ⇒ Düngerstoffe · Insektizide Fungizide Herbizide ⇒ Pestizide · Hemmstoffe ⇒ Futtermittelzusätze zur Masthilfe Sedative Hormone ⇒ Therapeutika · Keimhemmstoffe Rodamizide ⇒ Vorratsschutzmittel ·	Pflanzenproduktion für den Verzehr Produktion von Biomasse für den Verzehr Tierproduktion für den Verzehr Vorratshaltung von Nahrungsmitteln	Zunehmende Komplexität der Vorgänge, die zu Fremdstoffgehalten in Lebensmitteln führen Rückstände
Nitrat Phosphat Quecksilber Calcium Blei Arsen Hexachlorbenzol Lindan DDT PCB · ·	Stickstoffdünger ⇒ Düngemittel · Insektizide ⇒ Pestizide · Fungizide ⇒ Holzschutzmittel · Farben ⇒ Anstrichmittel · Waschpulver ⇒ Reinigungsmittel · ----- Abgas Abwasser ⇒ Emissionen Abfall	Produktion von Biomasse für den Verzehr Produktion von Biomasse als Futtermittel Produktion von Biomasse für andere Zwecke Bekämpfung humanschädlicher Lebewesen Wohnbereich Chemische Industrie Galvanik ·	Produktion von Biomasse Ökonomisch technischer Prozeß Verunreinigungen

Abb. 4.6. Fremdstoffe in Lebensmitteln (Quelle: Umweltgutachten 1978, S. 291, Rat von Sachverständigen für Umweltfragen, Wiesbaden. Graphik-Ident-Nummer SR-U 78 0209).

ist. Zudem hat die Anreicherung von Schadstoffen im Organismus Folgen, die heute erst teilweise bekannt sind und in ihrer vollen Tragweite für die Gesundheit und Zukunft des Menschen erst vermutet werden können. Der Abbau bestimmter persistenter Stoffe erfolgt in Zeiträumen von Jahrzehnten. Die Kombinationswirkungen verschiedener Metaboliten sind nicht kalkulierbar.

Die *Ökotoxikologie* stellt die Auswirkungen von Fremdstoffen in Boden, Wasser, Luft und Nahrungsmitteln auf den Menschen und seine belebte Umwelt fest. Ziel ist dabei, die Ursachen bereits eingetretener Schäden zu erkennen, die Möglichkeiten zu ihrer Sanierung aufzuzeigen und Konzepte für die zukünftige Schadensvermeidung zu entwickeln (Alsen, Wassermann & Simonis, 1988).

Zur Begrenzung der Fremdstoffgehalte von Nahrungsmitteln gibt es gesetzliche Regelungen, die aber aufgrund der meist unbekannten Langzeitwirkungen, Kombinationswirkungen mit weiteren Substanzen und des daraus resultierenden Risikos für die menschliche Gesundheit nur eine begrenzte Aussagefähigkeit besitzen. Die Auswirkungen der Fremdstoffe auf die Lebensmittelqualität sind daher nicht nur ein toxikologisches und lebensmittelwissenschaftliches Problem, sondern sind ebenso Angelegenheit des Verbraucherschutzes sowie der Gesundheits-, der Agrar- und der Umweltpolitik.

4.5.2 Die ernährungsökologische Betrachtungsweise des sozialen Systems

Das *Soziale System* umfaßt die gesellschaftlichen Umweltkomponenten, die sich die Menschen im Verlauf ihrer Entwicklung selbst geschaffen haben, um ihr Zusammenleben zu organisieren. Diese Komponenten des gesellschaftlichen Lebens kennzeichnen die systemspezifische Organisationsstruktur eines Landes und prägen das Gesellschaftssystem. Soziale Systeme erbringen Leistungen für ihre Mitglieder (bzw. Elemente), d. h. sie stellen Mittel zur Befriedigung von Bedürfnissen bereit. In mehrere Teilsysteme Kultur, Politik und Wirtschaft ausdifferenziert, wird eine Anpassung an sich ändernde Umweltbedingungen erleichtert.

Die *Kultur* eines Volkes umfaßt alle geistigen und künstlerischen Lebensäußerungen, Werte und Fähigkeiten im Laufe der Geschichte. Somit können auch Politik und Ökonomie zur Kultur gezählt werden. Aufgrund der Eigenständigkeit des politischen und ökonomischen Systems werden die drei Bereiche jedoch gesondert behandelt. Die wissenschaftlich-technische, sog. moderne Kultur der Industrieländer, wird als Zivilisation bezeichnet.

Die *Politik* gibt den Rahmen des Systems vor. In Gesetzen werden Rechte und Pflichten festgelegt, die als Bedingungen und Prinzipien den Handlungsspielraum des Staates bestimmen.

Die *Ökonomie* regelt die Produktion von Gütern, die den Konsumbedarf der Bevölkerung befriedigen sollen. Es wird zwischen betriebs- und volkswirtschaftlicher Sichtweise unterschieden. Ökonomisch betrachtet ist die Nahrung Produktions- und Handelsgut, medizinisch gesehen Gesundheitsgut und ethnologisch gesehen Kulturgut.

Diese Teilsysteme werden als sozio-kulturelle und politisch-ökonomische Subsysteme näher betrachtet.

Das sozio-kulturelle Subsystem

Die *Entwicklungsgeschichte der Ernährung des Menschen* umfaßt einen Zeitraum von über 50 Mio. Jahren. In dieser Zeit war vegetabile Nahrung, wie Früchte, Nüsse, Knollen, Körner und Blätter, am wichtigsten. Allmählich wurde auch der Verzehr von Insekten, Larven, Klein- und Wassertieren – vielleicht auch Aas – üblich, bis später auch Großtiere dem Menschen als Nahrung dienten. Insgesamt sind Sammel- und Jagdwirtschaft als parallel laufende Lebensformen zu verstehen, die sich in Abhängigkeit von klimatisch bedingten Vegetationsgebieten teilweise recht unterschiedlich ausprägen konnten.

Vor etwa 10 000 Jahren erfolgte der wahrscheinlich größte Umbruch in der Geschichte der menschlichen Ernährung mit dem Übergang zur systematischen *Landwirtschaft*. Sie verstärkte die Arbeitsteilung bei der Beschaffung und Zubereitung von Nahrung und ermöglichte erstmals eine gewisse Befreiung von den Zufälligkeiten der Natur. Getreide bildete zusammen mit anderen pflanzlichen Lebensmitteln die überwiegende Komponente der Ernährung. Je nach historischem bzw. räumlichem Standort kam es zur Entwicklung sehr verschiedener Ernährungsformen. Dies zeigt, daß der Mensch in bezug auf die von der Natur gebotene Nahrung im Rahmen sehr langer Zeiträume ein großes Anpassungsvermögen besitzt (Elmadfa & Leitzmann, 1990, S. 11 f.; v. Koerber, Männle, Leitzmann, Eisinger & Watzl, 1994, S. 37 f.).

Durch die Ausweitung des Welthandels, dem Beginn der Naturwissenschaften mit seinen Auswirkungen auf die Technik und Produktion sowie das Aufkommen neuer Nahrungs- und Genußmittel wurde schließlich die gesamte europäische *Eßkultur* auf eine neue, zivilisatorisch verfeinerte Stufe gehoben. Sie fand jedoch erst im 18. und 19. Jh. in allen Bevölkerungsschichten ihren Ausdruck (Teuteberg & Wiegelmann, 1986, S. 3).

Seit dem Beginn der Industrialisierung und den letzten großen Hungerkrisen vorindustriellen Typs in West- und Mitteleuropa (Anfang bis Mitte des 19. Jh.) unterlagen die Ernährungsgewohnheiten und auch die körperlichen Aktivitäten, ähnlich wie beim ersten Übergang zur Landwirtschaft, tiefen strukturellen Veränderungen. Anstelle von seit Jahrtausenden auftretenden, periodisch immer wiederkehrenden Ernährungskrisen erfolgte jetzt die Sicherstellung einer quantitativ ausreichenden Volksernährung, die sich nach dem 2. Weltkrieg in einigen Wohlstandsgesellschaften erstmals in der Geschichte zum offenen *Überfluß* entwickelte. Dies kann als Folge der Rationalisierung in der Landwirtschaft, der Senkung der Transportkosten und der Anwendung naturwissenschaftlicher Erkenntnisse in der industriellen Massenfabrikation zusammen mit neuen Vertriebsformen gesehen werden (Protzner, 1987).

Die *Nahrungssicherung* ist zunächst durchaus positiv zu bewerten, allerdings haben sich in einem entwicklungsgeschichtlich unbedeutsamen Zeitraum von 100-200 Jahren die Ernährungsgewohnheiten in den Industrieländern entscheidend geändert. Die vorwiegend pflanzliche, weitgehend unbearbeitete, kohlenhydrat- und ballaststoffreiche Nahrung wurde abgelöst durch eine protein- und fettreiche, stark verarbeitete ballaststoffarme Nahrung, die durch einen hohen Anteil von Lebensmitteln tierischer Herkunft möglich geworden ist. Welche Konsequenzen und Risiken sich daraus ergeben, ist im gesamten Umfang noch nicht erfaßbar.

Außerdem hat der neue Überfluß an Nahrungsmitteln zu bisher unbekannten Mängeln und Zwängen geführt. Dazu zählen hemmungsloses Konsumverhalten, Überernährung, Eßstörungen sowie die fortschreitende Zerstörung der traditionellen, häuslich-familiären Tischgemeinschaft, die bestimmte Wertsysteme vermittelt.

Die Kernfrage der *Ernährungssoziologie* (s. Kapitel 3) ist in der gegenseitigen Beeinflussung von sozialer Struktur und Ernährungsverhalten zu sehen. Essen ist neben dem Atmen der erste aktive Bezug des Menschen zu seiner Umwelt und damit die erste soziale Beziehung überhaupt. Dadurch wird deutlich, warum Essen im Laufe des Sozialisationsprozesses gleichsam zu einem Modell für soziale Beziehungen wird, d. h. zu einem Modell für die Beziehungen der Menschen untereinander (Kleinspehn, 1987, S. 15).

Das individuelle Ernährungsverhalten beinhaltet vernetzte, sich gegenseitig beeinflussende, selbststeuernde Regelkreise, die ihm eine hohe Stabilität verleihen. Biologisch-individuelle Bedingungszusammenhänge greifen ineinander mit kultisch-symbolischen Beziehungsgefügen und verstärken sich gegenseitig.

Die *Gewohnheit* spielt in ihrer starken soziokulturellen Prägung eine entscheidende Rolle bei der Nahrungsauswahl. Sie in ihrer Bedeutung zu erforschen, kann ein wichtiger Schlüssel sein, um viele Zusammenhänge zwischen bestimmten Faktoren deutlich zu machen. Der Zusammenhang von Gewohnheit und Handeln läßt sich als Interaktion darstellen (Abb. 4.7).

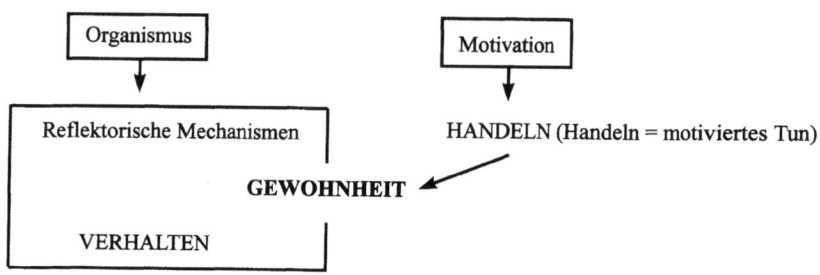

Abb. 4.7. Der Zusammenhang zwischen Gewohnheit und Handeln (nach Bodenstedt, 1987/88).

Die Besonderheit der Gewohnheit besteht darin, daß durch Wiederholung des Handelns die ursprüngliche Motivation verdrängt und die Handlung unabhängig von der Motivation zur Gewohnheit wird. Gewohnheit ist eine gleichbleibende Verhaltensweise und ist in diesem Zusammenhang notwendig zur Vereinfachung des alltäglichen Handelns und trägt zu dessen Stabilisierung bei.

Durch gewohnheitsmäßiges Verhalten ist der Mensch in der Lage, Energie und Aktivität einzusparen und sich somit gegen ein übermäßiges Informationsangebot abzuschotten. Es kommt zu einer Institutionalisierung des Verhaltens: Eßräume, Tischgeräte, Zusammenstellung der Nahrung zu Menüs usw. werden stilisiert. Die Nahrungsaufnahme wird zur Ernährungsgewohnheit und führt damit mittelbar oder unmittelbar zur Nahrungswahl. Der Sinn, der in ihr liegt, ist meist sozial anerkannt, läßt sich jedoch in der Regel schwer oder gar nicht nachvollziehen, da er im Unterschied zu „geplantem" Ernährungshandeln vergessen bzw. verdrängt worden ist.

Ernährungsberatung sollte als Maßnahme der primären Prävention gesehen werden, welche die Zusammenhänge zwischen Umwelt- und Verhaltensbedingungen und dem Auftreten einer Krankheit herstellt und die Bewußtmachung und Veränderung von teilweise unreflektiertem, gewohnheitsmäßigem und emotional gefärbtem Verhalten vorantreibt (Pflug-Schönfelder, 1994). Eine Definition von Ernährungsberatung faßt dies im folgenden zusammen:

Ernährungsberatung ist ein multidisziplinärer Prozeß, der die Übertragung von Information, die Entwicklung von Motivation und die Modifikation von Ernährungsgewohnheiten beinhaltet.

Ziel der Ernährungsberatung ist es, den noch Gesunden im Hinblick auf seine Einstellung und sein Verhalten zu einem weniger riskanten Konsumverhalten zu bewegen. Dieses erfolgt zwar auch durch Information, also durch Aufklärung – vor allem jedoch durch Motivation. Unter Motivation wird z. B. die Änderung der Antriebe verstanden, die unseren Lebensstil und damit auch unseren Konsum beeinflussen (Koscielny, 1983) (Abb. 4.8).

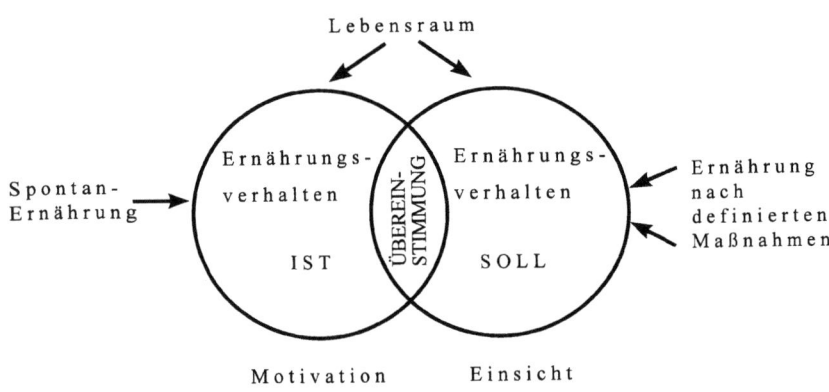

Abb. 4.8. Veränderung des Ernährungsverhaltens (nach Aign, 1981, S. 229).

Besondere Möglichkeiten bieten sich der Ernährungsberatung durch den Einsatz von *Medien*. Vor allem die Massenmedien wie Zeitungen, Zeitschriften, Rundfunk und Fernsehen sind wegen ihrer Verbreitung und ihres hohen

Wirkungsgrades dazu gut geeignet. Bezüglich Bildung insgesamt ist die Forderung nach einer langfristig verwertbaren Qualifikation des Individuums zur Problembewältigung aufzustellen (Neuloh & Teuteberg, 1979).

Unabhängig davon, ob der einzelne als Verbraucher, Patient, Individuum oder Klient gesehen wird, ist für die Ernährungsberatung wichtig, daß er trotz oft widersprüchlicher Informationen (verursacht durch die derzeitige Vielfalt der Aussagen, Nahrungsangebote usw.) befähigt wird, individuelle Zielvorstellungen zu entwickeln und sein Ernährungsverhalten entsprechend zu gestalten, d. h. eine gewisse Eigenkompetenz bzw. Eigenverantwortlichkeit zu erlangen.

Informationen über gesunderhaltende Ernährung müssen mit einer möglichst direkten Ansprache des Individuums unter Einbeziehung der Emotionen und des Intellekts gekoppelt sein. Die meisten Menschen essen nicht, um sich mit der nötigen Nahrungsenergie oder Nährstoffen zu versorgen, sondern weil es ihnen schmeckt und weil ihnen Essen Freude bereitet.

Das politisch-ökonomische Subsystem

Als Agrar- und Ernährungspolitik werden alle Maßnahmen der Gesellschaft bezeichnet, die dazu dienen, mit Hilfe herrschaftsausübender Gruppen die mit Agrarproduktion und Nahrungsversorgung befaßten Bevölkerungsteile zu fördern und zu beeinflussen. Betroffen sind Erzeugung, Verarbeitung, Verteilung und Verbrauch von Agrarprodukten, so daß auch die Verbraucherpolitik zur Agrar- und Ernährungspolitik gezählt werden kann. Zudem ist Agrar- und Ernährungspolitik nicht nur als sektorale Wirtschaftspolitik zu verstehen, sondern auch als gesellschaftsbezogene Sozialpolitik (Bodenstedt, 1986).

Der erläuterte Zusammenhang zwischen natürlicher Umwelt, Nahrungsmittelerzeugung und -qualität sowie menschlicher Gesundheit weist auf die Überschneidungen mit Umweltpolitik und Gesundheitspolitik hin.

Die Entwicklungspolitik befaßt sich mit dem internationalen Aspekt der wirtschaftlichen Zusammenarbeit.

Agrar- und Ernährungspolitik bei uns besteht primär in der EU-Markt- und -Preispolitik, die zusätzlich von Maßnahmen der Struktur-, Steuer- und Sozialpolitik von Bund und Ländern unterstützt wird. Diese Instrumente stellen die Grundlagen und Voraussetzungen für die Erreichung agrar- und ernährungspolitischer Ziele dar, aber auch die Ursachen für die heutigen Probleme der Landwirtschaft (Grosch & Schuster, 1985; Priebe, 1985; Bechmann, 1987).

Die moderne Landwirtschaft ist heute an der *Umweltzerstörung* beteiligt, obwohl sie einst viele Ökosysteme schuf, deren Weiterbestand derzeit teilweise fraglich ist. Die Landwirtschaft produziert heute mehr Nahrung als je zuvor. Dennoch sind ernährungsbedingte Krankheiten so verbreitet wie nie zuvor. Die Landwirtschaft ist der Wirtschaftssektor, auf dem die europäische Zusammenarbeit so intensiv wie nirgendwo anders praktiziert wird, und gleichzeitig drohen ihre Kosten den EU-Haushalt zu sprengen. Das Leben als Landwirt ist angenehmer geworden und dennoch geben Jahr für Jahr viele Landwirte ihre Höfe aus ökonomischen Gründen auf.

Hier werden die Widersprüche der heutigen Landwirtschaft deutlich. Außerdem sind zahlreiche Probleme, vor denen Agrarpolitiker heute stehen, angesprochen. Es scheint, daß Ziele und Folgen der Agrarpolitik in einen gewaltigen Gegensatz geraten sind. Die Kritik, der die europäische Agrarpolitik in zunehmendem Maße ausgesetzt ist, kann in typische Konfliktfelder gegliedert werden (Umweltbelastung, wachsende Bürokratie, Handelskonflikte mit Drittländern, Einkommensprobleme in der Landwirtschaft).

Aus diesen unterschiedlichsten Problembereichen ergeben sich Konflikte mit den Finanzministerien und den Steuerzahlern, den Mitgliedsländern, armen und reichen Nationen, Wissenschaftlern, Landwirten, Verarbeitern, Händlern und auch Verbrauchern. Diese vielschichtigen und vernetzten Einzelprobleme führen diverse Fachleute zu einem großen Teil auf eine einzige Ursache zurück, nämlich auf eine verfehlte Agrarpolitik, und zwar durch Eingriffe in die Marktmechanismen durch *Subventionen*. Die Folgen sind überhöhte Preisniveaus, überzogene Preisstabilisierung sowie verzerrte Preisrelationen. Diese Elemente bilden den Teufelskreis der EU-Agrarpolitik, der sich selbst stabilisiert und antreibt (Abb. 4.9).

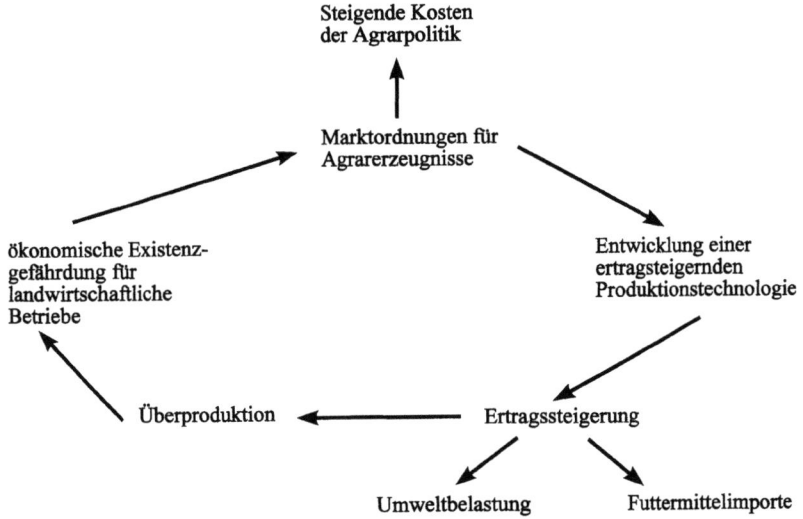

Abb. 4.9.   Der Teufelskreis der EG-Agrarpolitik (nach Bechmann, 1987, S. 82).

Um den bäuerlichen Familien ihre Existenzgrundlage zu sichern, müssen die bestehenden wirtschaftlichen Ungleichgewichte langfristig durch neue Produkte und Dienstleistungen, d. h. für neue, andere Märkte, nutzbar gemacht werden. So werden neue Einkommensquellen außerhalb der „agrarischen Standortpunkte" gesucht, wie z. B. Angorakaninchenzucht, Golfanlagen, Ferienwohnungen u.a. Vom Landwirt wird dabei unternehmerische Eigeninitiative, Kreativität und Mut zum Risiko erwartet.

Zu den neueren Problemfeldern der EU-Agrarpolitik zählt auch der Handelskonflikt der EU mit Drittländern. Mittelpunkt der EU-Agrarpolitik bilden die *Marktordnungen,* durch die Angebot, Nachfrage und Preisentwicklung beeinflußt oder gelenkt werden sollen (Blanckenburg, 1991). Die Marktordnungen verfügen hierzu über drei Regelinstrumente: Intervention (für die Binnenmarktregelung), Abschöpfung (für Importregelung) und Ausfuhrerstattung (als Exportregelung). Folglich müssen Importeure bei der Einfuhr von Waren den Unterschied zwischen dem niedrigen Weltmarktpreis und einem EU-Schwellenwert (Abschöpfung bzw. variabler Zoll) an die EU-Kasse abführen. Andererseits erhalten Exporteure Erstattungen aus der EU-Kasse, um mit Hilfe subventionierter Nahrungsmittel auf dem Weltmarkt konkurrieren zu können.

Abgesehen von den hohen Kosten dieses EU-„Agrarsubventionismus" für die europäischen Konsumenten, die 1989 immerhin 54 Mrd. US-Dollar betrugen (Kaiser & Wagner, 1991, S. 330), erschwert diese Art der Politik den konkurrenzfähigen ausländischen Produzenten den Zugang zu den Märkten der EU und dadurch zu den mit am zahlungskräftigsten Käufern der Welt. Es muß bezweifelt werden, daß die vielfältigen Ausnahmeregelungen, wie beispielsweise STABEX (Stabilisierung der Exporterlöse), die die Handelsbeziehungen mit vielen der sog. Entwicklungsländer regeln, diese Nachteile ausgleichen (Nuscheler, 1991, S. 184).

4.6 Die ernährungsökologische Betrachtungsweise des einzelnen Menschen (Menschliches System)

Ernährung zählt zu den wichtigsten Grundbedürfnissen des Menschen. Sie ist neben dem Überleben eine Voraussetzung für Gesundheit und Wohlbefinden, d. h. für optimale körperliche und geistige Entwicklung und Leistungsfähigkeit. Als tägliche, lebensnotwendige Handlung berührt sie neben Gesundheit andere wichtige Bedürfnisse, wie Umwelt und Gesellschaft und weist damit eine starke Vernetzung mit anderen Systemen auf (Leitzmann, 1987).
Fehlernährung wird als relativer oder absoluter Mangel oder Überschuß eines oder mehrerer Nährstoffe oder von Nahrungsenergie verstanden, wobei die Nahrungszufuhr so stark vom Optimum abweicht, daß es zu vorübergehenden Veränderungen im Stoffwechsel und schließlich zu einer Beeinträchtigung der Gesundheit und/oder Leistungsfähigkeit kommt. Zur Fehlernährung zählen damit sowohl Unter- (Mangel-) als auch Überernährung, die eine krankmachende Rolle der falschen Ernährung mit einbezieht (Abb. 4.10).
Die *Welternährungslage* ist durch zwei grundsätzlich verschiedene Formen der Fehlernährung gekennzeichnet. In Industrieländern findet sich häufig Überernährung, während für sog. Entwicklungsländer Mangelernährung charakteristisch ist. Zwischen der Ernährungssituation und den wirtschaftlichen und sozialen Entwicklungsmöglichkeiten eines Landes bestehen enge Zusammenhänge, wie sich an der Geschichte und der heutigen Situation von sog. Entwicklungsländern feststellen läßt.

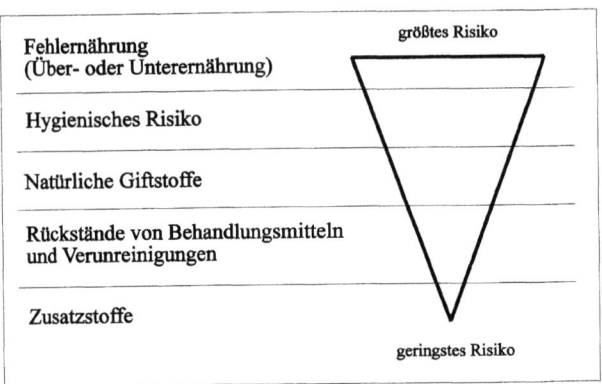

Abb. 4.10. Gesundheitsgefahren bei Tisch (nach Krug, 1988, S. 85).

4.6.1 Mangelernährung in sog. Entwicklungsländern

In sog. Entwicklungsländern handelt es sich bei der Mangelernährung um ein vielschichtiges Phänomen, das sowohl Nahrungsenergiemangel verbunden mit Nährstoffmangel (quantitative Mangelernährung) als auch ausreichende Nahrungsenergiezufuhr bei gleichzeitigem Mangel eines bestimmten Nährstoffes durch eine einseitige Kostform (qualitative Mangelernährung) aufweist.

Die *Ursachen* von Mangelernährung sind vielfältig und liegen in ganz verschiedenen Bereichen. Mangelernährung ist nur eines der vielen Symptome für Armut und Unterentwicklung, gleichzeitig ist sie aber auch eine ihrer Ursachen (Leitzmann, Benterbusch & Gütschow, 1991). Die verschiedenen Ursachen stehen in dynamischen Wechselbeziehungen zueinander. Erst ihre Kombination und unterschiedliche Gewichtung prägt das physische Erscheinungsbild der Mangelernährung in einer Region. Nie sind alle Länder oder Individuen gleich betroffen; es läßt sich also eine zeitliche und gesellschaftliche Dimension feststellen.

Relativ „einfache" Erklärungsfaktoren für die Ursachen der Mangelernährung sind meist nicht ausreichend (starkes Bevölkerungswachstum, Mangel an qualitativ hochwertiger Nahrung, Armut, geringes Wissen, ungünstiges Klima usw.). Da die Ursachen von Mangelernährung als ineinandergreifende, komplexe Wirkungsketten mit den unterschiedlichsten Wechselwirkungen zu betrachten sind, wird eine systematische Analyse der Ursachen notwendig.

Genauso vielschichtig wie die Ursachen von Mangelernährung sind auch ihre *Folgen*. Neben Auswirkungen auf körperliche und geistige Entwicklung sowie Leistungsfähigkeit ergeben sich volkswirtschaftliche Konsequenzen. Die Folgen sind abhängig vom Alter der Betroffenen sowie Art, Dauer und Schweregrad der Mangelernährung und anderen begleitenden Faktoren. Außerdem besitzt der Körper gewisse Anpassungsmechanismen, z. B. Verringerung des

Grundumsatzes sowie langsamere und geringere körperliche Aktivität und reduziertes Körpergewicht, die eine Fehlernährung auf anderer Ebene auffangen können.

Die häufigste Form der Mangelernährung von Kindern in sog. Entwicklungsländern ist die *Protein-Energie-Mangelernährung* (PEM). Je nach Art, Schwere und Dauer des Energie- und Nährstoffmangels ergeben sich verschiedene Erscheinungsformen der PEM. Die extremen bzw. akuten Formen sind *Marasmus,* als Folge eines Nahrungsenergiemangels, und *Kwashiorkor,* das typische Krankheitsbild nach längerfristigem Proteinmangel bei meist ausreichender Nahrungsenergiezufuhr.

Global leiden wesentlich mehr Kinder unter ständiger zu geringer Nahrungszufuhr als an ausgeprägter PEM. Die Erscheinungsformen dieser *chronischen Unterernährung* scheinen zwar auf den ersten Blick nicht so dramatisch (reduziertes Körpergewicht, verminderte Wachstumsrate, verminderte körperliche Aktivität), dennoch kann eine chronische Unterernährung schnell den Zustand einer akuten Unterernährung erreichen. Dies ist besonders der Fall, wenn chronisch unterernährte Kinder zusätzlich an einer Infektionskrankheit wie Masern oder Durchfall erkranken.

Weiterhin zählen Vitamin-A-Mangel (Ursache für ernährungsbedingte Erblindung), Jodmangel (führt zu Kropf und im Extremfall zu Kretinismus) und Eisenmangel (Ursache von Anämie) zu den wichtigsten Formen der Mangelernährung in sog. Entwicklungsländern.

Neben den beschriebenen physischen Auswirkungen der Mangelernährung ergeben sich auch Folgen für die *geistige Entwicklung.* Hierbei scheint ein chronischer Nahrungsmangel oder ein Defizit an Protein die Entwicklung des Gehirns stärker zu beeinflussen als eine akute Unterernährung oder ein kurzfristiger Mangel an Nahrungsenergie. Gleichzeitig muß neben dem Lebensabschnitt und der Schwere der Unterernährung auch das soziale Umfeld der Kinder mit berücksichtigt werden.

Weiterhin hat Mangelernährung volkswirtschaftliche Konsequenzen, die quantitativ schwer abzuschätzen sind. Qualitativ gesehen handelt es sich dabei um Potentialverluste (Kosten durch verminderte körperliche und geistige Leistungsfähigkeit), „Aufzuchtverluste" und medizinische Kosten (Tabelle 4.1).

So vielfältig wie die Ursachen von Hunger und Mangelernährung sind, müssen auch die Ansatzpunkte zur *Verbesserung* der Ernährungssituation sein (Abb. 4.11).

Es wird deutlich, daß das Problem der Mangelernährung nicht von der Gesamtentwicklung und den internationalen Beziehungen eines Landes bzw. seiner Gesellschaft zu trennen ist. Damit stellt sich auch die Frage nach der Verantwortung der Industrieländer für die Situation in den sog. Entwicklungsländern.

4.6.2 Fehlernährung in Industrieländern

In Industrieländern zeigt sich das Phänomen der Fehlernährung vor allem durch eine energetische Überernährung sowie in ernährungsabhängigen Krankheiten. Grundsätzliche Zusammenhänge zwischen Ernährung und

Tabelle 4.1. Qualitative Zusammensetzung der Kosten von Unter- und Mangelernährung (nach Leitzmann, Benterbusch & Gütschow, 1991, S. 30).

Medizinische Kosten	Potentialverluste	Aufzuchtverluste
• Transport des Patienten zum Arzt oder Gesundheitszentrum • Krankenhausaufenthalt • Arzthonorar • Medikamente u. a.	• hohe Abwesenheitsrate von Schule und Arbeitsplatz durch erhöhte Krankheitsanfälligkeit • geringer Schulerfolg • geringe Effizienz des Bildungssystems • geringere Produktivität • hohe Unfallrate durch geringere Aufmerksamkeit und schnelleres Ermüden • geringere Arbeitsqualität	Kosten für: • zusätzliche Nahrung der Mutter für Schwangerschaft und Stillperiode • Ernährung des Kindes • ärztliche Versorgung während Schwangerschaft und Geburt • ärztliche Versorgung des Kindes und Medikamente • Bett, Kleidung und Spielsachen • Kinderhort und Schulbesuch • Zeit zum Füttern, Pflegen und zur Beschäftigung mit dem Kind u. a.

Krankheit konnten in epidemiologischen oder kontrollierten Studien sowie biologischen oder zeitlichen Erklärungsmodellen aufgezeigt werden.

Häufigster relevanter Ernährungsfaktor bei der Entstehung von mehreren sog. Zivilisationskrankheiten ist nach Meinung fast aller Experten das *Übergewicht*. Als Risikofaktor taucht es bei der Entstehung von Diabetes mellitus, Hyperlipidämie, Gicht, Hypertonie, Arteriosklerose, Gallensteinleiden usw. auf. Auch hier ist die Risikokonstellation entscheidend, denn Übergewicht allein wirkt selten krankheitsauslösend. Außerdem kommt es auf die Art der Überernährung an, d. h. ob es sich dabei überwiegend um eine erhöhte Zufuhr an Fetten, Zuckern, Purinen oder mehrere dieser Substanzen handelt. Die Nährstoffrelation, z. B. eine hohe Fettaufnahme bei gleichzeitig geringer Aufnahme von komplexen Kohlenhydraten, spielt ebenfalls eine wichtige Rolle.

Weitere *Risikofaktoren* sind Rauchen (Lungenkrebs), Alkohol (Schädigung der Leber und Bauchspeicheldrüse) sowie überhöhte Kochsalzzufuhr (Hypertonie), erniedrigte Ballaststoffzufuhr (Divertikulose) und Jodzufuhr (Struma) sowie eine genetische Prädisposition. Auch zwischen Krebs und Ernährung bestehen Zusammenhänge (Kasper, 1991), ebenfalls bei Karies (König, 1987).

4.6 Die ernährungsökologische Betrachtungsweise des einzelnen Menschen

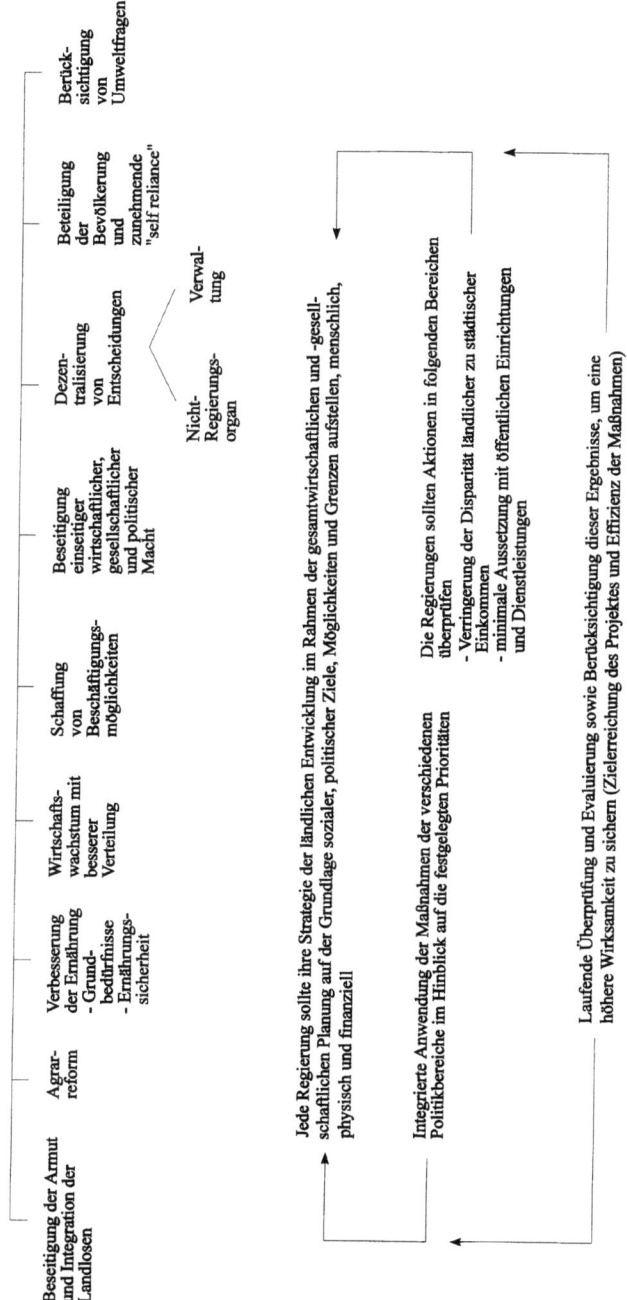

Abb. 4.11. Ansätze zur Lösung der Mangelernährung in Entwicklungsländern (nach Oltersdorf, 1986, S. 79).

Den Überflußgesellschaften der Industrieländer steht eine große Auswahl von Lebensmitteln zur Verfügung, eine Vielfalt, die vor der Industrialisierung nur für wenige Menschen erreichbar bzw. nicht vorhanden war. Das unübersehbare Nahrungsangebot sowie die Veränderungen der Ernährungsgewohnheiten verbunden mit Bewegungsarmut sind unbestreitbar wichtige Faktoren für die Zunahme der Zivilisationskrankheiten. Zudem muß die gesamte Lebensführung berücksichtigt werden. Die Ernährung ist sicher nur eine Ursache dieser Entwicklung. Trotzdem sollte eine Veränderung der Ernährungsgewohnheiten angesichts der Größe des Problems und der Bedeutung der Schäden für den einzelnen und für die Gesellschaft als Lösungsmöglichkeit im Vordergrund stehen. Denn „Vorbeugen ist besser als Heilen".

Für eine ganzheitliche Betrachtung der Fehlernährung in Industrieländern müssen auch die Kosten mit einbezogen werden. Nach Angaben des Statistischen Bundesamtes wurden 1990 in Deutschland etwa 260 Mrd. DM für Gesundheitsausgaben aufgewendet. Das entspricht 9,5 % des Bruttosozialproduktes. Die Behandlung ernährungsabhängiger Krankheiten kostete 1990 rund 107 Mrd. DM, wobei etwa die Hälfte direkt für verschiedene Erkrankungen aufgewendet wurde und der Rest durch indirekte Kosten entstand. Die dadurch dokumentierte zentrale Funktion einer richtigen Ernährung für die Gesundheit des Menschen betont die zunehmende Bedeutung der Prävention und Therapie durch Ernährung. Eine Lebensweise mit gesunder Ernährung, ausreichender Bewegung und seelischer Ausgeglichenheit ist die wichtigste Voraussetzung für Gesundheit.

Das *Potential* einer optimalen Ernährung in Prävention und Therapie wird im heutigen Gesundheitssystem bei weitem nicht genutzt. Die Gründe dafür sind vielseitig. Zu den wichtigsten Faktoren zählen Tradition, Erziehung und Bequemlichkeit der Menschen sowie die fehlende Honorierung einer gesunden Lebensweise durch das Versicherungssystem und die mangelnde Ausbildung der Mediziner auf dem Gebiet der Ernährung.

Hier ist ein *Umdenken* erforderlich. Ernährungsberatung eröffnet die Möglichkeit, über Aufklärungsmaßnahmen gesundheitsschädigendes Verhalten und die damit verbundenen Risiken abzudecken und eine Anleitung zum gesünderen Leben zu geben. Dabei gilt es jedoch zu beachten, daß gerade das elementare Lebensmuster der Ernährung besonders innig mit den anderen Lebensbereichen verbunden ist, z.B. mit unseren Arbeitsbedingungen und Freizeitbeschäftigungen, mit Schlafen und Wachen und ganz besonders eng mit unseren Gemütsbewegungen.

Es geht nicht nur darum, Krankheiten zu vermeiden, sondern in erster Linie darum, den Willen zu mehr Gesundheit zu wecken, d.h. die *Verantwortung* für die eigene Gesundheit zu erkennen und gesund zu leben. Beratung zu gesunderhaltender Ernährung muß zum Gegenstand politischer Entscheidungen werden, denn sie ist sowohl ein wichtiges Instrument der Gesundheitsvorsorge als auch durch ihren Einfluß auf die Leistungsfähigkeit des einzelnen ein Faktor von allgemeiner wirtschaftspolitischer Bedeutung.

4.7 Zusammenfassung und Perspektiven – ernährungsökologische Empfehlungen für eine zeitgemäße Ernährungsweise

Die Ernährungsökologie verknüpft in ihrer Betrachtungsweise die Ernährung mit der natürlichen und sozialen Umwelt des Menschen. Damit werden gesundheitliche, ökologische und gesellschaftliche Dimensionen des Ernährungssystems gleichrangig berücksichtigt. Dies ist eine *ganzheitliche Sichtweise*, in der die Ernährung nicht allein auf ihre physiologischen und hygienisch-toxikologischen Funktionen begrenzt wird.

Der *holistische Ansatz* der Ökologie bietet die Möglichkeit zur Erweiterung sowie zur interdisziplinären Untersuchung der Beziehungen im Ernährungssystem. Eine Grenzüberschreitung bei einer derartigen Verwendung des Ökologiebegriffs birgt Probleme. Im Rahmen der aktuellen, weitverbreiteten „Ökologie-Diskussion" finden sich zahlreiche Auslegungen und Definitionen. Teilweise erfolgt die Verwendung des Begriffes „Ökologie" als Modewort in verschiedensten Zusammenhängen, so daß eine fundierte, sachliche Auseinandersetzung erschwert wird. Die Ernährungsökologie versucht mit Hilfe wissenschaftlicher Methoden die ernährungsrelevanten Erkenntnisse der Natur-, Sozial- und Geisteswissenschaften zu verbinden und die Vernetzungen aufzuzeigen.

Eine Möglichkeit der praktischen Umsetzung von Ernährungsökologie stellen die Bewertungskriterien der *Lebensmittelqualität* dar. Lebensmittelqualität ist als Summe sämtlicher bewerteter bzw. bewertbarer Eigenschaften eines Lebensmittels zu verstehen. Um zu einer Bewertung der Lebensmittelqualität zu gelangen, müssen die einzelnen Wertebenen (Teilqualitäten) mit einbezogen werden. Dabei stehen je nach Interesse des Betrachters (z. B. Erzeuger, Händler oder Verbraucher) unterschiedliche Wertebenen im Vordergrund.

In der Literatur finden sich unterschiedliche Interpretationen und Gewichtungen der Wertebenen in bezug auf die Lebensmittelqualität (Piorkowsky & Rohwer, 1988; Sichert-Oevermann & Leitzmann, 1991; Meier-Ploeger & Vogtmann, 1991; v. Koerber, Männle, Leitzmann, Eisinger & Watzl, 1994). Eine Auswahl zeigt die Fülle der Werte (Tabelle 4.2).

Aus der heutigen komplexen Situation des Ernährungssystems wird eine neue, weiter umfassende Bewertung der Lebensmittelqualität erforderlich, wobei neben stofflichen und äußerlichen Komponenten wie Inhaltsstoffen oder Aussehen auch übergeordnete, ideelle Aspekte wie Ethik und Moral eine Rolle spielen müssen.

Eine *zeitgemäße* Ernährung muß den Ansprüchen dieser Qualitätskriterien gerecht werden, um ein langfristiges Überleben der Menschheit sicherzustellen. Es reicht heute nicht aus, die Qualität eines einzelnen Lebensmittels zu bewerten, vielmehr muß der gesamte „Lebensweg" bewertet werden. Diesen Sachverhalt beschreibt der Begriff „*ernährungsökologische Qualität*", wobei die Verantwortung des einzelnen Menschen für seine Ernährungsweise die wesentliche Rolle spielt (Abb. 4.12).

148 Ernährungsökologie

Tabelle 4.2. Wertebenen in bezug auf die Lebensmittelqualität.

Wertebenen	
Gesundheitswert	Politischer Wert
Nährwert	Ökonomischer Wert
Genußwert	Eignungswert
Psychologischer Wert	Umweltökonomischer Wert
Zeitaufwandswert	Ökologischer Wert
Kultureller Wert	Ökotoxikologischer Wert
Sozialer Wert	

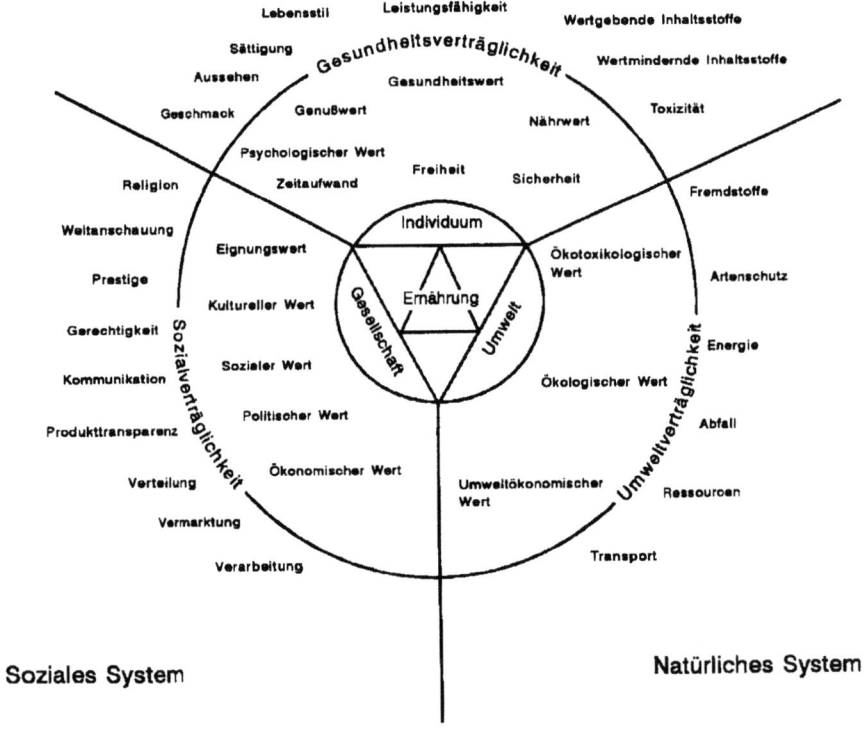

Abb. 4.12. Kriterien für eine ernährungsökologische Qualität (nach Spitzmüller, Pflug-Schönfelder & Leitzmann, 1993, S. 173).

Die *Gesundheitsverträglichkeit* der Ernährung hängt von den Auswirkungen der verzehrten Nahrung auf den Menschen ab, wobei sowohl körperliche als auch geistige und seelische Gesundheit angesprochen sind. Die Qualität von Lebensmitteln ist danach zu beurteilen, wie sie zur Gesunderhaltung und Gesundheitsförderung des Menschen beiträgt (Watzl & Leitzmann, 1995). Mit seinen Ernährungsgewohnheiten beeinflußt der einzelne seine Entwicklung und Leistungsfähigkeit und trägt damit einen Großteil der Verantwortung für seine Gesundheit und Lebenserwartung.

Die *Sozialverträglichkeit* der Ernährung bezieht sich auf kulturelle, politische und ökonomische Aspekte des Ernährungssystems. Betroffen davon sind einerseits die Arbeitsverhältnisse der Menschen, die weltweit in Erzeugung, Handel und Verarbeitung der Lebensmittel tätig sind, andererseits jeder einzelne in seinen persönlichen Ernährungsgewohnheiten. Die Qualität von Lebensmitteln wird durch die sozialen Strukturen im Ernährungssystem mitbestimmt. Ein unabhängiges, bewußtes Konsumverhalten kann zur Unterstützung gerechter Strukturen und zur Verbesserung der Welternährungssituation beitragen.

Die *Umweltverträglichkeit* der Ernährung ist abhängig von den Auswirkungen der Erzeugung, Verarbeitung, Vermarktung und dem Konsum von Lebensmitteln auf die natürliche Umwelt. Mit der bewußten Auswahl z.B. umweltfreundlich erzeugter, verarbeiteter und verpackter Lebensmittel kann der Verbrauch nicht erneuerbarer Ressourcen gesenkt und die Umweltbelastung durch das Ernährungssystem verringert werden.

Es gibt verschiedene ernährungsökologische Ansätze, d.h. bereits existierende Beispiele aus den Bereichen Individuum, Gesellschaft und natürliche Umwelt. Sie berücksichtigen in ihrer Theorie und Realisierung die komplexe Vernetzung von Ernährung, Gesellschaft und Umwelt und werden deshalb der Ernährungsökologie zugerechnet, auch wenn einige Ansätze schon älter sind. Dazu zählen z.B. die ökologische Landwirtschaft, die Vollwert-Ernährung und das ökologische Ernährungssystem.

Der ernährungsökologische Qualitätsanspruch und ein dementsprechend konsequentes Ernährungsverhalten führen nicht automatisch zur Lösung aller Weltprobleme. Dennoch ist es ein Weg, die Verflechtungen jedes einzelnen in die natürlichen und sozialen Kreisläufe zu erkennen und sich der daraus resultierenden Verantwortung bewußt zu werden.

Insgesamt stellt die ernährungsökologische Betrachtungsweise eine *Herausforderung* an Wissenschaft und Politik dar. Sie zeigt eine Möglichkeit auf, sich den aktuellen, globalen Problemen zu stellen und Lösungsstrategien zu entwickeln. Ein wichtiger Schritt in diese Richtung ist in der ernährungsökologischen Forschung zu sehen.

Empfehlungen für eine ernährungsökologische Ernährungsweise können bereits konkret benannt werden; sie sollten daher verbreitet und umgesetzt werden (Tabelle 4.3).

Tabelle 4.3. Ernährungsökologische Empfehlungen für eine zeitgemäße Ernährungsweise (nach Leitzmann, 1992a, 1992b).

Wünschenswerte Verzehrsänderungen
- Pflanzliche Lebensmittel bevorzugen, d. h. insbesondere Fleisch und Wurstwaren vermindern
- Gering verarbeitete Lebensmittel bevorzugen
- Möglichst ausschließlich Lebensmittel aus anerkannt ökologischer Landwirtschaft verwenden
- Saisongerechte und regional erzeugte Lebensmittel bevorzugen
- Unverpackte oder umweltschonend verpackte Lebensmittel bevorzugen
- Sozialverträgliche Lebensmittel bevorzugen

Literatur

Aign, W. (1981). Bedeutung diätetischer Information im Konzept einer Veränderung der Ernährungsgewohnheiten (Wieviel „Diätetik" muß man wissen, um sich richtig zu ernähren?). In W. Kappus, V. Pudel, M. Richter, I. Siegel & A. Weddige (Hrsg.), *Möglichkeiten und Grenzen der Veränderung des Ernährungsverhaltens* (S. 225-231). Göttingen: Arbeitsgemeinschaft Ernährungsverhalten.

Alsen, C., Wassermann, O. & Simonis, U. E. (1988). *Umwelttoxikologie* (FS II, S. 88-405). Berlin: Wissenschaftszentrum Berlin.

Arbeitsgruppe Ernährungsökologie (1988, überarbeitet 1992). Seit 1986 am Fachbereich Ernährungs- und Haushaltswissenschaften der Justus-Liebig-Universität Gießen: Prof. Dr. Claus Leitzmann, Prof. Dr. Ulrich Oltersdorf, Dr. Karl von Koerber und die Diplom-Oecotrophologinnen Eva-Maria Spitzmüller, Kristine Pflug-Schönfelder, Kathi Dittrich, Gesa Maschkowski, Maike Engfer, Pirjo Schack, Friedlinde Spitzbart u. a.

Bechmann, A. (1984). *Leben wollen*. Köln: Kiepenheuer & Witsch.

Bechmann, A. (1987). *Landbau-Wende*. Frankfurt/M.: Fischer.

Blanckenburg, P. v. (1991). Die Elendsfalle. Die Armen und die Reichen. In Deutsches Institut für Fernstudien (Hrsg.), *Funkkolleg Humanökologie. Weltbevölkerung, Ernährung, Umwelt* (S. 45-84). Weinheim: Beltz.

Bodenstedt, A. (1986). Agrar- und Ernährungspolitik/Landwirtschaftspolitik. In W. Mickel (Hrsg.), *Handlexikon zur Politikwissenschaft* (S. 1-5). München: Ehrenwirth.

Bodenstedt, A. (1987/88). *Soziologie der Ernährung und des Konsums* (Vorlesungsskript). Gießen: Universität Gießen. Institut für Agrarsoziologie.

Capra, F. (1992). *Wendezeit* (2. Aufl.). München: Deutscher Taschenbuchverlag.

Elmadfa, I. & Leitzmann, C. (1990). *Ernährung des Menschen* (2. Aufl.). Stuttgart: Ulmer.

Fuchs, W., Klimm, R., Lautmann, R., Rammstedt, O. & Wienold, H. (Hrsg.). (1988). *Lexikon zur Soziologie* (2. Aufl.). Opladen: Westdeutscher Verlag.

Grosch, P. & Schuster, G. (1985). *Der Biokost-Report*. München: Biederstein.

Jäger, C. & Leitzmann, C. (1992). Ernährungsökologie – ein systemtheoretischer Forschungsansatz, *Ernährungs-Umschau, 39*, 283-287.

Kaiser, M. & Wagner, N. (1991). *Entwicklungspolitik* (3. Aufl.). Bonn: Bundeszentrale für politische Bildung.

Kasper, H. (1991). *Ernährungsmedizin und Diätetik* (7. Aufl.). München: Urban & Schwarzenberg.
Kleinspehn, T. (1987). *Warum sind wir so unersättlich?* Frankfurt/M.: Suhrkamp.
Kloetzli, F. (1983). *Einführung in die Ökologie.* Herrsching: Pawlak.
Koerber, K. v., Männle, T., Leitzmann, C., Eisinger, M. & Watzl, B. (1994). *Vollwert-Ernährung. Konzeption einer zeitgemäßen Ernährungsweise* (8. Aufl.). Heidelberg: Haug.
König, K. G. (1987). *Karies und Parodontopathien. Ätiologie und Prophylaxe.* Stuttgart: Thieme.
Koscielny, G. (1983). *Didaktik der Ernährungserziehung.* München: Lexika.
Kreeb, K. H. (1974). *Ökophysiologie der Pflanzen.* Stuttgart: Fischer.
Krug, W. (1988). Vorbeugung und Ernährungsaufklärung. In J. C. Somogyi & D. Hötzel (Hrsg.), *Umweltbelastung der Nahrung: Gefahr für den Menschen?* (S. 84-93). Basel: Karger.
Kutsch, T. (1985). Zur Programmatik der Ernährungssoziologie. *Hauswirtschaft und Wissenschaft, 33,* 51-56.
Leitzmann, C. (1986). *Ernährungsökologie – ein neues Wissenschaftsgebiet –. Vorschlag für die Arbeitsgruppe „Vollwert-Ernährung".* Gießen: Fachbereich Ernährungs- und Haushaltswissenschaften.
Leitzmann, C. (1987). Wechselwirkungen zwischen menschlichen Bedürfnissen und der Umwelt am Beispiel der Ernährung. In Bundesvereinigung für Gesundheitserziehung (Hrsg.), *Umwelt und Gesundheitserziehung* (S. 56-68). Bonn.
Leitzmann, C. (1988). Therapie und Prävention von Gesundheitsstörungen – der Beitrag der Vollwert-Ernährung. *UGB-Forum, 5,* 207-209.
Leitzmann, C. (1992a). Ernährungsökologie – ein Beitrag zur Gesundheit. In Fachgebiet Getreidetechnologie (Hrsg.), *Bäume als Lebensgrundlage* (S. 89-102). Berlin: Technische Universität.
Leitzmann, C. (1992b). Ökologische Vollwert-Ernährung – eine zeitgemäße Ernährungsform. In I. Lünzer (Hrsg.), *Die Erde bewahren – Dimensionen einer umfassenden Ökologie* (S. 290-303). Karlsruhe: C. F. Müller.
Leitzmann, C. (1993a). Umwelt- und Sozialverträglichkeit von Lebensmitteln. In H. Anemueller (Hrsg.), *Lebensmittelkunde und Lebensmittelqualität in der Ernährungsberatung* (S. 43-55). Stuttgart: Hippokrates.
Leitzmann, C. (1993b). Vollwert-Ernährung, Ernährungsökologie und Lebensmittelqualität. In D. Melchart & H. Wagner (Hrsg.), *Naturheilverfahren – Grundlagen einer autoregulativen Medizin* (S. 222-240). Stuttgart: Schattauer.
Leitzmann, C., Benterbusch, R. & Gütschow, K. (1991). Hunger im Überfluß. Ursachen und Konsequenzen von Hunger und Mangelernährung. In Deutsches Institut für Fernstudien (Hrsg.), *Funkkolleg Humanökologie, Weltbevölkerung, Ernährung, Umwelt* (S. 11-14). Weinheim: Beltz.
Maschkowski, G., Koerber, K. v., Oltersdorf, U. & Leitzmann, C. (1991). Ernährungsökologie – Ernährung im Beziehungsgefüge Mensch-Umwelt. *AID-Verbraucherdienst, 36,* 95-99.
Meier-Ploeger, A. & Vogtmann, H. (Hrsg.). (1991). *Lebensmittelqualität – ganzheitliche Methoden und Konzepte* (2. Aufl.). Karlsruhe: C. F. Müller.
Mühleisen, I. (1988). *Gute Argumente: Ernährung.* München: C. H. Beck.
Münch, R. (1976). *Theorie sozialer Systeme.* Opladen: Westdeutscher Verlag.
Neuloh, O. & Teuteberg, H.-J. (1979). *Ernährungsfehlverhalten im Wohlstand.* Paderborn: Schöningh.
Nuscheler, F. (1991). *Lehr- und Arbeitsbuch Entwicklungspolitik* (3. Aufl.). Bonn: Dietz.
Oechsle, M. (1988). *Der ökologische Naturalismus.* Frankfurt/M.: Campus.
Oltersdorf, U. (1986). *Zur Welternährungslage – die zwei Gesichter von Fehlernährung* (2. Aufl.). Bonn: Deutsche Welthungerhilfe.
Pflug-Schönfelder, K. (1994). Ernährungsökologie. In W. Knörzer (Hrsg.), *Ganzheitliche Gesundheitsbildung in Theorie und Praxis* (S. 241-255). Heidelberg: Haug.
Piorkowsky, M.-B. & Rohwer, D. (1988). *Umweltverhalten und Ernährungsverhalten.* Hamburg: Behr's Verlag.

Priebe, H. (1985). *Die subventionierte Unvernunft.* Berlin: Siedler.

Protzner, W. (Hrsg.). (1987). *Vom Hungerwinter zum kulinarischen Schlaraffenland.* Wiesbaden: Steiner.

Rat von Sachverständigen für Umweltfragen (Hrsg.). (1978). *Umweltgutachten 1978.* Stuttgart: Kohlhammer.

Sichert-Oevermann, W. & Leitzmann, C. (1991). Lebensmittelqualität und Lebensmittelwahl nach Wertstufen. In A. Meier-Ploeger & H. Vogtmann (Hrsg.), *Lebensmittelqualität – ganzheitliche Methoden und Konzepte* (2. Aufl.) (S. 45-66). Karlsruhe: C. F. Müller.

Spitzmüller, E.-M. & Leitzmann, C. (1993). Ernährungsökologie – Essen im Spannungsfeld natürlicher und gesellschaftlicher Umweltbedingungen. *Bulletin SVERB/ASDD, 1,* 4-6.

Spitzmüller, E.-M. & Leitzmann, C. (1994). Ernährungsökologie – Essen mit Verantwortung. *Forschende Komplementärmedizin, 1,* 37-43.

Spitzmüller, E.-M., Pflug-Schönfelder, K. & Leitzmann, C. (1993). *Ernährungsökologie. Essen zwischen Genuß und Verantwortung.* Heidelberg: Haug.

Teuteberg, H.-J. & Wiegelmann, G. (1986). *Unsere tägliche Kost.* München: Coppenrath.

Watzl, B. & Leitzmann, C. (1995). *Bioaktive Substanzen in Lebensmitteln.* Stuttgart: Hippokrates.

5 Ernährungspädagogik

I. DIEDRICHSEN

5.1 Einleitung

Erzieher, die sich mit Ernährungspädagogik auseinandersetzen, stellen berechtigte Forderungen an diese Disziplin. Sie erwarten praktische Nützlichkeit und Entscheidungshilfe für ihre tägliche Arbeit. Gegenstand der Ernährungspädagogik ist das Interaktionsfeld familiärer und schulischer Erziehung. Elternhaus und Schule sind für die Entwicklung des Ernährungsverhaltens von zentraler Bedeutung. Die Ernährungspädagogik erforscht die Erziehungswirklichkeit mit pädagogisch-psychologischen Methoden, um Erziehungs- und Bildungsprozesse auf dem Gebiet der Ernährung zu optimieren.

Die Ernährungspädagogik hat zwei Schwerpunkte: Unterrichten und Erziehen. Beim Unterrichten des Faches Ernährungslehre werden überwiegend kognitive Lernziele vermittelt. Hier geht es um die Aneignung von Fachkenntnissen. Ernährungsunterricht soll bei Schülern Verständnis für fachliche Zusammenhänge wecken und zeigen, wie erworbenes Ernährungswissen angewendet wird. Im Ernährungsunterricht steht die Didaktik, d.h. die Theorie und Praxis des schulischen Lehrens und Lernens, im Vordergrund. Dabei geht es um die Erarbeitung von grundlegenden Faktoren, die den Ernährungsunterricht bedingen, und um deren Interdependenzen. Die Didaktik umfaßt die Gesamtheit der Entscheidungen für die vielfältigen Aspekte des Unterrichts. So hat der Lehrer beispielsweise Entscheidungen zu treffen, die sich auf die Planung, Durchführung und Bewertung des Unterrichts beziehen. Erst die Auseinandersetzung mit der Methodik des Unterrichtens ermöglicht eine effektive Unterrichtsgestaltung.

Die Ernährungserziehung versteht sich als eine zielgerichtete, reflektierte Erziehung, die Kindern und Jugendlichen zur Autonomie, Kooperation und kreativen Nutzung von Erfahrungen im Ernährungsverhalten verhelfen will. Wichtige Determinanten des erzieherischen Handelns sind das Denken und Fühlen sowie die Erfahrung des Erziehers. Außerdem wirken auf das Erziehungsverhalten Erwartungen verschiedener Bezugspersonen und -gruppen des Erziehers ein.

Ernährungserziehung vermittelt im Gegensatz zum Unterrichten affektive Lernziele. Die beabsichtigte Förderung der Lernenden wird im Bereich emotionalen und sozialen Verhaltens gesehen. Es geht um die Bildung und Organisation von Werten im Gefühls- und Sozialbereich. Die Ernährung des Menschen wird anhand von Werten charakterisiert und erhält auf diese Weise ihre individuelle und kulturelle Bedeutsamkeit. So bedeutet Ernährung z. B. ungehemmten Konsum, Egoismus oder Lebensgenuß, aber auch Verpflichtung gegenüber den Mitmenschen und der Umwelt. Die wichtigste Aufgabe der verhaltensorientierten Ernährungserziehung besteht im Aufbau von gesundheitlich erwünschtem sowie Abbau von unerwünschtem Ernährungsverhalten.

Lebens- und Erziehungsprinzipien ändern sich mit der Zeit. Aufgrund des gesellschaftlichen Wertewandels sind immer wieder Neuformulierungen von Erziehungszielen erforderlich. So werden z. B. unzeitgemäße Erziehungsziele wie Unterordnung, Anpassung und Uniformität durch Selbstbestimmung, Kommunikation und Individualität ersetzt. In den letzten Jahrzehnten ist aus einer strengen, verbotsorientierten Erziehung eine mehr unterstützende, gebotsorientierte Erziehung geworden. Diese demokratische Erziehungsform versucht, schon bei sehr jungen Menschen Anstrengungsbereitschaft, Selbstverantwortung und Selbstsicherheit zu wecken.

5.2 Erziehung

5.2.1 Erziehungsbegriff

Erziehung wird als Prozeß sozialer Beeinflussung betrachtet, in dem Erwachsene mit Heranwachsenden interagieren. Erziehung kann nur zwischen Personen stattfinden. „Unter Erziehung werden soziale Handlungen verstanden, durch die Menschen versuchen, das Gefüge der psychischen Dispositionen anderer Menschen in irgendeiner Hinsicht dauerhaft zu verbessern oder seine als wertvoll beurteilten Komponenten zu erhalten" (Brezinka, 1974, S. 95). Oder an anderer Stelle: „Als Erziehung werden Handlungen bezeichnet, durch die Menschen versuchen, die Persönlichkeit anderer Menschen in irgendeiner Hinsicht zu fördern". Die soziale Handlung ist eine gerichtete Handlung, bei der der Erzieher die Absicht verfolgt, die psychischen Dispositionen des Heranwachsenden zu ändern oder zu bewahren, damit dieser erwartetes Verhalten verwirklichen kann (s. Abb. 5.1).

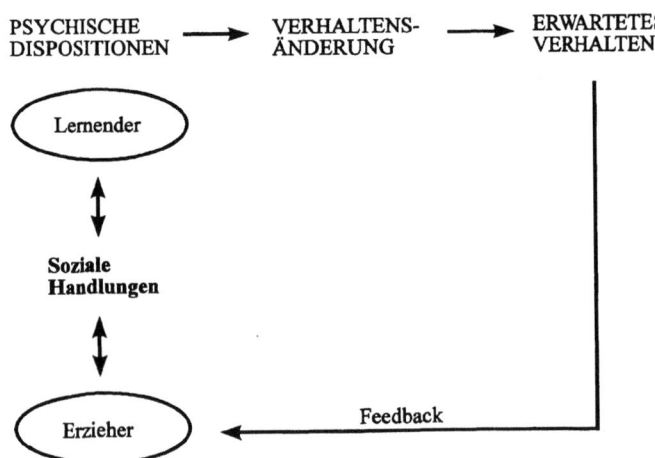

Abb. 5.1. Der Erziehungsprozeß.

Der Erzieher wirkt im Erziehungsprozeß mittels sozialer Handlungen auf die psychischen Dispositionen des Lernenden ein, um dessen Verhalten entweder zu bewahren oder zu ändern. Handlungen sind auf die Erreichung eines Zieles gerichtet. Das Auftreten von erwartetem Verhalten bei Lernenden wird Erziehern rückgemeldet und beeinflußt zukünftige soziale Handlungen. Psychische Dispositionen sind relativ dauerhafte seelische Bereitschaften eines Menschen, die dem Vollzug bestimmter Verhaltensweisen zugrunde liegen. Dispositionen sind also Voraussetzungen des Verhaltens. Als Dispositionen werden z. B. Kenntnisse, Fähigkeiten, Fertigkeiten, Einstellungen, Werthaltungen, Handlungs- und Gefühlsbereitschaften sowie Interessen angesehen.

Lernen

Der Neuerwerb oder die Änderung von psychischen Dispositionen erfolgt durch Lernvorgänge. „Unter *Lernen* wird ein psychischer Vorgang verstanden, der durch Erfahrung zum Neuerwerb oder zur Veränderung der psychischen Dispositionen für ein bestimmtes Erleben oder Verhalten führt" (Brezinka, 1974, S. 85). Lernen ist mit einer relativ dauerhaften Verhaltensänderung verbunden, die auf Interaktionen des lernenden Organismus mit der Umwelt beruht (Hilgard & Bower, 1970). Der Lernende soll durch Lernprozesse erwartetes Verhalten erwerben. Die Lernleistung kann nur der Lernende selbst vollbringen. Erziehung läßt sich als Lernhilfe umschreiben, soweit es um die Änderung von seelischen Verhaltensbereitschaften geht.

Lernorientierte Verhaltenstheoretiker versuchen nicht etwa, bloßes Verhalten zu modifizieren, sondern Verhaltensbereitschaften. Erwartungen, Einstellungen, Interpretationen, Attribuierungen, Normen sowie Pläne sind für die Steuerung des Verhaltens von besonderer Bedeutung. Die Verhaltenstheorie verwendet handlungsorientierte Methoden und Techniken, um die Persönlichkeit von Klienten zu ändern und zu fördern.

Funktionale und intentionale Erziehung

Allgemein wird zwischen funktionaler und intentionaler Erziehung unterschieden (Fend, 1969). Die funktionale Erziehung ist weitgehend mit Sozialisation gleichbedeutend. Sie erfolgt umweltbedingt und unbeabsichtigt. Durch den Sozialisationsprozeß übernimmt die nachwachsende Generation Sitten, Gebräuche und andere normative Orientierungen einer Eßkultur. Die intentionale Erziehung hingegen ist gewollt und instrumental organisiert. Diese Art der Erziehung ist rational reflektiert und wissenschaftlich geplant (vgl. Teuteberg, 1983).

Ernährungs- und Essenserziehung erfolgen auch heute noch weitgehend funktional, d. h. sie werden gefühlsmäßig traditionell gehandhabt. Das Kind lernt im Verlauf seiner Sozialisation mehr oder weniger beiläufig, zu essen und sich zu ernähren. Säuglinge und Kleinkinder werden etwa daran gewöhnt, ihre Mahlzeiten zu bestimmten Zeiten einzunehmen. Dann soll das Kleinkind lernen, selbst aus einer Flasche oder einem Becher zu trinken, Brot zu essen und warme Speisen mit einem Löffel zu sich zu nehmen. Schließlich sollen Kinder lernen, sich bei Tisch so zu benehmen, wie es in einer Kultur erwartet wird. Die Schule befaßt sich, abgesehen von einigen wenigen Projekten, nur selten systematisch mit der Ernährungs- und Tischerziehung. Familie und Schule sind für Heranwachsende wichtige Sozialisationsinstanzen. Deshalb bildet die Ernährungserziehung in der familiären und schulischen Erziehung einen wichtigen Kernbereich. Eine unzureichende schulische Ernährungserziehung wirkt sich auf das Ernährungsverhalten von Kindern und Jugendlichen negativ aus.

5.2.2 Erziehungs- und Lernziele

Erziehung ist auf Erziehungs- und Lernziele gerichtet. Nach Brezinka (1978) ist ein Erziehungsziel ein prinzipiell erreichbarer Zustand von Personen oder Interaktionen. Diese Zustände sind als das Ergebnis von Handlungen definiert, die der Erhaltung, Verbesserung oder Förderung von als wünschenswert erachteten Zuständen von Personen oder Interaktionen dienen. Erziehungsziele sind umgangssprachlich umschriebene, für bestimmte erzieherische Maßnahmen noch nicht hinreichend präzisierte oder konkretisierte Zustände von Personen oder Interaktionen (z. B. Mündigkeit, Toleranz, Treue). Lernziele hingegen sind operationalisierte oder interpretierte Erziehungsziele.

Bloom (1972) unterteilt Lernziele in die Kategorien kognitiv, affektiv und psychomotorisch. Die Realisierung kognitiver Ziele dient der Sachbildung. Kenntnisse auf dem Gebiet der Ernährung, Verständnis, Bewertung und die Umsetzung des Ernährungswissens stehen hier im Vordergrund (s. Pölert & Löhlein, 1995). Affektive Ziele fördern die Gefühls- und Sozialbildung im Ernährungsbereich. In dieser Kategorie geht es um die Wertebildung und Organisation von Werten in der Persönlichkeitsstruktur (s. Diedrichsen, 1994a, 1994b). Psychomotorische Lernziele richten sich auf den Erwerb von psychomotorischen Leistungen, die grobe Körpermotorik oder koordinierte Feinmotorik voraussetzen. „Essen mit dem Löffel" ist ein bekanntes Lernziel in der Essenserziehung. Auch der Erwerb nichtverbaler, kommunikativer Haltungen sowie das Erlernen des Sprachverhaltens gehören hierher.

5.2.3 Moralische Erziehung

Für die gegenwärtig geführte Diskussion des Erziehungsbegriffs ist Unsicherheit kennzeichnend. Viele Gesellschaften verfügen nicht mehr über einen selbstverständlichen Bestand an Verhaltensregeln, Normen und Werten. Eine moralische Ernährungserziehung gestaltet sich auf dem Hintergrund dieser Erfahrung besonders schwer. Die Schwierigkeit liegt in der Vermittlung von Handlungskompetenz und Identität, die es jungen Menschen gestattet, ihr Ernährungshandeln in der modernen Industriegesellschaft gegenüber sich selbst, anderen Menschen und der Natur verantwortlich zu gestalten.

Unklar ist weitgehend, wie das pädagogische Interaktionsfeld beschaffen sein muß, um den Erwerb kritischer Handlungskompetenz auf dem Gebiet Ernährung und Gesundheit zu sichern. Welche institutionellen Sozialisationsinstanzen und gesellschaftlichen Bedingungen behindern oder fördern die Aneignung eines kritischen Ernährungsbewußtseins? Familie und Schule müssen auf Heranwachsende durch gemeinsames Handeln so einwirken können, daß diese Wertorientierungen auf dem Gebiet der Ernährung internalisieren. Die pädagogische Praxis muß die Entwicklung von Einsicht als eine wesentliche Bedingung für Verhaltensänderung stärker in den Mittelpunkt stellen.

5.2.4 Ästhetische Erziehung

Pädagogen denken gegenwärtig über Maßnahmen gegen das moderne technisierte und abstrahierte Leben nach. Sie möchten Erziehung und Unterricht konkreter nach ästhetischen Gesichtspunkten ausrichten. Erleben und Gestalten sollen gleichrangig neben Analysieren und Interpretieren behandelt werden (z. B. Homfeldt, 1993). Die Aufgabe der ästhetischen Erziehung ist die Ausbildung und Aktivierung der Sinnlichkeit sowie Genußfähigkeit. Bei der ästhetischen Erziehung tritt die gefühlsmäßige Aneignung von Erfahrungen auf den Gebieten Essen, Trinken und Ernähren an die Stelle der rationalen Beschäftigung mit diesen Themen. Das Ernähren ist ein geeignetes Feld zur aktiven sinnlichen Betätigung des Menschen. Kinder haben die natürliche Sensibilität der Sinne noch nicht in dem Maße verloren wie Erwachsene. Heranwachsende sollten sich deshalb frühzeitig in sinnlicher Wahrnehmung üben und so ein Körperbewußtsein entwickeln. Im Interesse der Gesundheitsbildung haben sie darüber hinaus schrittweise einen individuellen Lebensstil aufzubauen.

Beim sinnlichen Wahrnehmen werden alle Sinne angesprochen. Kinder, die sich sinnliche Wahrnehmungsvorgänge bewußt machen, entwickeln ein Sinnenbewußtsein. Essen und Trinken sind Grundformen sinnlicher Beanspruchung und öffnen die Erlebniswelt der Sinne. Wenn Genießer Torte essen, dann sind daran Auge, Ohr, Geruch und Geschmack beteiligt. Kinder nehmen beim Essen gern zusätzlich den Tastsinn zur Hilfe, der ihnen taktile Empfindungen der Nahrung vermittelt. Die Beteiligung des Tastsinnes beim Essen ist in unserer zivilisierten Eßkultur unter Erwachsenen noch weitgehend verpönt. Die herrschende Sitte gestattet dem Esser keinen unmittelbaren sinnlichen Kontakt mit Nahrung.

Die Industrialisierung der Nahrungsmittel (Fast food, Food design, Verpackung) hat zu einer Entfremdung von den natürlichen Nahrungsmitteln und dem sinnlichen Wahrnehmen des Menschen geführt. Lebensmittelprodukte sind in Geruch, Geschmack, Konsistenz, Größe und Farbe weitgehend vereinheitlicht. Menschen in Industrienationen haben allmählich verlernt, sich im Umgang mit Nahrung auf das Sehen, Fühlen, Riechen, Schmecken und Hören zu verlassen. Diese sensorische Deprivation erfaßt alle Sinne und geht mit einer Verkümmerung der Erlebnisfähigkeit einher.

Essen und Trinken sind sinnliche Vorgänge zwischen den Erlebnisqualitäten Ekel und Lust. Menschen erschließen sich Essen und Trinken durch Sinnenerlebnisse. Zur Ernährung hingegen finden sie kognitiv Zugang. Ernährungserziehung sollte deshalb mit Sinnenarbeit beginnen, anstatt mit Ernährungsideologien.

5.2.5 Familienerziehung

Der Zweck der Sozialform „Familie" liegt in der Fürsorge für Kinder. Die Familie bildet für Heranwachsende eine Lebenswelt, in der sie sich in tätiger Auseinandersetzung Grundkompetenzen aneignen. Die Familienerziehung im Säuglingsalter und in der frühen Kindheit ist nicht nur für die Pflege, sondern auch für die gesamte Entwicklung des Menschen von großer Bedeutung. Die Kleinfamilie, die aus nur zwei Generationen besteht, ist die gesellschaftliche Instanz, in der grundlegende Erziehungsprozesse vollzogen werden. Die Familie ist heutzutage zunehmend in ihrer Funktionsfähigkeit bedroht, so daß sie ihre Erziehungsaufgaben nur unzureichend erfüllen kann. In vielen Familien ist Essen zu einer lästigen Begleiterscheinung geworden. Hastiges Essen und schlechte Essensstimmung wirken sich negativ auf die Entwicklung der Kinder aus.

Die Familie hat pädagogisch wichtige Funktionen zunehmend an andere Institutionen, wie z. B. Kindergarten und Schule, abgegeben. Dennoch kann die Gesellschaft nicht auf die besondere Erziehungsleistung der Familie verzichten. Die Familie ist der zentrale Erfahrungsraum für die Ernährung und somit das wichtigste Lernfeld für Kinder.

5.2.6 Erziehungsstile

Das Elternverhalten hat für die Entstehung des kindlichen Ernährungsverhaltens eine zentrale Bedeutung. Es gibt voneinander abgrenzbare, typische Stile des pädagogischen Denkens und Handelns. Erzieher zeigen im Umgang mit Kindern und Jugendlichen klassifizierbare Verhaltensweisen, denen bestimmte Wertvorstellungen zugrunde liegen. „Unter 'Erziehungsstil' soll der strukturierte Komplex aller Verhaltens- und Erlebensweisen verstanden werden, der gerichtet oder ungerichtet, in intendierter Weise oder unreflektiert, mittelbar oder unmittelbar auf Kinder oder Jugendliche ... bezogen ist" (Lukesch, 1992, S. 404). Erziehungsstile haben charakteristische Merkmale und Auswirkungen auf das kindliche Verhalten.

Begründer der Erziehungsstilforschung sind Kurt Lewin und Mitarbeiter (1939). Lewin unterscheidet den autoritären, demokratischen und laissez-faire-Stil. Ein neueres Modell unter zahlreichen anderen ist das „Marburger Zwei-Komponenten-Konzept" (Stapf, 1975). Dieses Modell des elterlichen Erziehungsstils, das lernpsychologisch fundiert ist, geht von den beiden Grunddimensionen „Strenge" und „Unterstützung" aus (s. Tabelle 5.1).

In der Wahrnehmung der Kinder erscheint Erziehungsverhalten einerseits als elterliche Strenge, andererseits als elterliche Unterstützung. Kinder, die Strenge erfahren, erwerben durch häufige Bestrafung eine Verbotsorientie-

Tabelle 5.1. Auswirkungen elterlicher Erziehungsstile auf das kindliche Verhalten nach dem Marburger Erziehungsstilkonzept (nach Stapf, 1975, S. 37).

Streng Erzogene (Verbotsorientierte)	Unterstützend Erzogene (Gebotsorientierte)
ängstlich unsicher wenig aktiv pessimistische Zukunftserwartungen Furcht vor Mißerfolg übertreten selten Verbote (wenn in der Situation Strafreize gegeben werden)	selbstsicher aktiv optimistische Zukunftserwartungen Hoffnung auf Erfolg anstrengungsbereit

rung. Diese Kinder zeigen in der Familie ein vorwiegend zurückhaltend-abwartendes sowie vermeidendes Verhalten. Erlebte Unterstützung hingegen hat eine Gebotsorientierung und aktiv aufsuchendes, unbefangenes Verhalten zur Folge. Dieser Erziehungsstil wirkt positiv verstärkend auf kindliches Verhalten.

5.3 Entwicklung des Eß- und Trinkverhaltens

Jede Lebensphase in der gesamten Lebensspanne stellt den Menschen vor bestimmte Entwicklungsaufgaben, die er mit Hilfe von Bezugspersonen, oder im späteren Leben weitgehend auf sich selbst gestellt, zu bewältigen hat. Die Art der Fremd- und Selbsterziehung eines Menschen entscheidet wesentlich über eine gesunde oder fehlgeleitete Entwicklung.

Der Ernährung kommt in den ersten drei Lebensjahren des Menschen eine besondere Bedeutung für die körperliche und geistige Entwicklung zu. Eine unzureichende Ernährung in der frühen Kindheit wirkt sich ungünstig auf das Lernverhalten im späteren Leben aus.

5.3.1 Säuglingsalter

Das erste Lebensjahr ist eine entscheidende Phase, in der hauptsächlich die Entwicklung der Reflexe und der Motorik stattfindet. Der Säuglingsernährung kommt für ein optimales Gedeihen eine besondere Bedeutung zu (Nützenadel, 1993). Physiologisch erfolgt die Ernährung mit Muttermilch und nach dem Abstillen als künstliche Ernährung mit Kuhmilchmischungen sowie notwendiger Beikost. Stillen trägt zur Verbesserung des Wachstums sowie zur Förderung der körperlichen und seelischen Gesundheit bei. Stillen und die Erfahrung des Gestilltwerdens haben für die Qualität der Mutter-Kind-Beziehung eine große psychologische Bedeutung. Die natürliche Ernährung ist mit intensivem Körperkontakt verbunden und erleichtert den Aufbau einer festen Bindung an Bezugspersonen.

Stillhäufigkeit und -dauer haben mit zunehmender Industrialisierung, Verstädterung und Emanzipation der Frau lange Zeit abgenommen. Die Verbreitung des Stillens steigt jedoch wieder. In manchen Kreisen herrscht seit einigen Jahren eine Stillbegeisterung. Muttermilch ist die natürliche Nahrung und entspricht bei vollwertiger Ernährung in ihrer Nährstoffzusammensetzung den Bedürfnissen des Säuglings am besten. Sie paßt sich in ihrer Zusammensetzung der physiologischen Entwicklung des Säuglings an. Auch wenn Frauenmilch heute mit Umweltgiften belastet ist, bleibt sie trotzdem die bestmögliche Ernährung. Adaptierte Milch gilt ebenfalls als geeignete Form der Säuglingsernährung, weil sie versucht, die Bestandteile der Frauenmilch nachzuahmen.

Phasen der Säuglingsernährung

Tönz (1992) betrachtet die Ernährung und Entwicklung des Säuglings unter ganzheitlichem Aspekt. Der Autor nennt drei Phasen der Säuglingsernährung (s. Tabelle 5.2).

Die Phasen lassen sich im Verlauf der ersten 12 Lebensmonate unterscheiden. Jede Phase dauert etwa vier (bis höchstens sechs) Monate. Es handelt sich um die Stillphase, Abstillphase und Anpassungsphase.

Stillphase

In der Stillphase lebt der Säugling mit seiner Mutter in einer symbiotischen Einheit. Das Stillen hat symbolhafte Bedeutung für Fürsorge, im Sinne des

Tabelle 5.2. Drei Phasen der Säuglingsernährung (nach Tönz, 1992, S. 9).

Phasen	Nahrungsmittel
1. Stillphase (Nursing-Period) Flüssignahrung – Saugen Brust – Flasche	Muttermilch adaptierte Milch
2. Abstillphase (Weaning-Period) Halbfeste Nahrung – Essen Löffel – Teller	Frauenmilch (oder adaptierte bzw. Folgemilch) + Beikost
3. Anpassungsphase (Adaptation-Period) Feste Nahrung – Kauen Eigene Hände	Vollmilch – Breie – feste Kost

Ernährens, des Schutzes und der Zärtlichkeit. In dieser Phase sind die Psychomotorik sowie Mundwerkzeuge noch ausschließlich auf Saugen und Schlucken ausgerichtet. Der Säugling verfügt über einen oralen Suchreflex, der das Auffinden der Mamille möglich macht. Sobald diese gefunden ist, beginnt reflektorisch ein kräftiges Saugen. Bei der Nahrungsform des Stillens werden die psychischen Bedürfnisse von Mutter und Säugling voll befriedigt. Der Säugling fühlt durch Hautkontakt Körperwärme. Das Bedürfnis nach Kommunikation wird außerdem durch Blickkontakt und Lächeln zufriedengestellt. Die Stillperiode sollte vier bis fünf, höchstens sechs Monate dauern. Eine längere Zeit ausschließlichen Stillens ist nicht zu empfehlen.

Im Alter von vier bis fünf Monaten ist der Höhepunkt der symbiotischen Phase erreicht. Es beginnt die Zeit der frühen Loslösung von Bezugspersonen. Beim Säugling zeigen sich erste expansive Strebungen. Er möchte seine Umgebung über die Mutter hinaus ausweiten. Deshalb sucht der Säugling nicht mehr ausschließlich Kontakt, sondern kurzfristig auch schon Distanz zur Mutter. Mit etwa sechs Monaten kann er die Eltern-Kind-Triade endgültig gegenüber fremden Personen sozial abgrenzen.

Abstillphase

In der Abstillphase wird neben Flüssignahrung auch vermehrt breiige Nahrung als Beikost zugeführt. Durch die Verabreichung von Breinahrung wird der Körperkontakt zwischen Mutter und Säugling gelockert. Mit ungefähr vier bis fünf Monaten sind die biologischen und psychologischen Voraussetzungen für die Zufuhr halbfester Speisen gegeben. Über den günstigsten Zeitpunkt der Einführung von Beikost besteht keine Einigkeit. Körperliche und seelische Entwicklungsvorgänge verbieten eine zu frühe Löffelfütterung. Den Übergang vom Saugen zum Essen ermöglicht erst die psychomotorische Entwicklung. Die heraustretenden Bewegungen der Zunge erfolgen dann nicht mehr reflektorisch. Der Säugling beginnt, alles in den Mund zu nehmen, um seine nähere Umwelt erfahren und begreifen zu können.

Löffelfütterung sollte erst erfolgen, wenn der Säugling über ausreichende Kopfkontrolle beim Sitzen verfügt und ohne Unterstützung sitzen kann. Sie sollte kein passives Vollstopfen des Säuglings sein. Löffelfütterung wird erst dann human, wenn der Säugling in der Lage ist, Appetit durch spontanes Öffnen des Mundes und Vorstrecken des Kopfes auszudrücken. Auch Sättigung kann der Säugling seiner Bezugsperson durch orale Verweigerung signalisieren. Eine weitere Bedingung für Löffelfütterung ist der Abbau automatischer Saugbewegungen zugunsten von Eßbewegungen.

Der Übergang in die zweite Phase kann auch zu spät erfolgen, so daß sich Säuglinge nicht mehr ohne weiteres auf Löffelfütterung umstellen können. In der Abstillphase kann auch weiter gestillt werden, nur sollte die Stillung nicht mehr ausschließlich erfolgen, sondern durch Zufütterung von Beikost ergänzt werden. In dieser zweiten Phase macht der Säugling neue Erfahrungen mit unterschiedlichsten Speisen, die sich durch Beschaffenheit und sensorische Qualität deutlich voneinander unterscheiden. Bei dieser Ernährungsweise kann die orale Lust auf natürliche Weise befriedigt werden. In dieser Phase läßt sich der Säugling auch von anderen vertrauten Personen füttern. Er sammelt jetzt neue Erfahrungen mit Menschen.

Anpassungsphase

In der letzten Phase erfolgt die allmähliche Anpassung der Nahrung an Erwachsenenkost. Die Kaubewegungen sind erlernt und Beiß- sowie Kauwerkzeuge stehen jetzt zur Verfügung. Mit der sich schrittweise verselbständigenden Nahrungsaufnahme beginnt die Entwicklung zur eigenständigen Persönlichkeit. Der Säugling saugt nicht mehr aus der Flasche, sondern gebraucht seine Hände als Greifwerkzeuge. Dann bedient er sich des Löffels und trinkt aus Glas oder Tasse. Das Trinken aus einer vollen Tasse ist eine einseitige Belastung einzelner Körperglieder. Es bedeutet gleichzeitiges Muskeltraining und wird allmählich erlernt.

Sozial gesehen wächst das Kleinkind ganz in die Familienstruktur hinein. Es sitzt allein auf einem Stuhl und wird immer häufiger an den Familientisch zu gemeinsamen Mahlzeiten hinzugesetzt. Mit der Integration in die Aktivitäten der Familie beginnt die Vermittlung der Eßkultur und Tischsitten. In dieser Phase hat die Ernährungserziehung ihren Ursprung.

Entstehung von Eßstörungen

Für Säuglinge ist Nahrung identisch mit Beachtung, Zuwendung und Versorgtwerden (A. Freud, 1980). Vom 2. Lebensjahr an wird die Gleichheit von Bezugsperson und Nahrung aufgegeben. Die Identität bleibt jedoch im Unbewußten erhalten und wird bei Konflikten wieder belebt. Das Kind überträgt dann gestörte Gefühlsbeziehungen zur Bezugsperson auf die Nahrung. Der Beziehungskonflikt äußert sich im Kindesalter als Appetitlosigkeit und Eßverweigerung oder später als manifeste Eßstörung.

Nach der psychoanalytischen Theorie haben Eßprobleme ihren Ursprung in frühkindlichen Entwicklungsphasen. Je nach Phase (orale, anale oder phallische) und Phantasie der Kinder werden bestimmte Speisen (z.B. Spinat) abgelehnt. Wenn Kinder wegen Nahrungsabneigungen keinen Druck durch das elterliche Erziehungsverhalten erleben, werden sie die Phasen ohne Fixierung überwinden. Die Symptome sind gewöhnlich nur von kurzer Dauer und verschwinden im weiteren Entwicklungsverlauf des Kindes. Eßzwang begünstigt die Entstehung von Eßstörungen (s. Abschnitt 2.5.5). Bezugspersonen zwingen Kinder zum Essen, weil sie eine Nahrungsverweigerung als persönliche Kränkung erleben. Sie können sich nicht genug in kindliche Bedürfnisse einfühlen und behandeln unter dem Einfluß eigener Erfahrungen Nahrung als Teil ihrer selbst. Bezugspersonen erleben deshalb eine Zurückweisung angebotener Speisen als Ablehnung ihrer Person. Über das Essen belohnen oder bestrafen sie und zwingen Kinder, den Teller über den natürlichen Hunger hinaus leer zu essen.

5.3.2 Kindes- und Jugendalter

Im Kindesalter übt die Familie den größten Einfluß auf die Eßgewohnheiten, Werte und Einstellungen gegenüber der Ernährung aus. Später werden bevorzugt Meinungen außerhalb der Familie, z. B. von der Gleichaltrigengruppe (peer-group), übernommen. Dann richten Jugendliche ihr Eßverhalten nach den Eß- und Trinkvorlieben der Bezugsgruppe aus. Sie bestimmt nun hauptsächlich, was gegessen und getrunken wird. Wer sich dem Konformitätsdruck nicht beugt, wird zum Außenseiter. Besonders übergewichtige Kinder und Jugendliche fühlen sich leicht von Bezugsgruppen ausgeschlossen. Um die Akzeptanz von Gruppen zu gewinnen, fallen ihnen oft außergewöhnliche Methoden zur Gewichtsreduzierung ein.

In vielen Familien arbeiten heute beide Elternteile. Alleinerziehende müssen außerhalb der gewohnten Umgebung ihrer Arbeit nachgehen. Berufstätige nehmen sich oft nicht die Zeit, regelmäßig zu kochen. Gesellschaftlicher Wandel kann negative Auswirkungen auf die Eßgewohnheiten der Familienmitglieder haben. Kinder und Jugendliche, von denen erwartet wird, daß sie sich weitgehend selbst um ihre Mahlzeiten kümmern, können als Folge dieser Freiheit bizarre Eßgewohnheiten entwickeln. Dabei spielen Gesundheitsaspekte aufgrund mangelnder Erfahrung mit Krankheit eine untergeordnete Rolle.

Eß- und Lebensstil

Biologische und psychosoziale Entwicklungsveränderungen beeinflussen auch das Eßverhalten. Jugendliche haben einen charakteristischen Eß- und Lebensstil (Wardle et al., 1992). Sie suchen nach Unabhängigkeit sowie Identität und sind stark mit ihrem Äußeren beschäftigt. Sie lassen Mahlzeiten aus oder essen außer Haus (Story, 1984). Oft nehmen Heranwachsende seltsame Diäten und neumodische Eßmuster an. So weigern sie sich plötzlich, zu Hause bestimmte Speisen zu essen, die in der Familie aus Tradition gekocht werden. Auch geplante gemeinsame Mahlzeiten werden demonstrativ ausgelassen.

Kinder und Jugendliche neigen unter dem Einfluß von Modetrends und Werbekampagnen zu einseitigen Eßgewohnheiten. In der Ernährung dieser Altersgruppen spielt Fast food eine große Rolle. Fast food und Softdrinks sind besonders beliebt. Das Hauptproblem bei Fast food ist der zu hohe Fettgehalt. Dazu kommen ein hoher Salzanteil und eine zu geringe Menge an Ballaststoffen (s. Erbersdobler, 1991). Die Präferenz der jüngeren Generation für Fast food stößt bei Erwachsenen teilweise auf Ablehnung. Kritisiert werden in der Hauptsache der ungepflegte Umgang der Kinder mit dem Essen und die aggressive Werbung („Das Brot des Siegers"). Der enorme Verpackungsaufwand schafft Probleme bei der Entsorgung. Schnellrestaurants tragen wesentlich zur Umweltbelastung bei. Viele Erwachsene stehen der Ernährungsindustrie kritisch gegenüber, besonders wenn es sich um amerikanische System-Gastronomie der Fast-Food-Ketten handelt. In der Uniformität der Ernährung sehen viele eine drohende Gefahr für den

Bestand der europäischen Eßkultur. Die Mehrzahl der arbeitssparenden Speisen und vorgefertigten Lebensmittel bewirkt, daß ein großer Teil der Vielfalt, der Feinheit und des Eßgenusses verlorengeht (Scitovsky, 1989).
Für Kinder und Jugendliche ist Fast food in erster Linie eine Zwischenmahlzeit, die traditionelle Mahlzeiten nicht ersetzen soll. Sie besuchen Schnellrestaurants, um den Hunger gut, schnell und relativ preiswert in einfachem Rahmen mit Freunden zu befriedigen (Deutsche Gesellschaft für Ernährung, 1984). Gegen einen gelegentlichen Konsum von Fast-Food-Produkten in Kombination mit Milchgetränken oder Orangensaft ist nichts einzuwenden. Bei sonst unzureichender Versorgung und schlechtem Ernährungszustand (z. B. Adipositas) ist allerdings Zurückhaltung geboten (Erbersdobler, 1991). Gesunde Jugendliche und junge Erwachsene bis zu etwa 25 Jahren befinden sich auf dem Höhepunkt der körperlichen Leistungsfähigkeit. Ein vorübergehender Nährstoffmangel hinterläßt bei ihnen keine schwerwiegenden Folgen für spätere Lebensabschnitte.

5.3.3 Erwachsenenalter und Alter

Unter präventivem Aspekt können eine lebenslange richtige Ernährung sowie gesunde Lebensführung den Hauptbeitrag zu einem gesunden Alter und einer hohen Lebenserwartung leisten. Deshalb versuchen präventive Maßnahmen, gesundheitlichen Risikofaktoren durch gezielte Ernährungsinformation rechtzeitig entgegenzuwirken (s. Kluthe, 1995). Um mit der Bekämpfung von Risikofaktoren Erfolg zu haben, ist die genaue Kenntnis der Lebensführung wichtig, die in der Hauptsache von psychosozialen und sozioökonomischen Faktoren bestimmt wird. Im Erwachsenenalter ist Überernährung das wichtigste Ernährungsproblem.

Gewichtszunahme

Es ist zu beobachten, daß Menschen zunehmen, wenn sie älter werden, obwohl sie weniger essen als jüngere (Castro, 1993). Die Forschung berichtet von drei Faktoren, die bei älteren Menschen zu einer Gewichtszunahme führen: verringerter Grundumsatz, Zunahme an Fett bei gleichzeitiger Abnahme an magerer Körpermasse und mangelnde körperliche Aktivität (Thompson, Jarvie, Lahey & Cureton, 1982). Der wichtigste Faktor ist die Verringerung des Grundumsatzes. Dieser Begriff bezeichnet die Energiemenge, die bei völliger Muskelentspannung zur Aufrechterhaltung der Körperfunktionen notwendig ist. In jedem Lebensjahrzehnt (von drei Jahren an bis zum Alter von 80 Jahren) findet eine Reduktion des Grundumsatzes um etwa 1 bis 3 % statt. Sie wird begleitet von einer Zunahme an Fett und einer Abnahme an magerer Körpermasse (lean body mass/LBM). Schließlich erklärt der dritte Faktor, warum das Gewicht mit zunehmendem Alter steigt. Wenn Menschen älter werden, sind sie körperlich weniger aktiv.

Lebens- und Gesundheitssituation

Bei älteren Menschen ab 60 Jahren, die bereits rund ein Viertel der Gesamtbevölkerung ausmachen, interessieren besonders die Lebenssituation sowie der allgemeine Gesundheits- und Ernährungszustand. Das Altern beginnt, wenn in der Entwicklung des Menschen ein Maximum an seelisch-körperlicher Leistungsfähigkeit überschritten wird und rückbildungsbedingte Veränderungen vorherrschen. Auffallend sind beim Altern eine Abnahme der Leistung und Produktivität sowie eine Verlangsamung des Verhaltens. Der „Altersabbau" verläuft nicht linear und hängt wesentlich vom Ernährungszustand eines Menschen ab.

Bei Senioren hat sich aufgrund des Lebensalters der Energiebedarf geändert und die Gesundheitssituation häufig verschlechtert. Ernährungsbedingte Gesundheitsprobleme im Alter sind entweder Folgen und Begleiterscheinungen früherer, jahrelanger Überernährung oder sie sind durch Fehlernährung im Alter selbst bedingt (Volkert & Schlierf, 1993; Volkert, 1994). Um Gesundheit und Lebensqualität bis ins hohe Alter zu bewahren, ist in dieser Altersgruppe Ernährungsaufklärung besonders nötig. Auch gezielte diätetische Maßnahmen können im Alter helfen, mit chronischen Krankheiten und Behinderungen umzugehen. Wenn sich ein Mensch das ganze Leben lang falsch ernährt, wird er im Alter Mühe haben, eingeschliffene Ernährungsgewohnheiten zu ändern.

Bevor Ernährungsverhalten modifiziert werden kann, muß es genau analysiert werden. Auf diese Weise erhält man z. B. Angaben über das Mahlzeitverhalten, den Lebensmittelverzehr, das Ernährungsbewußtsein und die Einstellung zur Ernährung. Im Lebensalltag älterer Menschen besitzt Ernährung im allgemeinen einen großen Stellenwert (Brodhagen, 1993). Psychologisch ist es wichtig zu erfahren, wie gerade ältere Menschen Ernährungsinformationen aufnehmen und verarbeiten. Im allgemeinen haben sie ein stärker ausgeprägtes Ernährungsbewußtsein als jüngere Menschen. Ein Grund dafür liegt in der häufigeren Erfahrung mit Krankheit und der daraus resultierenden positiveren Bewertung der Gesundheit.

Mangel- und Unterernährung

Alte Menschen vernachlässigen ihre Ernährung aus vielen Gründen, so daß es bei ihnen häufig zu Mangel- und Unterernährung kommt. Schuld an der Unterernährung sind hauptsächlich ungünstige Lebensumstände. Körperliche und psychosoziale Motive sowie die soziale und finanzielle Situation wirken sich negativ auf die Nährstoffzufuhr und den Ernährungszustand aus (Volkert & Schlierf, 1993). So fällt es alten Menschen schwer, einzukaufen oder Mahlzeiten zuzubereiten. Sie leiden an Kau- und Schluckbeschwerden oder an Appetitstörungen. Daneben fördern Krankheit, Medikamente und Genußmittelkonsum (Rauchen, Alkoholgenuß) die Mangelernährung. Bei gesunden alten Menschen sind es in der Hauptsache belastende Lebensereignisse und Kaubeschwerden, die eine Mangelernährung begünstigen. Bei Kranken steht die eingeschränkte Mobilität an erster Stelle, danach nennen sie Kauprobleme oder Schwierigkeiten beim Schneiden der Nahrung.

Auch soziale Isolierung und Depression wirken sich bei alten Menschen über den Appetit auf den Ernährungszustand aus. Essen wird von alten Menschen weniger unter dem Aspekt der Sozialkontakte sowie der Fürsorge für nahestehende Menschen gesehen. Deshalb fehlt der Zubereitung und dem Verzehr von Mahlzeiten die Erlebnisqualität und Sinngebung. Unangemessener Verzehr oder Verweigerung von Essen und Trinken sind im Alter Verhaltensweisen, denen manchmal eine Suizidabsicht beigeordnet werden kann (Schmitz-Scherzer, 1992). Diese Intention ist Betroffenen nicht immer bewußt.

Pädagogisch-psychologische Maßnahmen

Durch pädagogisch-psychologische Maßnahmen läßt sich der Gesundheitszustand und damit indirekt auch der Ernährungszustand bei alten Menschen verbessern. Durch Aktivitäten können altersbedingte Mängel weitgehend ausgeglichen werden (Lehr, 1991). Auf diesem Gebiet hat die Ernährungspsychologie noch wichtige Aufgaben im Interesse des einzelnen alten Menschen und der Gesellschaft zu lösen. Die Untersuchung psychischer Bedingungen von Ernährungsgewohnheiten steht erst am Anfang, so daß es auf viele pädagogische Fragen zum Ernährungsverhalten noch keine zufriedenstellenden Antworten gibt. Besonders die Frage, in welchem Ausmaß eine bestimmte Ernährungsweise seelisches Verhalten beeinflußt, ist zur Zeit noch offen.

5.4 Ernährungserziehung in der Familie

5.4.1 Gesundheitserziehung

Die Ernährungserziehung ist ein wichtiger Teilbereich der Gesundheitserziehung. Gesundheit hat eine Reihe von Ursachen. Die wichtigsten Determinanten der Gesundheit sind genetische Faktoren, Umwelt, Gesundheitswesen und Lebensstil (s. Abb. 5.2).

Der Lebensstil steuert das Ernährungsverhalten und -handeln ganz entscheidend. Zum Lebensstil eines Menschen gehört auch seine Ernährungsweise. Die Lebensführung wird im Kindes- und Jugendalter entscheidend durch die Eltern und Gleichaltrigengruppen (peer-groups) geprägt. Im Erwachsenenalter ist unter Lebensstil eine Idee zu verstehen, für die sich eine selbständige und eigenverantwortliche Person bewußt und freiwillig entscheidet.

Ziele

Wichtige Anliegen der Gesundheitsförderung sind der Aufbau eines angemessenen Gesundheitsverhaltens sowie die Verhütung von Gesundheitsstörungen. Die Ernährung ist ein zentraler Inhaltsbereich der Gesundheitsförderung und Krankheitsprävention im Kindes- und Jugendalter (Lohaus, 1993). Bei

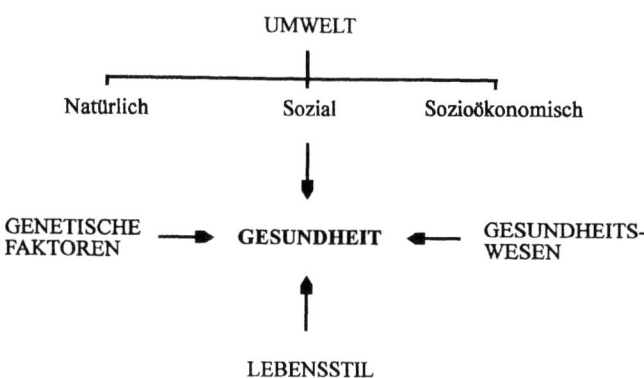

Abb. 5.2. Die Gesundheit beeinflussende Faktoren (modifiziert nach Tones & Tilford, 1994, S. 6).

der Gesundheitserziehung geht es darum, Wissen zu vermitteln, Verhalten kritisch zu reflektieren und gesundheitsbewußte Verhaltensweisen zu erlernen sowie Gesundheit positiv zu erleben (Zentgraf, 1990). Sie soll erreichen, daß Gesundheit bereits von Kindern günstig bewertet wird.

Primäre Ernährungserziehung

In der Familie ist die Ernährungserziehung kein gesondertes Handlungsfeld im Gesamtverständnis von Erziehung, sondern eine eher beiläufige Erziehungsmaßnahme (Koscielny, 1981). Viele Bezugspersonen besitzen keine ausreichenden Kenntnisse auf dem Gebiet der Ernährung. Sie geben lediglich ihre eigenen Verhaltensweisen und Ernährungsgewohnheiten oft unreflektiert an Heranwachsende weiter. Ernährungsgewohnheiten spiegeln Kultur und Werthaltungen einer Gesellschaft wider. Eltern können Kindern natürlich nur das vermitteln, was sie selber aufgenommen und verarbeitet haben. Primäre Ernährungserziehung beschränkt sich häufig nur auf die Weitergabe von Eßkultur und Tischsitten, die Erzieher im Verlauf ihrer eigenen Sozialisation verinnerlichten. Die Übernahme von Ernährungsnormen erfolgt im Rahmen der Sozialisation des Kindes und ist als funktionale Erziehung zu verstehen. Dabei eignen sich Kinder Verhaltensmuster, Einstellungen und Wertungen im Bereich der Ernährung vorwiegend durch Nachahmung von Erziehern an. Diese indirekte Form der Erziehung wird als „Erzieher als Modell" oder „Erziehung durch Beispiel" umschrieben (s. Gutezeit, 1983). Aufgrund des Beobachtungslernens werden bestimmte Verhaltensmuster und Rollenverteilungen beiläufig übernommen. So gehören z. B. Küche und Haushalt traditionell zu der Frauenrolle.

Zwischen Eltern und Kindern sowie zwischen Familienmitgliedern überhaupt kommt es zu einer gegenseitigen Anpassung im Ernährungsverhalten. So werden z. B. Einstellungen gegenüber Nahrungsmitteln und Gerichten von

Eltern auf Kinder übertragen. Da der familiäre Erziehungsprozeß durch ein gewohnheitsmäßiges Ernährungsverhalten der Familie überlagert ist, führt er kaum zu einem veränderten Ernährungsbewußtsein und -verhalten. Eine grundlegende Einstellungsänderung zur Fehlernährung verspricht eher die intentionale Erziehung, in der Eltern geeignete Erziehungsmaßnahmen als zielgerichtete Handlungen einsetzen, um das Eß- und Trinkverhalten von Kindern absichtlich zu beeinflussen. Diese Art der Erziehung zielt bewußt auf Änderung im Sinne des Einübens von neuem, wünschenswertem Verhalten.

Probleme

Die Ernährungserziehung steht auch heute noch ziemlich am Beginn ihrer Arbeit (vgl. Koscielny, 1981, 1983). Die sozialwissenschaftliche Ernährungsforschung hat psychosoziale Determinanten der Nahrungswahl bei Kindern und Jugendlichen noch nicht ausreichend erforscht. Deshalb lassen sich noch keine zuverlässigen Angaben über Einflüsse sozialpsychologischer Faktoren auf das Ernährungsverhalten machen. Außerdem sind die Zusammenhänge zwischen Ernährungseinstellungen und Ernährungsverhalten noch weitgehend unbekannt. Besonders die Ernährungserziehung bei Kindern und Jugendlichen ist mit Schwierigkeiten verbunden, die generell bei der Durchführung von gesundheitsfördernden Präventivmaßnahmen auftreten (Ritzel, Ackermann, Bruppacher & Stähelin, 1983):

- Es tritt bei zu Erziehenden kein Erfolgserlebnis ein. Kinder und Jugendliche sollen ja gesund bleiben und es nicht erst wieder werden.
- Ernährungsbewußte Kinder und Jugendliche erfahren kaum Verstärkung durch Gleichaltrige. Teilweise kommt es sogar zu gegenteiligen Reaktionen. So gilt z. B. der alkoholabstinente Jugendliche als Moralist oder Spaßverderber (s. Diedrichsen, 1991).
- Das Bemühen um Gesundheit ist zeitlich nicht begrenzt. Gesundheit ist ein dynamischer Prozeß und kein Maximalpunkt, an dem, sobald er einmal erreicht ist, ausgeruht werden kann.

Der Ernährungserziehung stehen ständig sog. „geheime Miterzieher" entgegen, wie z. B. die Werbung. Von der Werbung für Nahrungs- und Genußmittel gehen aggressive Versuche zur Beeinflussung vor allem des kindlichen Ernährungsverhaltens aus. Die Werbung prägt entscheidend kindliche Ernährungseinstellungen und fördert ungünstige Ernährungsgewohnheiten, wie z. B. starken Konsum von Süßigkeiten und Süßgetränken. Eltern und Lehrer haben oft Schwierigkeiten, dem durch Werbung erworbenen „Ernährungswissen" entgegenzuwirken.

Die am Erziehungsprozeß beteiligten Institutionen, wie Familie, Kindergarten und Schule, müssen zur Erreichung der Ziele auf dem Gebiet der Ernährungserziehung gemeinsam wirken, um schon bei Kindern ein Bewußtsein für Ernährung und Lebensmittelversorgung zu bilden. Familie und Schule sind zur Zeit nur bedingt in der Lage, den Erziehungsauftrag zu einem reflektierten und gesundheitsbewußten Ernährungsverhalten zu erfüllen.

5.4.2 Essen am Familientisch

Auf das gemeinsame Essen am Familientisch wird immer weniger Wert gelegt. Das Kind wächst bei Tisch allmählich in bestehende Kommunikationssysteme hinein (Teuteberg, 1983). Es lernt bei gemeinsamen Mahlzeiten Traditionen, Sitten und Gebräuche kennen. Die Familie sollte deshalb aus sozialen Gründen darauf achten, möglichst gemeinsam Mahlzeiten einzunehmen und Wert auf ein gesundheitsorientiertes, genußvolles Essen zu legen.

Das Frühstück zu Hause ist für Kinder eine relativ problematische Mahlzeit (Deutsche Gesellschaft für Ernährung, 1984). Es wird allgemein als eine für Kinder und Jugendliche bedeutsame Mahlzeit angesehen. Das Frühstück auszulassen, ist ein nicht wünschenswertes Ernährungsverhalten. Mangelnder Appetit nach dem Aufstehen führt in den meisten Fällen nicht dazu, daß Kinder ohne Frühstück in die Schule gehen. In Familien mit beiden Elternteilen wird das Frühstück verhältnismäßig regelmäßig eingenommen. Die Ausgewogenheit der Ernährung ist in intakten Familien allgemein deutlich besser als in gestörten (Ritzel et al., 1983). Kinder schildern die häusliche Atmosphäre bei Tisch überwiegend als ausgeglichen und angenehm. Viele erleben wenig Einengung, sondern viel Freizügigkeit von seiten der Eltern. Zu familiären Konflikten kommt es häufig wegen des Verzehrs von Süßigkeiten, der Übergewicht und Karies fördert.

In vielen Familien wird während des Essens Musik gehört oder ferngesehen. Im allgemeinen achten Eltern am Familientisch auf die Einhaltung von Tischsitten. Gutes Benehmen und anständiges Verhalten spielen in nahezu allen Familien eine große Rolle. Mütter legen mehr Wert auf Tischsitten als auf gesunde Ernährung der Kinder. Tätigkeiten, wie z. B. Fernsehen, Musik hören, Lesen, Spielen und Erledigen der Hausaufgaben, sind bei Kindern häufig von „Zwischendurchessen" begleitet. Auch Streßsituationen haben Einfluß auf das Eßverhalten. Sie wirken sowohl appetitmindernd als auch appetitsteigernd. Streß erhöht das Eßbedürfnis besonders bei weiblichen Jugendlichen.

5.4.3 Erziehungspraktiken

Das kindliche Eßverhalten wird in der Familie hauptsächlich durch verbale Beeinflussung gesteuert. Koscielny (1981, S. 283 f.) berichtet von verschiedenen Erziehungspraktiken:

- Harte und drohende Aussagen („Iß Dich jetzt satt, nachher gibt es nichts mehr!" oder „Wenn Du das nicht ißt, bekommst Du gar nichts!").
- Beeinflussung durch Gesundheitsaussagen („Iß, sonst wirst Du nicht gesund!" oder „Wenn Du nicht aufißt, wirst Du nicht groß und stark!").
- Aussagen mit sozialem Bezug („Mutter hat sich so viel Mühe beim Kochen gegeben!" oder „Ich habe Dir etwas Schönes gekocht!").
- Aussagen, die auf die Gewohnheitsbildung zielen („Das hat Dir doch sonst auch immer geschmeckt!").
- Aussagen, die den Liebesbezug zum Eßverhalten herstellen („Sei lieb und iß das auf!" oder „Wenn Du das nicht aufißt, habe ich Dich nicht mehr lieb!").

Drohende und erpressende Erziehungsmaßnahmen spielen in der Ernährungserziehung eine nicht unbedeutende Rolle. Erziehungspraktiken, die auf Angstinduktion, Machtbehauptung oder Liebesentzug beruhen, führen zu einer starken Fixierung der damit verbundenen Verhaltensweisen und zu unreflektiertem Ernährungsverhalten. Eine Verhaltensänderung ist bei derartigen Erziehungspraktiken nur schwer möglich. Das gilt auch für elterliche konträre Erziehungsstile, die eine erhöhte Konfliktanfälligkeit zeigen. Die moderne Ernährungserziehung verfolgt das Ziel, Kinder und Jugendliche in einem Prozeß intendierten Lernens zu einem selbständigen und eigenverantwortlichen Ernährungsverhalten zu erziehen. Koscielny (1981) zieht für die familiäre Ernährungserziehung den Schluß, daß Anpassungsprozesse an das erwünschte Ernährungsverhalten nicht unter Drohung oder Zwang erfolgen dürfen. Vielmehr müssen bei Kindern langfristige, erklärende Maßnahmen eingesetzt und Einsichten in Ernährungszusammenhänge hervorgerufen werden. Aus einem derartigen Erziehungsverhalten erwächst dann auch die Reflexion der angestrebten Erziehungsziele.

Verbots- vs. gebotsorientierte Ernährungserziehung

Eine verbotsorientierte Ernährungserziehung mit induzierter Angst oder Betonung der negativen Folgen falscher Ernährung bleibt ziemlich wirkungslos. Kinder interessieren sich nicht für ernährungstheoretische Zusammenhänge. Deshalb beeinflussen Information und Aufklärung das kindliche Ernährungsverhalten nur unwesentlich. Diese Erfahrung sollte beachtet werden, wenn Erzieher Kindern Ernährungswissen vermitteln. Essen und Trinken hingegen erleben Kinder lustbetont unter den Aspekten des Hungerstillens und Durstlöschens (Deutsche Gesellschaft für Ernährung, 1984). Wirksam ist „lebendiges Lernen", z. B. beim gemeinsamen Einkaufen, Kochen und Essen, bei dem der erlebnisbezogene Zugang zur Ernährung gegeben ist. Die moderne Ernährungserziehung arbeitet heute mit positiven Auswirkungen richtiger Ernährung und mit Geboten, die sich an kindlichen Bedürfnissen orientieren (s. Abschnitt 5.2.6).

Familien fehlt es vor allem an ausreichendem Ernährungswissen, so daß sich die familiäre Ernährungserziehung hauptsächlich auf die Einhaltung von Verhaltensnormen beim Essen und Trinken beschränkt. Dabei stehen soziale und lustbetonte Komponenten des Ernährungsverhaltens im Vordergrund. Nur ein kleiner Teil der Kinder erwirbt durch Familienerziehung ein ausreichendes Ernährungswissen. Oft steht das familiäre Ernährungsverhalten der schulischen Ernährungserziehung deutlich entgegen.

5.5 Ernährungserziehung in der Schule

5.5.1 Situation und Zielsetzung

Allgemein wird der Grundsatz vertreten, daß mit der Ernährungserziehung so früh wie möglich im Leben eines Menschen begonnen werden soll, um das Gesundheitsverhalten optimal zu fördern. Deshalb sollte der Staat schon im Vorschulalter großen Wert auf eine sachgerechte Ernährungserziehung legen. Kindergärten und Schulen sind besonders geeignete Orte für die Ernährungserziehung.

Sekundäre Ernährungserziehung

Neben die primäre Ernährungserziehung tritt nach Eintritt in Kindergarten oder Schule die sekundäre Erziehung, deren Zielsetzungen in Lehrplänen und Richtlinien festgelegt sind. In diesen offiziellen Verlautbarungen kommen ernährungsbezogene Einstellungen und Wertungen einer Gesellschaft zum Ausdruck. So soll dem Schüler etwa ein bewußtes und selbstbestimmtes Ernährungsverhalten vermittelt werden (Sprenger, 1983). Die Schule verhilft bewußt zu Wissen über vollwertige Ernährung und technische Fertigkeiten, die der Zubereitung der Mahlzeiten dienen. Schulische Ernährungserziehung basiert auf gesicherten Erkenntnissen der naturwissenschaftlich orientierten Ernährungswissenschaft. Nach den Lehrplänen findet Ernährungserziehung vorwiegend in den Fächern Hauswirtschaft, Biologie, Chemie, Sozialkunde, Wirtschaftskunde, Politik, Sachkunde und Arbeitslehre statt. In fast allen Bundesländern werden Inhalte der Ernährungserziehung angeboten, die in der Regel fachspezifisch aufgegliedert sind. Dadurch ist die Verknüpfung der einzelnen Inhalte nicht immer gewährleistet (Koscielny, 1981). Die Effektivität der bestehenden Ernährungserziehung ist relativ gering, da Schüler das erworbene Wissen aus dem Ernährungslehreunterricht nicht genügend in der Praxis anwenden.

Didaktik

Die Wirksamkeit der Ernährungserziehung ist weitgehend von ihrer Didaktik abhängig. Begründungen und Ziele der Ernährungserziehung sind möglichst genau festzulegen und wichtige Lerninhalte auszuwählen sowie zu formulieren. Joosten (1992) setzt der Didaktik des Ernährungslehrens und -lernens folgendes Ziel: „Ernährungsbezogenes Lehren und Lernen zielt ab auf die Anbahnung und Förderung eines in umfassendem Sinn zufriedenstellenden Ernährungshandelns der beteiligten gesunden Menschen als Individuen, als Mitglieder einer Gruppe und der Gesellschaft" (S. 57). Im einzelnen und konkreter heißt das nach Joosten (1992):

- Essen und Trinken als fürsorglichen und verantwortlichen Vorgang dem eigenen körperlichen, psychischen und sozialen Wohlbefinden gegenüber erleben und verstehen;
- eigene Eß- und Trinkgewohnheiten, Vorlieben, Abneigungen, Bewertungen bewußt registrieren, beurteilen, korrigieren;
- Ernährungsverhalten als unter bestimmten Bedingungen erlernt und als veränderbar wahrnehmen;
- Ernährungsverhalten anderer Menschen im engeren und weiteren Umkreis, früher und heute als Alternative und Bereicherung, als Fehlverhalten, als Verschwendung oder als Notbehelf aufdecken, Stellung dazu beziehen;

- Ernährungssitten und -bräuche erfahren, ihren Sinn erfassen, sie ins alltägliche und festtägliche Ernährungsgeschehen integrieren;
- Einflußnahmen, z. B. durch Werbung, wahrnehmen, prüfen, beurteilen, sich dafür oder dagegen entscheiden und entsprechend handeln;
- Essen und Trinken in den umfassenden Rahmen des Miteinanderlebens in der einen Welt stellen. (S. 57)

Ernährungsunterricht

Ernährungsunterricht ist die planvolle und systematische Unterweisung zur Ausbildung von Fähigkeiten und Fertigkeiten auf dem Gebiet der Ernährung. In den neuzeitlichen Formen der Unterrichtsgestaltung tritt die Dominanz des Lehrens immer mehr zurück zugunsten des Lernens der Schüler aus Erfahrung und Eigenaktivität. Moderner Ernährungsunterricht zeichnet sich dadurch aus, daß er sich an den natürlichen Lernprozeß und die entwicklungsbedingten Lernvoraussetzungen der Schüler anpaßt. Ernährungsunterricht ist mit geeigneten Methoden und Medien zu gestalten. Ein grundlegendes Prinzip besteht darin, daß Lehrer und Schüler gemeinsam die Lernsituation planen, weil diese dann bereitwilliger und freudiger lernen. In einem problem- und situationsbezogenen Ernährungsunterricht müssen naturwissenschaftliche, technische und sozialwissenschaftliche Inhalte sinnvoll miteinander verbunden werden.

Situationsansatz

Dem situationsbezogenen Unterricht liegt der Situationsansatz zugrunde. Dieses institutionenkritische Konzept, das die besondere Bedeutung der funktionalen Erziehung hervorhebt, zeigt folgende Merkmale (s. Colberg-Schrader, Krug & Pelzer, 1991):

Bezug zu Lebenssituationen der Kinder
Kinder sollen eine kritische Sicht der Lebenswirklichkeit erwerben. Erziehung kann nicht durch von Experten vorbestimmte Lerninhalte, künstlich getrennte Förderkurse oder Fächer erfolgen, sondern spielt sich in den Erfahrungen, Erlebnissen und Herausforderungen ab, die sich Kindern in und außerhalb der Erziehungsinstitutionen stellen. Kindergärten und Schulen sind stets Einrichtungen mit nur begrenzten Erfahrungsmöglichkeiten. Deshalb müssen Lernorte geöffnet und entschult werden, damit nicht das organisierte, geplante Spielen und Lernen das Leben der Kinder zunehmend bestimmt. Das *ganze* Leben der Kinder mit seinen vielfältigen Möglichkeiten und Begrenzungen bietet Lernstoff. Auf diese Weise lernen Kinder nach und nach, ihre Lebenssituationen sachgerecht und selbstbestimmt in solidarischer Gemeinschaft zu bewältigen.

Lernen in Erfahrungszusammenhängen
Das sachbezogene Lernen sollte dem sozialen Lernen untergeordnet werden, weil der überwiegende Teil des Lernens im Kontakt mit anderen erfolgt. Das Kind soll sein Wissen in einem Kommunikationsprozeß mit Erwachsenen in realen Situationen erwerben. In einer anregungsreichen Umwelt kann das Kind im Zusammenleben mit anderen verantwortliches und erfolgreiches Handeln lernen. Dazu muß es sich mit alltäglichen Abläufen und Ereignissen lebendig auseinandersetzen.

Lernen in altersgemischten Gruppen
Wenn Kinder verschiedenen Alters zusammenleben, sind die sozialen Erfahrungen vielfältiger. Bei der Altersmischung haben Kinder mehr Spielraum für ihre individuelle Entwicklung, weil die in einer Gleichaltrigengruppe vorherrschende Konkurrenz weitgehend entfällt. Die Chancen altersgemischter Gruppen werden besonders bei der steigenden Zahl von Einzelkindern deutlich. Gruppen fördern soziale Erfahrungen, die für die Persönlichkeitsentwicklung und das sozialverantwortliche Handeln notwendig sind.

Mitwirkung von Eltern an der pädagogischen Arbeit
Bei der situationsorientierten Arbeitsweise steht die Erziehung der Kinder als gemeinsame Aufgabe von Familie, Kindergarten und Schule im Mittelpunkt. Die Institutionen suchen Kontakt zu den Eltern und regen deren Mitwirkung an der pädagogischen Arbeit an. Erzieher wollen Eltern weder bevormunden noch disziplinieren. Sie sehen in Eltern die wichtigsten Bezugspersonen der Kinder. Mit den Angeboten der Institutionen sollen Eltern entlastet und motiviert werden, über Kindergarten und Schule Kontakt mit anderen Familien aufzunehmen.

Engere Verbindung von Kindergarten, Schule und Gemeinwesen
Ein wichtiges Anliegen des Situationsansatzes ist, Institutionen so in die Wohnumgebung einzufügen, daß Kontakte zu Eltern, Nachbarn, wichtigen Entscheidungsträgern und Orten in der Gemeinde geknüpft werden. Generationsübergreifende soziale Netzwerke ermöglichen Kindern in einer überschaubaren Umgebung mehr Teilhabe am Leben.

Die in dem Situationsansatz erkennbare Schulkritik fordert im wesentlichen die Entschulung der Schule und die Überwindung der Trennung dieser Institution vom wirklichen Leben. Außerdem wendet sie sich gegen die Geringschätzung nichtinstitutionalisierten Lernens (Illich, 1972).

Ziele

Koscielny (1981) fordert, daß Unterrichtsinhalte nicht in speziellen Fächern wissenschaftssystematisch behandelt werden. Inhalte der Ernährungserziehung sollen ganzheitlich an exemplarischen Lebenssituationen vermittelt und in einem speziellen Fach unterrichtet werden. Forderungen nach einem eigenen Unterrichtsfach „Ernährungslehre" an allgemeinbildenden Schulen, in dem es nicht nur um die Vermittlung von Fachwissen geht, werden immer wieder gestellt.

Lehrer unterstützen eine Integration aller Inhalte der Ernährungserziehung. Die Befragten vertreten mehrheitlich die Auffassung, daß Ernährungserziehung interdisziplinären Charakter hat, und nennen dem Rang nach folgende Ziele des Ernährungsunterrichts (Koscielny, 1981):

1. Veränderung der Schülereinstellung zur Ernährung.
2. Befähigung zum Erkennen alternativer Ernährungsmöglichkeiten.
3. Vermittlung von theoretischen Kenntnissen der Ernährung.
4. Befähigung zum Erkennen sozialer und ökonomischer Bedingungen der Ernährung.
5. Fertigkeiten der Nahrungszubereitung.
6. Beeinflussung der Eltern durch Ernährungsbewußtsein der Schüler. (S. 288)

Für Lehrer erscheinen vor allem die verhaltensbezogenen Zielsetzungen der Ernährungserziehung wichtig. Das Ernährungsverhalten spielt bei der Entstehung der heutigen Wohlstandskrankheiten eine ausschlaggebende Rolle.

Deshalb müssen die in der bisherigen Ernährungslehre dominierenden naturwissenschaftlichen und technischen Inhalte stärker in Beziehung zum Ernährungsverhalten gesetzt werden.

Verhaltensorientierter Ansatz

Ernährungserziehung versteht sich heute als ein verhaltensorientierter Ansatz, der im Rahmen der ganzheitlichen Menschenbildung den Zusammenhang zwischen Verhalten und körperlicher, geistig-seelischer sowie sozialer Gesundheit betont. Ernährungsunterricht ist auf primäre Prävention ausgerichtet und versucht, umfassend über Ernährung zu informieren sowie zur Selbsterziehung anzuleiten. Schon Schüler sollen durch Ernährungsunterricht frühzeitig in die Lage versetzt werden, für ihr Ernährungsverhalten selbständige und eigenverantwortliche Entscheidungen zu treffen.

Ansätze einer wirksamen Ernährungserziehung liegen in langfristigen Projekten, an denen Erziehungsinstitutionen wie Familie, Kindergarten und Schule gemeinsam beteiligt sind. Schulische Ernährungserziehung sollte auf jeden Fall mit Maßnahmen der Elternerziehung (z.B. Ernährungsberatung) gekoppelt sein. Ernährungsunterricht, der nur auf rationaler Basis Wissen vermittelt, ist weitgehend wirkungslos. Wichtig ist ein Verhaltenstraining, durch das auf spielerische Art neues Ernährungsverhalten fest eingeübt wird. Ernährungsunterricht muß sich den Interessen und Verhaltensweisen der zu Erziehenden anpassen. Erst daraus erwächst die Bereitschaft der Schüler, sich mit den angebotenen Inhalten auseinanderzusetzen und diese tatsächlich in alternatives Ernährungsverhalten umzusetzen.

5.5.2 Lehrerqualifikation

Ausbildung

Viele Lehrer fühlen sich auf dem Gebiet der Ernährung unzureichend ausgebildet und stufen deshalb ihre eigene Qualifikation für eine erfolgreiche Ernährungserziehung als gering ein (Meißner, 1983). Die Ausbildung für Gesundheitserziehung erfolgt in der ersten Phase der Lehrerbildung eher zufällig als systematisch. Lehrangebote mit gesundheitserzieherischen Fragestellungen entfallen vor allem auf die Leitfächer Biologie, Sport, Erziehungswissenschaft und Psychologie. In den Ausbildungsgang der Lehrer sollten unbedingt Studieninhalte zum Thema „Ernährung" aufgenommen werden, die ein Grundwissen vermitteln. Dabei darf es sich nicht nur um Lerninhalte aus der naturwissenschaftlich orientierten Ernährungswissenschaft handeln. Auch verhaltensbezogene Disziplinen wie die Ernährungspsychologie, Ernährungssoziologie, Ernährungsökologie und Ernährungspädagogik sind zu berücksichtigen.

Neben der Beschäftigung mit naturwissenschaftlichen Erkenntnissen muß die Auseinandersetzung mit Entstehungszusammenhängen sowie Bedingungen und Möglichkeiten der Beeinflussung des menschlichen Ernährungsverhaltens stehen. Psychische, soziale und ethische Orientierungsdaten sind in ernährungswissenschaftlicher Hinsicht unerläßlich (Joosten, 1992). Lehrkräfte müssen aufgrund ihrer Ausbildung dazu in der Lage sein, ernährungs- und erziehungswissenschaftliche Erkenntnisse sowie Zusammenhänge aufeinander zu beziehen und für die Gestaltung von Lehr- und Lernprozessen im Ernährungsunterricht nutzbringend zu verwenden.

Auf Hochschulebene ist für Studierende der Ernährungs- oder Haushaltswissenschaft selten die Möglichkeit gegeben, sich außer naturwissenschaftlichen Erkenntnissen auch erziehungswissenschaftliche und didaktische Qualifikationen zu erwerben. Teilweise fehlt es auch an der Einsicht in die Notwendigkeit, sich ein pädagogisch-didaktisches Fundament zu erarbeiten (Joosten, 1992). Auf jeden Fall sollten Erziehungswissenschaftler in ernährungsbezogenen Studiengängen zukünftig eine aktivere Rolle spielen als bisher.

Unterrichtsmaterialien

Lehrer beklagen oft, daß sie über keine geeigneten Unterrichtsmaterialien verfügen. Diese Klage erweist sich als weitgehend unbegründet. Es liegt eine Fülle didaktischer und curricularer Materialien für die Ernährungserziehung vor. Die Unterrichtsprogramme haben im allgemeinen didaktisch und auch stofflich ein hohes Niveau. Die Hilfsmittel bestehen teilweise aus vollständigen Medienpaketen. Über Materialien für Gesundheit und Ernährung informieren z. B. der *Auswertungs- und Informationsdienst für Ernährung, Landwirtschaft und Forsten* (AID) (D-53179 Bonn, Konstantinstr. 124), die *Bundeszentrale für gesundheitliche Aufklärung* (D-51071 Köln, Postfach 910152) und die *Deutsche Gesellschaft für Ernährung* (D-60457 Frankfurt/M., Postfach 930201). Die genannten Institutionen und auch Krankenkassen haben zahlreiche Programme für „gesundheitsgerechte Ernährung" erstellt.

5.5.3 Ernährungsunterricht

Allgemeinbildende Schulen

Im Schulunterricht allgemeinbildender Schulen ist „Ernährungslehre" in keinem (alten) Bundesland ein eigenständiges Fach (Deutsche Gesellschaft für Ernährung, 1984). Für die Altersgruppen der Primarstufe (1.-4. Schuljahr) und der Sekundarstufe I (5.-9. Schuljahr) sollen Ernährungslehre und Lebensmittelkunde im Rahmen folgender Unterrichtsfächer behandelt werden: Sachunterricht (einschließlich Heimat- und Sachkunde), Biologie, Hauswirtschaft, Physik, Chemie und Polytechnik bzw. Arbeitslehre. Dabei liegt der Schwerpunkt der Ernährungslehre in den Bereichen Sachkunde, Biologie und Hauswirtschaft.

In der Primarstufe werden ernährungskundliche Themen im Sachunterricht kontinuierlich von der ersten bis zur vierten Jahrgangsstufe überwiegend praktisch erarbeitet. In den Rahmenrichtlinien für den Sachunterricht findet sich fast immer das Thema „Essenszubereitung". Weitere Lerninhalte sind die Einteilung der Lebensmittel nach verschiedenen Geschmacksrichtungen, die Unterscheidung von Lebensmitteln pflanzlicher und tierischer Herkunft, das Kennenlernen von einheimischen Gemüse- und Getreidearten, die Zahnpflege und die Rolle von Süßigkeiten bei der Entstehung von Karies.

Die Lerninhalte der Primarstufe ermöglichen es Kindern sicher nicht, Zusammenhänge zwischen den einzelnen ernährungskundlichen Themen herzustellen. Auch ist ungewiß, ob Schüler tatsächlich die Bedeutung einer vollwertigen Ernährung für die Gesundheit erkennen können. Darüber hinaus ist das übergroße Angebot an zugelassenen Schulbüchern über Ernährungslehre sowie Lebensmittelkunde verwirrend und das Schulbuchmaterial inhaltlich häufig unzulänglich. Ein wesentlicher Nachteil ist, daß Ernährungslehre nur selten als eigenständiges Fachgebiet angeboten wird. Deshalb sind die Themenkomplexe oft beschränkt und zu heterogen.

In der Sekundarstufe I erfolgt die Behandlung ernährungskundlicher Themen schwerpunktmäßig in den Fächern Biologie und Hauswirtschaft. Diese Fächer haben starke Berührungspunkte mit der Ernährung. Folgende Fragen sollten durch die Aufnahme in alle Rahmenrichtlinien noch intensiver behandelt werden (Deutsche Gesellschaft für Ernährung, 1984):

- Die möglichen Ursachen für die Entstehung von Ernährungsgewohnheiten.
- Die Bedeutung einer ausgewogenen Ernährung, dargestellt am Beispiel ernährungsbedingter Krankheiten.
- Der Verlust wichtiger Inhaltsstoffe (Vitamine und Mineralstoffe) durch verschiedene Zubereitungsverfahren in Verbindung mit Empfehlungen für möglichst nährwertschonende Zubereitungsformen. (S. 138)

Berufsbildende Schulen

In Lehrplänen der beruflichen Schulen hauswirtschaftlicher Richtung ist Ernährungslehre als eigenständiges Fach vertreten. Folgende Richtziele werden z. B. in der hauswirtschaftlich-pflegerisch-sozialpädagogischen Berufsschule im Lehrplan angegeben (Späth, 1988):

- Fähigkeit, die eigene Ernährung nach ernährungsphysiologischen Gesichtspunkten umzustellen.
- Kenntnis ausgewählter Nahrungsmittel hinsichtlich der küchentechnischen Eigenschaften und die Bedeutung für die Ernährung.
- Fähigkeit, Lebensmittel unter Berücksichtigung ihrer Lagerfähigkeit zu beurteilen.
- Fähigkeit, Lebensmittel nach ernährungsphysiologischen, wirtschaftlichen und sensomotorischen Gesichtspunkten haltbar zu machen.
- Einsicht, daß die Ernährung der Familie nach gesundheitlichen und wirtschaftlichen Gesichtspunkten auszurichten ist. (S. 181)

Das wichtigste Ziel bleibt die Erziehung zu einem bewußten gesundheitlichen Ernährungsverhalten.

Evaluation

Ernährungsunterricht führt trotz der institutionellen Legitimierung und der gesellschaftlich anerkannten Notwendigkeit ein Schattendasein in der Praxis des Schulalltags (Meißner, 1983). Dementsprechend bescheiden ist die Effektivität des schulischen Ernährungsunterrichtes. Aufgrund der derzeitigen Rahmenrichtlinien ist kein nachhaltiger ernährungserzieherischer Einfluß zu erwarten (Deutsche Gesellschaft für Ernährung, 1984).

Unterricht in Ernährungslehre ist dann ergiebig, wenn er Schülern Spaß macht, sich an ihre Probleme anlehnt, sie interessiert und ihnen einsichtig macht, wozu die einzelnen Inhalte erlernt werden müssen (Koscielny, 1981). Der Ernährungsunterricht soll an Lebenssituationen der Schüler orientiert sein sowie Einblick in lebensnahe Zusammenhänge von Wissen und Verhalten bieten, um Schüler zu interessieren. Die Motivation der Schüler hängt bereits von der Themenformulierung ab. Themen, die eine unmittelbare persönliche Anlehnung an Lebensbereiche erkennen lassen, erwecken eher das Interesse der Schüler. Schulische Ernährungserziehung erfordert einen schülerzentrierten und lebensbezogenen Unterricht.

Der Erfolg des Ernährungsunterrichts ist außerdem weitgehend von dem Engagement und den didaktischen Fähigkeiten einer Lehrkraft abhängig. Das Interesse der Schüler für Ernährungsunterricht ist relativ gering, wenn nur abstraktes Wissen vermittelt oder vor späteren Folgen der Fehlernährung gewarnt wird. Eine effektive Ernährungserziehung setzt eine bessere didaktische Qualifizierung der Lehrer voraus und verbindet sich mit Begriffen wie offenem, schülerbeteiligtem, lebensraumorientiertem und handlungsorientiertem Unterricht (Meißner, 1983).

Im Ernährungsunterricht wird der Handlungsorientierung besondere Bedeutung beigemessen. Kinder und Jugendliche sollen durch gezieltes und geplantes Handeln Erfahrungen austauschen, neue Erlebnisse sammeln sowie weiterführende Einsichten und Selbständigkeit gewinnen (Joosten, 1992). Für den handlungsorientierten Unterricht werden besonders entdeckende, dialogische und gestaltende Lernformen empfohlen. Schulisches Lernen erfolgt unter sozialpsychologischen Bedingungen (Diedrichsen, 1971). Es beeinflußt eher Ernährungsverhalten, wenn es einen Bezug zur Lebenswelt hat und Schüler persönlich anspricht. Lernen soll außerdem nützlich sein und Schülern ermöglichen, sich geeignete Strategien für die Problembewältigung anzueignen.

Ernährungsunterricht erfordert Kooperation und Unterstützung von seiten der Eltern. Die Schule muß deshalb darauf hinwirken, daß familiäre Bezugspersonen stärker in die schulische Gesundheits- bzw. Ernährungsaufklärung einbezogen werden. Dabei kann in der familiären Ernährungserziehung eine Umkehrung eintreten, bei der Kinder praktisch ihre Eltern erziehen (Sprenger, 1983). In diesem Fall findet Kommunikation von unten nach oben statt. Auf diese Weise kann eine langfristige Beeinflussung des elterlichen Ernährungsverhaltens bewirkt werden.

Ernährungserziehung erreicht bekanntlich nicht alle Schichten der Gesellschaft gleichermaßen. Davon betroffen sind vor allem die sozial schwächeren

Gruppen, die für Präventionsstrategien am schwersten zugänglich sind. Dieses Problem stellt sich auch bei ethnischen Minderheiten, die in multikulturellen Gesellschaften leben.

5.5.4 Programme

Programme zur Ernährungserziehung informieren Eltern und professionelle Erzieher, um die Ernährungssituation und das Ernährungsverhalten von Kindern zu verbessern (z.B. Muth & Rummel, 1990). Es gibt eine Vielfalt von Ernährungserziehungsprogrammen auf Landes- und Gemeindeebene. Exemplarisch soll hier auf das Programm „Ernährungserziehung bei Kindern" hingewiesen werden (Rummel, 1993). Für alle Grundschulen in Baden-Württemberg besteht seit 1985 die Möglichkeit, die Leistungen des Programms zu nutzen, dessen Träger das *Ministerium für Ländlichen Raum, Ernährung, Landwirtschaft und Forsten* (MLR) ist. Das Ministerium legt die Lerninhalte zentral fest und gibt schriftliches Informationsmaterial für Erzieher, Eltern und Kinder heraus. Außerdem führt es zentrale Schulungsmaßnahmen für die im Rahmen des Programms tätigen Multiplikatoren (Fachfrauen für Kinderernährung) durch.

Im Grundschulbereich werden Elternabende zur Kinderernährung, zum Lebensmittelangebot in Schulen oder zur Gestaltung von Pausen durchgeführt (Beran-Dauser, 1990). Im Rahmen des Lehrplans und Sachunterrichts behandeln Fachfrauen in Schulstunden Themen, wie z.B. „Nahrung und Ernährung", „Lebensmitteleinkauf" oder „Unsere Schule als Lebensraum". Fachfrauen wirken auch bei Gesundheitstagen, Schulfesten und Projekttagen oder -wochen mit. Außerdem informieren und schulen sie Lehrer im Rahmen pädagogischer Tage oder von Fortbildungsveranstaltungen. Alle Angebote zielen darauf, Erziehern in Schulen und Familien ihre Verantwortung für die Ernährung bewußt zu machen. Die Veranstaltungen sollen neue Erfahrungen ermöglichen und auf ein günstigeres Verpflegungsangebot in Schulen hinwirken. Das Vorgehen wird jeweils mit den Schulen und Lehrern abgesprochen, um eine möglichst hohe Aufgeschlossenheit zu erzielen.

Ein anderes Beispiel ernährungserzieherischer Maßnahmen in Familie und Schule bezieht sich auf Aktivitäten, die von der *Landesarbeitsgemeinschaft für Gesundheitserziehung Baden-Württemberg* (LAG) in Kooperation mit anderen Institutionen geplant und durchgeführt werden (Leykamm, 1993). Die LAG versteht sich als eine Organisation auf dem Sektor der Gesundheitsvorsorge und will durch Aufklärung, Fortbildung sowie Aktionen zu einer gesunden Lebensführung motivieren. Die LAG hat eine Zusammenstellung bundesweiter Institutionen veröffentlicht, die Medienpakete und Informationsmaterialien zum Thema „Ernährung" und „Gesundes Schulfrühstück" herausgeben. Zu den ernährungserzieherischen Maßnahmen gehören hauptsächlich die Verbreitung von Medien, Öffentlichkeitsarbeit, Fortbildung und die Unterstützung der regionalen Arbeitsgemeinschaften für Gesundheitserziehung.

Maßnahmen der Ernährungserziehung auf regionaler Ebene sind verschiedene Projekte, die sich im wesentlichen auf den außerunterrichtlichen Schulbetrieb beziehen, wie z. B. Bestandsaufnahme zum Schulfrühstücksangebot, Gesundheitstage, Klassenfahrt und Gesundheitstheaterfestival. Als Schwerpunktthema für das Jahr 1987 wählte die LAG den Themenkomplex „Gesundheit und Schule". Im Jahr 1988 lautete das Thema „Gesundheit und Familie". Im Rahmen dieser Themen wurden Möglichkeiten zur Verbesserung des Ernährungsverhaltens in Schule und Familie erprobt sowie kooperative Maßnahmen von Schule und Elternhaus vertieft.

Eine abschließende Gesamtbeurteilung der Projekte ergab, daß jüngere Schüler durchweg begeistert waren. Ältere Schüler hingegen zeigten entweder volle Zustimmung, Desinteresse oder auch Ablehnung. Daraus ergibt sich nach Leykamm (1993), daß die Chance der Verhaltensänderung um so größer ist, je früher Präventionsmaßnahmen beginnen. Wirkungsvolle Ernährungserziehung erfordert die Abstimmung und Koordination von Maßnahmen auf Landes- und Gemeindeebene. Ernährungserziehung gelingt um so besser, je mehr beteiligte Institutionen zusammenarbeiten.

5.6 Verhaltensmodifikation

5.6.1 Soziale Beeinflussung

Soziale Beeinflussung wirkt auf das Denken, Fühlen und Handeln von Menschen. Sie sollte deshalb auf kognitiver, emotionaler und aktionaler Ebene erfolgen, um eine dauerhafte Verhaltensänderung zu bewirken.

Die kognitive Ebene

Erzieher versuchen durch Information, das kindliche Ernährungswissen zu beeinflussen. Informationsvermittlung ermöglicht Kindern die rationale Auseinandersetzung mit Ernährungsfragen und verschafft ihnen intellektuell Einsicht in Zusammenhänge. Allerdings werden Kinder aufgrund von bloßer Wissensvermittlung ihr aktuelles Ernährungsverhalten nicht ändern.

Informationsvermittlung ist nur eine „Straße des Lernens" (Fittkau & Schulz von Thun, 1977). Ernährungserziehung muß über die Ebene der kognitiven Wissensvermittlung hinausgehen. Denn Ernährungswissen ist nur eine notwendige, aber nicht hinreichende Bedingung für eine Verhaltensänderung.

Die emotionale Ebene

Auf dieser Ebene richtet sich die soziale Beeinflussung auf die Selbsterfahrung. Das Kind lernt sich selbst besser zu verstehen, wenn es offen über sich und seine Erfahrungen mit Ernährung sprechen kann. Das gemeinsame Erleben der Ernährung in Kindergärten oder Schulen erzeugt eine direkte emotionale Betroffenheit, die Kinder zu bewußtem Ernährungsverhalten motiviert.

Die aktionale Ebene

Soziale Beeinflussung bezieht sich schließlich auf Verhaltenstraining, damit neue Informationen und Erlebnisse in erwünschtes Ernährungsverhalten umgesetzt werden können. Das schrittweise Einüben von Verhaltensalternativen vermittelt allmählich Sicherheit und führt so zu dauerhaften Verhaltensmodifikationen.

5.6.2 Erziehungsprinzipien

Nolting und Paulus (1992) haben auf der Basis der modernen verhaltenspsychologischen Lernforschung empfehlenswerte Erziehungspraktiken zusammengestellt, die Verhaltensmodifikationen fördern. Es handelt sich dabei lediglich um Vorschläge auf ganz konkreter Verhaltensebene, nicht aber um Erziehungsrezepte. Die Autoren nennen zwölf Prinzipien, die kaum umstritten sind, und deshalb auch für die Ernährungserziehung empfohlen werden können. Ein bekanntes Prinzip ist, daß eine erwünschte Verhaltensweise mit höherer Wahrscheinlichkeit wiederkehrt, wenn sie bei ihrem Auftreten belohnt wird.

Die Autoren ordnen ihre Empfehlungen schwerpunktmäßig nach „Aufbau von erwünschtem Verhalten" und „Abbau von unerwünschtem Verhalten" sowie nach „Sprachlicher Kommunikation":

Schwerpunkt: Aufbauen von erwünschtem Verhalten

1. *Verhalten vormachen*
Selber Vorbild sein für das Verhalten, das man sich wünscht. Nach der Umkehrbarkeit fragen: Würde ich es akzeptieren, wenn das Kind sich so verhielte wie ich?

2. *Positiv bekräftigen*
Erwünschtes Verhalten durch Zuwendung, Lob, Vergünstigungen usw. „belohnen". Ist es kaum vorhanden, auch kleine Ansätze bekräftigen. Anfangs regelmäßig, dann immer seltener bekräftigen.

3. *Erläutern, überzeugen*
Regeln des Zusammenlebens erläutern und begründen; mit dem Kind „diskutieren", ggf. Vorschläge machen.

4. *Nach Lösungsideen fragen*
Problemlösendes (produktives) Denken des Kindes anregen. In Problemsituationen fragen: Hast Du eine Idee, was Du tun könntest?

5. *Verantwortung übertragen*
Das Kind mit Aufgaben betrauen, die es bei gewissem Bemühen gut bewältigen kann. Möglichst Aufgaben wählen, die das Selbstwertgefühl stärken (Ermutigung).

Schwerpunkt: Abbauen von unerwünschtem Verhalten

6. *Verhalten ignorieren*

Konsequentes Nichtbeachten bestimmter Verhaltensweisen (etwa Jammern, Nörgeln, Wutanfälle u. dgl.). Zu verbinden mit Beachtung des erwünschten Verhaltens (z. B. Bitten).

7. *Verhalten stoppen*

Unerwünschtes Verhalten in nichtaggressiver Form (ohne Strafen und Schimpfen) beenden, z. B. durch „Stopp", durch Trennen von Streithähnen, durch Wegnehmen gefährlicher Gegenstände u. dgl.

8. *Negative Konsequenzen tragen lassen*

Im Grunde eine leichte Bestrafung, jedoch nicht durch irgendwelche Unannehmlichkeiten, sondern durch begründete Folgen des Fehlverhaltens (z. B. Dinge ersetzen müssen, Vergünstigungen verlieren usw.).

9. *Aufmerksamkeit auf geschädigte Personen lenken*

Statt Betonung der „Fehler" des Kindes eine „opferbezogene" Reaktion: z. B. auf Schmerz und Trauer der anderen Person hinweisen; Entschuldigung, Wiedergutmachung anregen.

Schwerpunkt: Sprachliche Kommunikation

10. *Aktives Zuhören*

Sich in die Empfindungen des Kindes einfühlen und sie mit eigenen Worten umschreiben (mit einer Haltung des Ernstnehmens und des Bemühens um Verstehen; nicht technisch, nicht echohaft).

11. *Ich-Botschaften*

Die eigenen Gefühle, Wünsche, Gedanken deutlich vortragen, statt über das Kind Urteile abzugeben (Gegenstück zum aktiven Zuhören).

12. *Gemeinsame Konfliktregelung*

Umfaßt: Aktives Zuhören und Ich-Botschaften, Vortragen von Lösungsideen durch alle Betroffenen und nachfolgende (!) Bewertung aller gesammelter Ideen, bis eine für alle akzeptable Lösung übrigbleibt. (S. 121-122)

5.6.3 Spezielle Verfahren

Die Verhaltenstherapie hat spezielle Einzelverfahren erarbeitet, um Verhaltensmodifikationen herbeizuführen (s. Linden & Hautzinger, 1993). Hier soll auf für Ernährungserziehung wichtige Verfahren eingegangen werden, wie z. B. die Selbstinstruktion, die Modelldarbietung, das Genußtraining, die Einstellungsänderung und das Elterntraining.

Selbstinstruktion

Selbstinstruktion ist erforderlich, wenn angesichts einer Anforderung, für die kein automatisiertes Verhalten besteht, der Handlungsablauf durch inneres Vorsprechen gesteuert wird. So erteilen sich z. B. Kleinkinder im Spiel laut Selbstanweisungen. Menschen versuchen, mit Hilfe verdeckter Selbstgespräche (innere Monologe), ihr Verhalten selbst zu beeinflussen (z. B. „Ich werde es schon schaffen, bei Ärger nicht immer gleich zu essen!").

Modelldarbietung

Modelldarbietung wird auch als Imitations- oder Beobachtungslernen bezeichnet (s. Abschnitt 5.4.1). Am häufigsten erwerben Kinder durch Modelldarbietung (z. B. Videofilm) neue Fertigkeiten. Modellernen wird z.B. bei Eßgestörten eingesetzt, die ein Defizit im Selbst- und Ernährungsmanagement haben und deshalb neues Verhalten erlernen. Wünschenswertes Verhalten wird besonders gut in Selbsthilfegruppen erlernt.

Genußtraining

Die Genußfähigkeit des Menschen ist ein wesentliches Merkmal für seelische Gesundheit (s. Abschnitt 5.2.4). Genußvolles Essen und Trinken werden von hedonistischen Faktoren gesteuert. Im Genußtraining wird das komplexe Verhaltensmuster „Genießen" stufenweise aufgebaut. Kinder sollen den Wechsel von Genuß und Zurückhaltung erfahren. Genuß ist ohne zeitweilige Askese nicht denkbar.

Einstellungsänderung

Eine grundlegende Art sozialer Beeinflussung ist die Änderung von Einstellungen (s. Abschnitt 5.4.1). Irrationale Überzeugungen spielen bei der Entstehung und Aufrechterhaltung von Verhaltensauffälligkeiten eine wichtige Rolle. Der Einstellungswandel ist eine unerläßliche Voraussetzung der Verhaltensmodifikation. Er wird durch neue Informationen hervorgerufen, die die Wahrscheinlichkeit des Auftretens von erwünschten Verhaltensweisen erhöhen. Mit Hilfe verbaler Kommunikation kann der Erzieher direkt auf Einstellungen einwirken. Auch lassen sich Kinder in eine Situation versetzen, in der sie neue Erfahrungen machen können, die Einstellungsänderungen begünstigen.

Elterntraining

Elterntraining ist die konsequente Umsetzung von der These der Umweltabhängigkeit auffälligen Verhaltens in die Praxis. Zwischen auffälligem Ernährungsverhalten und Erziehungsverhalten besteht ein enger Zusammenhang. Deshalb ist die familiäre Interaktion für die Eltern-Kind-Beziehung von besonderer Bedeutung (s. Abschnitt 5.5.1). Der Erzieher wartet nicht, bis

Eltern zu ihm kommen, sondern geht selber in das häusliche Milieu, in dem Ernährungsprobleme auftreten. Er schließt alle Personen, die vom Ernährungsproblem betroffen sind, bewußt in seine erzieherischen Aktivitäten mit ein.

5.7 Zusammenfassung

Ernährungspädagogik ist ein verhältnismäßig junges Fachgebiet, das sich vorwiegend mit Ernährungsunterricht und Ernährungserziehung beschäftigt. Erziehung wird als Prozeß sozialer Beeinflussung verstanden, in dem Erwachsene mit Heranwachsenden interagieren. Allgemein wird zwischen funktionaler und intentionaler Ernährungserziehung unterschieden. Erziehung ist auf Erziehungs- und Lernziele gerichtet. Moderne Gesellschaften vernachlässigen zunehmend den moralischen und ästhetischen Aspekt in der Erziehung. Die Familie ist für Kinder das wichtigste Lernfeld auf dem Ernährungsgebiet. Familiäre Erziehungsstile haben für die Entwicklung des kindlichen Ernährungsverhaltens eine zentrale Bedeutung.

Die Entwicklung des Eß- und Trinkverhaltens erfolgt in einzelnen Lebensphasen. Jede Lebensphase stellt den Menschen vor bestimmte Entwicklungsaufgaben, die er mit Hilfe von Bezugspersonen oder im späteren Leben oft auch allein zu bewältigen hat. Die Art der Fremd- und Selbsterziehung entscheidet wesentlich über eine gesunde oder fehlgeleitete Entwicklung des menschlichen Ernährungsverhaltens.

Die familiäre Ernährungserziehung ist in der Regel keine intentionale, sondern eher eine beiläufige Erziehung mit vielen Mängeln. Auf das gemeinsame Essen am Familientisch legen Familienangehörige heutzutage immer weniger Wert, so daß Kinder nicht selbstverständlich in bestehende Kommunikationssysteme und Eßkulturen hineinwachsen. Essen wird immer mehr zu einer Begleiterscheinung anderer Tätigkeiten. Das kindliche Eßverhalten wird in der Familie durch sehr unterschiedliche Erziehungspraktiken gesteuert.

Mit Ernährungserziehung ist so früh wie möglich zu beginnen, um das kindliche Gesundheitsverhalten rechtzeitig zu fördern. Deshalb sollte der Staat großen Wert auf eine effektive Ernährungserziehung in Kindergärten und Schulen legen. Kindern ist ein bewußtes und selbstbestimmtes Ernährungsverhalten zu vermitteln. Die Effektivität der schulischen Ernährungserziehung ist relativ gering, da Schüler das erworbene Wissen aus dem Unterricht nicht genügend in der Praxis anwenden. Ansätze einer wirksamen Ernährungserziehung liegen in langfristigen Projekten, an denen Erziehungsinstitutionen wie Familie, Kindergarten und Schule gemeinsam beteiligt sind. Die Lehrerqualifikation und der Ernährungsunterricht sind zu verbessern. Heute informieren vielfältige Ernährungserziehungsprogramme auf Landes- und Gemeindeebene Eltern und professionelle Erzieher.

Der komplexe Prozeß der Verhaltensmodifikation hat erzieherisch unter kognitiven, emotionalen und aktionalen Gesichtspunkten zu erfolgen. Dauerhafte Veränderungen im Ernährungsverhalten lassen sich durch Informationsvermittlung, Selbsterfahrung und gleichzeitiges Verhaltenstraining erreichen. Außerdem können moderne Erziehungspraktiken, die auf verhaltenspsychologischer Lernforschung beruhen, gezielt Verhaltensänderungen bewirken. Bei schwierigeren Ernährungsproblemen wird auf spezielle Verfahren der Verhaltenstherapie zurückgegriffen, wie z. B. Selbstinstruktion, Modelldarbietung, Genußtraining, Einstellungsänderung und Elterntraining.

Literatur

Beran-Dauser, I. (1990). Mit Phantasie und Spaß zur gesunden Ernährung mit Maß. Münchner Kindertagesstätten und Schulen engagieren sich. *Ernährungs-Umschau, 37,* B49-B51.
Bloom, B. S. (Hrsg.). (1972). *Taxonomie von Lernzielen im kognitiven Bereich.* Weinheim: Beltz.
Brezinka, W. (1974). *Grundbegriffe der Erziehungswissenschaft.* München: Reinhardt.
Brezinka, W. (1978). *Metatheorie der Erziehung.* München: Reinhardt.
Brodhagen, D. (1993). *Ernährungsaufklärung älterer Menschen.* Sankt Augustin: Asgard.
Castro, J. M. (1993). Age-related changes in spontaneous food intake and hunger in humans. *Appetite, 21,* 255-272.
Colberg-Schrader, H., Krug, M. & Pelzer, S. (1991). *Soziales Lernen im Kindergarten.* München: Kösel.
Deutsche Gesellschaft für Ernährung (Hrsg.). (1984). *Ernährungsbericht 1984.* Frankfurt/M.: DGE.
Diedrichsen, I. (1971). Sozialpsychologische Aspekte des schulischen Lehrens und Lernens. *Die Schulwarte, 24,* 1-11.
Diedrichsen, I. (1991). Alkoholmißbrauch und Abhängigkeit bei Schülern. In S. Bäuerle (Hrsg.), *Lehrer auf die Schulbank* (S. 272-285). Stuttgart: Metzler.
Diedrichsen, I. (1994a). Hilfeverhalten und Welternährung. Ein Beitrag zur Ernährungserziehung. *Jugendwohl. Zeitschrift für Kinder- und Jugendhilfe, 75,* 491-498.
Diedrichsen, I. (1994b). Egoismus und Ernährung. In T. L. Heck (Hrsg.), *Das Prinzip Egoismus* (S. 433-440). Tübingen: Noûs-Verlag.
Erbersdobler, H. F. (1991). Fast Food in der Ernährung von Kindern und Jugendlichen. *Ernährungs-Umschau, 38,* 347-350.
Fend, H. (1969). *Sozialisierung und Erziehung.* Weinheim: Beltz.
Fittkau, B. & Schulz von Thun, F. (1977). Grundzüge unseres Kommunikations- und Verhaltenstrainings für Berufspraktiker. In B. Fittkau, H. M. Müller-Wolf & F. Schulz von Thun (Hrsg.), *Kommunizieren lernen (und umlernen)* (S. 101-113). Braunschweig: Westermann.
Freud, A. (1980). *Das psychoanalytische Studium der frühkindlichen Eßstörungen.* Die Schriften der Anna Freud. Bd. IV. München: Kindler.
Gutezeit, G. (1983). Interdependenzen zwischen frühkindlicher Erziehung und Ernährungsverhalten. In H.-J. Teuteberg (Hrsg.), *Ernährungserziehung und Ernährungsberatung* (S. 5-10). Frankfurt/M.: Umschau.
Hilgard, E. R. & Bower, G. H. (1970). *Theorien des Lernens I.* Stuttgart: Klett.
Homfeldt, H. G. (Hrsg.). (1993). *Sinnliche Wahrnehmung – Körperbewußtsein – Gesundheitsbildung* (2. Aufl.). Weinheim: Deutscher Studien Verlag.
Illich, I. (1972). *Entschulung der Gesellschaft.* München: Kösel.
Joosten, B. (1992). Ernährungspädagogik. *Ernährungs-Umschau, 39,* 52-59.
Kluthe, R. (1995). Ernährung in den verschiedenen Lebensabschnitten. In H.-K. Biesalski, P. Fürst, H. Kasper, R. Kluthe, W. Pölert, C. Puchstein & H. B. Stähelin (Hrsg.), *Ernährungsmedizin* (S. 161-186). Stuttgart: Thieme.

Koscielny, G. (1981). Ernährungserziehung im Spannungsfeld zwischen Familie und Schule. In W. Kappus, V. Pudel, M. Richter, I. Siegel & A. Weddige (Hrsg.), *Möglichkeiten und Grenzen der Veränderung des Ernährungsverhaltens* (S. 271- 294). Göttingen: Arbeitsgemeinschaft Ernährungsverhalten.

Koscielny, G. (1983). *Didaktik der Ernährungserziehung.* München: Lexika.

Lehr, U. (1991). *Psychologie des Alterns* (7. Aufl.). Heidelberg: Quelle & Meyer.

Lewin, K., Lippitt, R. & White, R. (1939). Patterns of aggressive behavior in experimentelly created „social climates". *Journal of Social Psychology, 10,* 271-299.

Leykamm, B. (1993). Maßnahmen der Ernährungserziehung in Familie und Schule in Baden-Württemberg. In S. Weggemann & J. Ziche (Hrsg.), *Soziologische und humanethologische Aspekte des Ernährungsverhaltens* (S. 32-35). Frankfurt/M.: Umschau.

Linden, M. & Hautzinger, M. (1993). *Verhaltenstherapie* (2. Aufl.). Berlin: Springer.

Lohaus, A. (1993). *Gesundheitsförderung und Krankheitsprävention im Kindes- und Jugendalter.* Göttingen: Hogrefe.

Lukesch, H. (1992). Erziehungsstil. In D. Lenzen & K. Mollenhauer (Hrsg.), *Enzyklopädie Erziehungswissenschaft. Bd. 1, Theorien und Grundbegriffe der Erziehung und Bildung* (2. Aufl.) (S. 403-405). Stuttgart: Klett-Cotta.

Meißner, K. (1983). Ernährungserziehung im schulischen Alltag und didaktische Alternativen. In H.-J. Teuteberg (Hrsg.), *Ernährungserziehung und Ernährungsberatung* (S. 43-46). Frankfurt/M.: Umschau.

Muth, M. & Rummel, C. (1990). Das Programm „Ernährungserziehung bei Kindern" in Baden-Württemberg. *Ernährungs-Umschau, 37,* B45-B48.

Nolting, H. P. & Paulus, P. (1992). *Pädagogische Psychologie.* Stuttgart: Kohlhammer.

Nützenadel, W. (1993). Konventionelle Ernährung im Säuglings- und Kleinkindalter. *Ernährungs-Umschau, 40* (Sonderheft), 46-48.

Pölert, W. & Löhlein, I. (1995). Praktische Umsetzung von Ernährungsempfehlungen. In H.-K. Biesalski, P. Fürst, H. Kasper, R. Kluthe, W. Pölert, C. Puchstein & H. B. Stähelin (Hrsg.), *Ernährungsmedizin* (S. 464-473). Stuttgart: Thieme.

Ritzel, G., Ackermann, U., Bruppacher, R. & Stähelin, H. B. (1983). Ernährungsverhalten im familiären und schulischen Bereich: Ergebnisse von Erhebungen bei Basler Kindern und Jugendlichen. In H.-J. Teuteberg (Hrsg.), *Ernährungserziehung und Ernährungsberatung* (S. 11-16). Frankfurt/M.: Umschau.

Rummel, C. (1993). Ernährungserziehung in der Grundschule. Ein landesweites Informationsangebot des Ministeriums für Ländlichen Raum, Ernährung, Landwirtschaft und Forsten in Baden-Württemberg. In S. Weggemann & J. Ziche (Hrsg.), *Soziologische und humanethologische Aspekte des Ernährungsverhaltens* (S. 36). Frankfurt/M.: Umschau.

Schmitz-Scherzer, R. (1992). Suizid im Alter - Gerontologische Aspekte. In A. E. Imhof (Hrsg.), *Leben wir zu lange?* (S. 159-162). Köln: Böhlau.

Scitovsky, T. (1989). *Psychologie des Wohlstands.* Frankfurt/M.: Campus.

Späth, M. (1988). Ernährungslehre. In H. Kuhnle, R. Mayer & H. Schanz (Hrsg.), *40 Jahre Lehrerbildung für berufliche Schulen an der Berufspädagogischen Hochschule Stuttgart/ Esslingen 1947-1987* (S. 181-182). Alsbach/Bergstr.: Leuchtturm.

Sprenger, A. (1983). Möglichkeiten des schulischen Unterrichts im Hinblick auf eine „gesundheitsgerechte" Ernährung. In H.-J. Teuteberg (Hrsg.), *Ernährungserziehung und Ernährungsberatung* (S. 55-59). Frankfurt/M.: Umschau.

Stapf, K. H. (1975). Neuere Untersuchungen zur elterlichen Strenge und Unterstützung. In H. Lukesch (Hrsg.), *Auswirkungen elterlicher Erziehungsstile* (S. 28-39). Göttingen: Hogrefe.

Story, M. (1984). Adolescent life-style and eating behavior. In K. Mahan & J. M. Rees, *Nutrition in adolescence.* Times Mirror/Mosby.

Teuteberg, H.-J. (Hrsg.). (1983). *Ernährungserziehung und Ernährungsberatung.* Frankfurt/M.: Umschau.

Thompson, J. K., Jarvie, G. J., Lahey, B. B. & Cureton, K. J. (1982). Exercise and obesity: Etiology, physiology, and intervention. *Psychological Bulletin, 91,* 55-79.

Tones, K. & Tilford, S. (1994). *Health education* (2. ed.). London: Chapman & Hall.
Tönz, O. (1992). Die Ernährung des Kindes im Spiegel seiner Entwicklung. *Ernährungs-Umschau, 39,* 8-13.
Volkert, D. (1994). Besondere Anforderungen an die Ernährung im höheren Lebensalter. *Ernährungs-Umschau, 41,* 260-264.
Volkert, D. & Schlierf, G. (1993). Ernährungsprobleme im Alter. *Ernährung/Nutrition, 17,* 563-566.
Wardle, J., Marsland, L., Sheikh, Y., Quinn, M., Fedoroff, I. & Ogden, J. (1992). Eating style and eating behaviour in adolescents. *Appetite, 18,* 167-183.
Zentgraf, H. (1990). Evaluation als Forschungsinstrument für die Entwicklung von Maßnahmen der Ernährungserziehung. *Ernährungs-Umschau, 37,* 406-409.

Autorenregister

Abt, H. G. 33, 96, 98
Ackermann, U. 168
Adorno, T. 87
Ahrens, A. H. 44
Aign, W. 138
Alemann, H. v. 110
Alsen, C. 135
Altabe, M. 44
Anders, H.-J. 26, 27, 48
Armelagos, G. 99
Arnott, M. C. 85
Atkinson, R. L. 17

Baerlocher, K. 52
Bagozzi, R. P. 25
Baguma, P. 44
Bandura, A. 58
Barlösius, E. 100
Bart, G. 66
Barth, C. A. 14, 17
Barthes, R. 84
Bartoshuk, L. M. 39
Bässler, K. H. 5, 53
Bechmann, A. 125, 139, 140
Benterbusch, R. 142, 144
Beran-Dauser, I. 178
Berg, C. J. 53
Bergers, C. P. A. 50
Besteghi, L. 67
Beumont, P. J. V. 67
Biesalski, H. K. 66
Birch, L. L. 56
Bitsch, R. 40, 54
Blanckenburg, P. v. 141
Bloom, B. S. 156
Bodenstedt, A. 87, 94, 137, 139
Boeing, H. 115
Böttcher, H. 66
Bourdieu, P. 102
Bower, G. H. 155
Bräutigam, W. 69
Brezinka, W. 154, 155, 156
Brodhagen, D. 165
Brown, M.-L. 13
Bruppacher, R. 168
Buss, E. 44
Butow, P. 67
Button, E. 68

Calatin, A. 53
Capra, F. 129
Casimirri, F. 67
Castro, J. M. 164
Christensen, L. 44
Christian, P. 69
Colberg-Schrader, H. 172
Contento, I. R. 62
Cremer, H.-D. 5, 8, 10, 11, 12
Cummings, E. M. 53
Cureton, K. J. 66, 164
Curtius, H. C. 17

DaCosta, M. 68
Daniel, H. 17
Defares, P. B. 50
Diebschlag, U. 51
Diedrichsen, I. 19, 39, 40, 48, 68, 72, 156, 168, 177
Diehl, J. M. 31, 32, 39, 49, 51
Douglas, M. 81, 111
Dröge, F. 99

Eastwood, M. A. 13
Edema, J. 80
Eder, K. 83, 84
Eisermann, G. 89
Eisinger, M. 128, 136, 147
Elias, N. 86
Elmadfa, I. 7, 9, 10, 11, 12, 15, 16, 21, 40, 62, 136
Erbersdobler, H. F. 163, 164

Farb, P. 99
Feldmann, H. 58
Fend, H. 155
Ferber, C. v. 19, 88, 104
Fernstrom, M. H. 44
Fischer, H. 66
Fittkau, B. 179
Fitzgerald, T. K. 85, 111
Foeger, M. 66
Freud, A. 38, 162
Frey, C. 53
Frijters, J. E. R. 50
Furnham, A. 44

Garine, I. de 85
Garner, D. M. 49
Gierschner, K. 60
Gniech, G. 38, 39
Gofton, L. 89
Goldman, S. J. 58
Goody, J. 85, 104
Gray, J. J. 44
Grosch, P. 139
Großklaus, R. 54
Grossman, S. P. 41
Grunert, S. C. 49, 50
Grüttner, R. 54
Gutezeit, G. 167
Gütschow, K. 142, 144

Haisch, J. 65
Halmi, K. A. 68
Harris, M. 84
Hautzinger, M. 181
Hegarty, V. 67
Hellhammer, D. 51
Herman, C. P. 58
Herpertz-Dahlmann, B. M. 69
Herrmann, K. 59, 63
Heseker, H. 28, 31, 53
Hilgard, E. R. 155
Högl, S. 60, 61

Homfeldt, H. G. 157
Horkheimer, M. 87
Hüppe, R. 26, 27
Huth, K. 10

Illich, I. 173
Inglehart, R. 91

Jaeger, B. 66
Jäger, C. 59, 123
Jarvie, G. J. 66, 164
Jeggle, U. 58, 94, 96, 102, 104
Jelinek, J. 52
Jelliffe, D. B. 91
Jerome, N. W. 85
Johnson, S. 56
Joosten, B. 171, 175, 177

Kaiser, M. 141
Kandel, R. F. 85
Kasper, H. 54, 145
Katz, D. 38
Kaye, W. 67
Kearney-Cooke, A. K. 65
Ketz, H.-A. 52
Klein, L. 53
Kleinspehn, T. 137
Kloetzli, F. 127
Kluthe, R. 54, 164
Koerber, K. v. 128, 136, 147
Kohler, A. 60
Köhler, B. M. 33
Kohlmeier, L. 25
Kohlmeier, M. 25, 28
König, K. G. 144
König, R. 86
Koscielny, G. 138, 167, 168, 170, 171, 173, 177
Krahn, D. D. 43
Krämer-Badoni, T. 99
Krautschik, A. 70
Kreeb, K. H. 131
Kroeber-Riel, W. 22, 25, 91, 96
Krohne, H. W. 40
Kroke, A. 25
Kromrey, H. 110
Kruesi, M. J. 53
Krug, M. 172
Krug, W. 142
Kübler, W. 26, 27, 28, 53
Kuldau, J. M. 72
Kunze, M. 61
Kutsch, T. 19, 29, 30, 31, 44, 88, 89, 95, 97, 104, 111, 113

Laermann, K. 99
Laessle, R. G. 46, 67, 68
Lahey, B. B. 66, 164
Langhans, W. 42
Leach, E. 83
Lehnert, H. 42, 51
Lehr, U. 166
Leitzmann, C. 7, 9, 10, 11, 12, 15, 16, 21, 23, 59, 62, 121, 123, 128, 133, 136, 141, 142, 144, 147, 148, 149, 150
Lennerts, W. 67
Leonhäuser, I.-U. 24
Leutenegger, A. 67

Levi-Strauss, C. 82, 83, 84
Levine, A. S. 43
Lewin, K. 38, 158
Leykamm, B. 178, 179
Liedermann, A. 33
Linden, M. 181
Logue, A. W. 39
Lohaus, A. 166
Löhlein, I. 156
Lukesch, H. 158

Mani, N. 5, 6, 7, 8, 12
Männle, T. 128, 136, 147
Manz, W. 100
Marcus, M. D. 67
Martin, K. 25
Maschkowski, G. 128
Matiaske, B. 26, 27, 48
Matissek, R. 17
Matter, M. 92, 105
Maus, N. 54
Mauss, M. 90
McPhee, L. 56
Mead, M. 115
Meermann, R. 68, 69, 70
Mehler, P. S. 69
Meier-Ploeger, A. 147
Meißner, K. 174, 177
Mennell, S. 86, 87, 104
Messick, S. 50
Meyer, S. 95
Mintz, S. W. 84
Minuchin, S. 67, 71
Moch, K. J. 28
Morley, J. E. 43
Mosimann, J. E. 44
Mühleisen, I. 132
Müller, M. J. 54
Murcott, A. 81, 89, 95, 96
Murison, R. 51
Murphy, B. M. 62
Muskat, E. 10, 16
Muth, M. 178

Nemeroff, C. J. 71
Neuloh, O. 32, 33, 87, 96, 97, 98, 107, 111, 139
Neumann, G. 20, 25
Neumann, J. 33
Nicod, M. 111
Nolting, H. P. 180
Norré, J. 69, 70
Nourney, M. 102
Nuscheler, F. 141
Nützenadel, W. 159

Oberbeil, K. 65
Oberritter, H. 54
Oechsle, M. 123
Olmsted, M. P. 49
Olson, J. A. 13
Oltersdorf, U. 22, 23, 115, 128, 145

Pasquali, R. 67
Passmore, R. 13
Paul, T. 49
Paulus, P. 180
Pawlow, I. P. 56

Autorenregister

Pelto, G. H. 85
Pelzer, S. 172
Pflug-Schönfelder, K. 121, 138, 148
Piorkowsky, M.-B. 59, 147
Pölert, W. 156
Polivy, J. 49, 58
Pötsch, J. 25
Price, R. A. 44
Priebe, H. 139
Protzner, W. 136
Pudel, V. 39, 49, 50, 54, 115

Rad, M. v. 69
Radke-Sharpe, N. 62
Rand, C. S. W. 72
Rapoport, J. L. 53
Rathner, G. 66
Remschmidt, H. 69
Richards, A. 80
Richter, M. 115
Ritzel, G. 168, 169
Robinson, D. 100
Rodin, J. 62
Rogge, J. U. 98, 100
Rohwer, D. 59, 147
Rosenbauer, J. 26, 27, 48, 96, 97, 99
Roth, M. 17
Rozin, P. 58
Rüddel, H. 40
Rummel, C. 178

Schadewaldt, H. 5, 6, 8, 9
Schäfers, B. 80, 90, 103
Scherhorn, G. 20
Schipperges, H. 5
Schlierf, G. 165
Schmidt, L. R. 40
Schmitz-Scherzer, R. 166
Schmölders, G. 20
Schneider, M. 41
Schneider, R. 28
Schnepel, I.-M. 17
Schoberberger, R. 66
Schoenthaler, S. J. 53
Schulz von Thun, F. 179
Schulze, E. 95
Schupak-Neuberg, E. 71
Schuster, G. 139
Schwarzer, R. 40
Schwenkmezger, P. 40
Scitovsky, T. 164
Shike, M. 13
Shils, M. E. 13
Sichert, W. 23
Sichert-Oevermann, W. 147
Simmel, G. 85, 100
Simonis, U. E. 135
Sinnhuber, S. 54
Skinner, B. F. 56
Skobranek, H. 93, 101
Smith, D. E. 67
Soal, J. 65
Späth, M. 176
Spitzmüller, E.-M. 121, 148
Sprenger, A. 171, 177
Stähelin, H. B. 168
Stanfield, J. P. 13

Stapf, K. H. 158, 159
Staufenbiel, T. 49, 51
Steiner, G. 17
Steinhausen, H. C. 53
Story, M. 163
Striegel-Moore, R. H. 65
Strube, H. 55
Stunkard, A. J. 44, 50
Sullivan, S. 56
Szallies, R. 29, 30

Taschan, H. 16
Teuteberg, H. J. 18, 20, 25, 32, 33, 44, 87, 89, 93, 96, 97, 98, 103, 104, 106, 107, 111, 136, 139, 155, 169
Thiel, A. 49
Thiel, C. 53
Thompson, J. K. 44, 66, 164
Tietz, B. 101
Tilford, S. 167
Tolksdorf, U. 81, 87, 96, 98, 99, 106
Tones, K. 167
Tönz, O. 160

Ulrich, H. J. 97, 113

van Strien, T. 50
Vandereycken, W. 69, 70
Vogtmann, H. 147
Volkert, D. 165

Wagner, C. 92
Wagner, N. 141
Wallner, E. M. 90, 93, 106, 109
Wardle, J. 163
Wassermann, O. 135
Watzl, B. 128, 136, 147, 149
Weber, M. 85, 109
Weggemann, S. 66
Wehland, W. 29
Weiner, K. L. 69
Weisbach, C.-R. 48
Werbach, M. R. 53
Westenhöfer, J. 39, 49, 50, 53, 72
Whiteman, J. 82
Whitney-Saltiel, D. 62
Wiegelmann, G. 18, 81, 89, 103, 104, 106, 107, 136
Wierlacher, A. 20, 25, 44
Winzen, A. 10, 23
Wiseman, C. V. 44
Wiswede, G. 29, 30, 31
Wolfram, G. 54, 64

Zeitler, H. P. 65
Zentgraf, H. 96, 97, 167

Sachregister

Adipositas (s. auch Fettsucht) 62-68, 164
   Definition 62
Agrarpolitik 139 ff.
Agrarsoziologie 89
Alkohol 56, 144
Alkoholismus 38, 100
Alkoholtrinken 56
   pathologisches 100
Alter 164-166
   Altersabbau 165
   Lebens- und Gesundheitssituation 165
   Mangel- und Unterernährung 165-166
   pädagogisch-psychologische Maßnahmen 166
Aminosäuren 7
Anämie 143
Anorexia nervosa (s. auch Magersucht) 38, 49 f., 68-69
   diagnostische Kriterien 68
Anthropologie 20
   kulturelle 84
   soziale 84
Anthropozentrismus 126
Appetit 37, 40-41, 43
Appetitlosigkeit 41, 162
Appetitsteuerung 43
Appetitverlust 44
Arteriosklerose 25, 144
Ascorbinsäure 11
Askese 182

Ballaststoffzufuhr
   erniedrigte 144
Bedürfnisbefriedigung 4, 123, 135
   stimulierende 40
Beeinflussung
   soziale 179-180
Beratung 33
Beratungsgespräch 49
Beratungskonzepte 33, 39
Beriberi 10
Bevölkerungsexplosion 129
Bildung 33, 139
Bildungskonzepte 33
Biochemie 12, 14, 18
Biotin 11
Broca-Formel 63
Bulimia nervosa 38, 49, 69-70
   diagnostische Kriterien 69 f.

Cystin 7

Degenerative Störungen des Bewegungsapparates 25
Diabetes mellitus 25, 144
Didaktik 153, 171-172
   Definition 153
   Ziele 171
Dreieck
   der Rezepte 82 f.
   kulinarisches 82

Drogenkonsum 100
Durst 37

Einstellung 30, 94, 165
Einstellungsänderung 73
Einstellungsforschung 73
Einstellungsmessungen 31
Eiweiß 6-8
Eiweißbedarf 8
Eiweißforschung 7
Energiegehalt 9
Energieumsatz 8-9
Energiezufuhr
   überhöhte 26
Entwicklungsgeschichte
   kulturelle 126
Entwicklungsländer 103, 128, 141, 143
   Mangelernährung 142-143, 145
Entwicklungsphasen 159-166
Epidemiologie 17
Erleben
   Definition 51
Erlebnisorientierung 91
Ernährung 4, 12, 31, 40, 128
   ganzheitliche Betrachtung 147
   Gesundheitsverträglichkeit 149
   Grundbedürfnis 141
   in den Systemen 127-129
   künstliche 69
   Leistungsfähigkeit 52, 141 ff., 146, 149, 164 f.
   Lernen 55-58
   Normen und Werte 90-93
   Rolle der Hausfrau 87
   soziale Kontrolle 100
   Sozialverträglichkeit 149
   soziokulturelle Aspekte 85
   Umwelt 58-61
   Umweltverträglichkeit 149
   Verhalten 51-55
   versus Essen 94, 158
   vollwertige 44, 54, 61, 171
Ernährungsbedingte Krankheiten 14, 17, 25, 139, 143
   Definition 62
   Kosten 25, 146
Ernährungsberatung 39, 48, 50, 57, 138 f., 146
   Definition 138
   Ziel 138
Ernährungsberichte 26
Ernährungsbewußtsein 165
Ernährungseinstellungen 93-96
   Definition 94
   kindliche 168
Ernährungsempfehlungen 4, 149 f.
Ernährungserziehung 39, 98, 153, 156
   Aufgabe 153
   Didaktik 171 f.
   Essen am Familientisch 169
   familiäre 166-170
   Maßnahmen 179

Sachregister

primäre 167 f.
Probleme 168
Programme 178 f.
schulische 170-179
sekundäre 171
Ursprung 162
verhaltensorientierter Ansatz 174
Ziele 166 f.
Ernährungsformen 105, 136
alternative 54 f.
Ernährungsforschung 6, 17, 101
Definition 13
Dimensionen 19
experimentelle 17
historische 20, 25
interdisziplinäre 38, 44, 73
naturwissenschaftliche 72
sozialökonomische 20
sozialwissenschaftliche 101, 168
Ernährungsgewohnheiten 18, 25, 41, 55, 61, 66 f., 93-96, 121, 127 f., 136, 165, 166 f., 168
Änderung 146
Definition 94
Ernährungsinformationen 165
Verarbeitung 42
Ernährungskette 88
Ernährungskonzepte 55
Ernährungslehre 5, 39, 54, 153, 173, 175 f.
Ernährungsmanagement 67
Ernährungsmedizin 12, 44
Ernährungsökologie 85, 174
Aufgaben 128 f., 130-141
Begriff 128
Definition 128
Forderungen 129
ganzheitliche Betrachtung 127, 130
historischer Überblick 122-127
Perspektiven 147-150
Qualität 147 f., 149
Ziele 128 f., 130-141
Ernährungspädagogik 153, 174
Gegenstand 153
Schwerpunkte 153
Ernährungsphysiologie 12
Ernährungspsychologie 21, 174
Definition 40-46
Forschungsgebiete 45-46
Gegenstand 19 f., 40-46
geschichtliche Entwicklung 38-40
Methoden 46-51
Perspektiven 72-73
Situation 39-40
Ernährungssoziologie 21, 31, 88, 90, 137, 174
Aufgaben 113-115
Begriff 80
Definition 89-90, 108
Forschungsansätze 80-81
Gegenstand 19, 89-90
historische Entwicklung 80-81
Methoden 108-113
Perspektiven 115-116
Programmatik 88
relevante Themen 113-115
zeitgenössische 87-89
Ziele 113-115
Ernährungsstatus 15 f.
Ernährungssysteme 85

ganzheitliche Betrachtung 121
gesellschaftliches 107-108
ökologisches 149
Ernährungstherapie 48
Ernährungsunterricht 153, 172, 177 f.
allgemeinbildende Schulen 175-176
berufsbildende Schulen 176
Evaluation 177-178
handlungsorientierter 177
lebensbezogener 177
Materialien 175
schülerzentrierter 177
Situationsansatz 172-173
Ziele 173-174
Ernährungsverhalten 4, 19, 20, 31, 59, 165
Erforschung 37
erwünschtes 153
Gesetzmäßigkeiten 46
Methoden zur Untersuchung 21-25
Motive 94
schichtenspezifisches 100-102
Veränderung 138
Ernährungsverhaltensmuster 20, 93-100
Ernährungsweise 102-105, 108, 166
Definition 103
ernährungsökologische 149 f.
zeitgemäße 147
Ernährungswissen 153, 168, 170, 175
Verhaltensänderung 179
Ernährungswissenschaft
analytisch-experimentelle 12-13, 20
Aufgaben 14-15
Definition 12-21
Forschungsschwerpunkte 14 f.
Gegenstand 12-21
interdisziplinäre 20
Methoden 15-17
multidisziplinäre 12, 18
naturwissenschaftliche 5, 174
Perspektiven 17-18
relevante Themen 14-15
sozialwissenschaftliche 18-21
verhaltensorientierte 25-33
verwandte Gebiete 21
Ziele 14-15
Erwachsenenalter 164-166
Gewichtszunahme 164
Risikofaktoren 164
Überernährung 164
Erziehung 102, 127, 146, 153
ästhetische 157-158
Begriff 154-155
funktionale 155-156, 167
intentionale 155-156, 168
moralische 156-157
Erziehungskonzepte 33
Erziehungspraktiken 169-170
empfehlenswerte 180 f.
unterschiedliche 169 f.
verbots- vs. gebotsorientierte 158 f., 170
Erziehungsprinzipien 180-181
Erziehungsprozeß 154, 168
Erziehungsstile 98, 104, 158-159
Definition 158
konträre 170
Erziehungsstilforschung 158
Erziehungsziele 154, 156

Definition 156
Eß- und Trinkverhalten
  Determinanten 44-45
  Entwicklung 159-166
Essen f.,
  exotisches 29
  Internationalisierung 102
  versus Ernährung 41, 94, 158
Essenserziehung 155
Eßkultur 5, 29, 128, 157, 162, 167
  europäische 136, 164
Eßlabor 47
Eßmuster 163
Eßstile 49
Eßstörungen 46, 49, 68-72, 137
  Entstehung 71 f., 162
  Erklärungsansätze 71-72
  Häufigkeit 68
  Therapie 38
Eßverweigerung 162
Ethnologie 20, 80, 114
EU-Agrarpolitik 139 ff.

Familie 158, 168, 174
  Ernährungswissen 170
Familienerziehung 158
Fast food 99, 157, 163 f.
Fehlernährung 15, 28, 38, 52, 141 f., 165
  Definition 141
  Formen 18
  Kosten 146
Fertiggerichte 60
Fett 6-8
Fettstoffwechsel 6, 26
Fettsucht (s. auch Adipositas)
  androide 62
  Definition 62
  Entstehung 62-63
  extreme 67
  gynoide 62
Fettverteilung 62
Folsäure 11
Food design 157
Freizeit 29
Freizeitgestaltung 98
Fremderziehung 159
Fremdstoffbelastung 133 f.

Gallensteinleiden 144
Gehirn 42, 51, 139, 143
Geisteswissenschaften 18, 44, 72
Genuß 30, 40, 92, 182
Genußfähigkeit 40, 157
Genußmittel 28, 92, 168
Genußstreben 41
Geschmacksrichtungen 84, 102
Gesellschaft 90, 100, 130, 139, 141, 158, 166, 171
  materielle 91
  postmaterielle 91
  Wertsystem 91
Gesellschaftssystem
  Definition 107
Gesellschaftswissenschaften 122
Gestalttheorie 38
Gesundheit 4, 14, 17, 30, 37, 45, 54, 121, 139, 141, 146, 157, 165, 167
  Determinanten 166 f.
  Genußfähigkeit 182
  Risikofaktoren 62, 135, 144
  Ursachen 166
  Verantwortung 127, 146
  Voraussetzung 146
Gesundheitsbewußtsein 28, 29 f.
  selektives 30
Gesundheitserziehung 166-168, 174
  Aufgabe 166 f.
Gesundheitsförderung 14, 32 f., 149, 166
Gesundheitsgefahren 142
Gesundheitspolitik 139
Gesundheitspsychologie 39
Gesundheitsvorsorge 146, 178
Gesundheitswesen 1, 25, 166
Getränke
  alkoholische 56
Gewichtsabnahme
  Motive 65
  Patientenmotivierung 65-66
Gewohnheit 137
  Definition 137
  und Handeln 137
Gewöhnung 55
Gicht 25, 144
Glykogen 6
Grundumsatz
  Definition 164
  Verringerung 142 f.

Handeln
  soziales 95, 96-100, 104
  verantwortliches 127
Haushaltswissenschaften 21
Hedonismus
  Begriff 91
Herz-Kreislauf-Erkrankungen 26
Hunger 37, 40-41
Hyperkinetisches Syndrom 52-53
Hyperlipidämie 144
Hypertonie 25, 144
Hypothalamustheorie
  duale 41

Immunologie 17
Industrialisierung 133, 136
Industriegesellschaft 90, 101, 104 f., 156
  Ernährungspluralismus 105
  Leistungsprinzip 101
Industrieländer 129, 143, 146, 157
  Fehlernährung 143-146
  Überernährung 141
Interdisziplinarität 122

Jodmangel 143 f.

Kannibalismus 109
Karies 144, 169, 176
Kindergarten 158, 168, 171, 174
Kindes- und Jugendalter 163-164
  Eß- und Lebensstil 163-164
Kindheit
  frühe 158
Kochsalzzufuhr
  überhöhte 144
Kohlenhydrate 6-8

Konditionieren
  klassisches 55-56
  operantes 55, 56-58
Konsumentenforschung
  ökonomische 21
Konsumentenverhalten
  Einflüsse 24
Konsumgesellschaft 87
Körperform
  ideale 44
Körpergewicht
  Klassifikation 63-64
Körpermassen-Index (Body Mass Index/BMI) 64
  Definition 64
Krebs 144
Kultur 135
Kulturwissenschaften 20, 44, 72
Kwashiorkor 143

Landwirtschaft 140
  moderne 139
  ökologische 149
  Probleme 139
  systematische 136
Lean body mass/LBM 164
Lebensmittel
  Belastung 132
  Definition 59
  Umweltschadstoffe 14
  Untersuchung 15
Lebensmittelanalytik 15, 17
Lebensmittelauswahl 61
Lebensmittelerzeugung
  landwirtschaftliche 133
Lebensmittelindustrie 29, 86, 104
Lebensmittelqualität 59-60, 133, 135, 147 f.
  Bewertung 147
  Definition 147
Lebensmittelverbrauch 20
Lebensmittelwissenschaft 12
Lebensqualität 165
Lebensstil 33, 91, 129, 146, 157, 166 f.
  Änderung 66
  Definition 166
Lehrkräfte
  Ausbildung 174-175
  Qualifikation 174-175
Lernarten 55
Lernen
  Definition 155
  soziales 44, 58
Lernen am Modell 55, 58
Lernmethoden
  kognitive 58
Lernprinzipien 55
Lernpsychologie 55
Lerntheorie 38, 55
Lernziele 153, 156
  Kategorien 156
Light-Produkte 61

Magersucht (s. auch Anorexia nervosa) 37, 100
Mahlzeit 85, 96
Mahlzeitenordnung 87 f., 96, 108
Mahlzeitensystem 95

Makrobiotik 54
Mangelernährung 28, 141
  Definition 52, 142
  Entwicklungsländer 142-143, 145
  Folgen 142 f.
  Formen 143
  Kosten 144
  Ursachen 142
Marasmus 143
Massengesellschaft 87
Massenmedien 87, 138
Maßnahmen
  präventive 14, 168, 179
Materialismus 12
Medien 138
Mensch-Umwelt
  Funktionsschema 131
Mineralstoffbedarf 9
Molekulargenetik 17
Motivation 94, 137, 177
  Begriff 44
  Definition 138

Nachtblindheit 11
Nährstoffe 8, 9
  anorganische 9-10
  Begriff 5 f.
  organische 6-8
Nährstoffmangel 164
Nahrung 4, 127
  Aussehen 37
  Fremdstoffe 133 ff.
  Funktion 5
  Geruch 37
  Geschmack 37, 43
  Lustqualitäten 43
Nahrungsabneigungen 49, 55
Nahrungsangebot 87
Nahrungsaufnahme
  Determinanten 45
  Steuerung 41-44
Nahrungsauswahl 37
Nahrungsforschung
  ethnologische 81-82
Nahrungsgleichgewicht 13
Nahrungskette 88
Nahrungsmangel 14
Nahrungsmittel 6, 9, 11
  Einteilung 7
  Gruppen 6
  Überfluß 137
Nahrungsmittelallergie 53
Nahrungsmittelbeschaffung 95
Nahrungsmittelbranche
  Werbung 60-61
Nahrungsmittelindustrie 41
Nahrungsmittelproduktion 25, 128
Nahrungstabus 83, 85, 90
Nahrungsüberfluß 14
Nahrungsvorlieben 49, 55
Nahrungszubereitung 95
Nationale Verzehrsstudie (NVS) 26 ff., 31, 48
Naturkost 60
Niacin 11
Normalgewicht
  nach Broca 63

Nutzungsmuster 125

Oecotrophologie 122
  Interdisziplinarität 122
Ökologie 122
  Begriff 122-125
  Definition 122
  Gebiete 123
  holistischer Ansatz 147
Ökologische Psychologie 59
Ökosphäre 126 f.
Ökosysteme 131, 133
Ökosystemtypen 123 f.
Ökotoxikologie 135
Orthomolekulare Psychiatrie 53-54

Pellagra 11
Pflanzenernährung 9
Positivismus 12
Prävention 32 f., 37, 138, 146, 166
  primäre 45, 138, 174
Protein 6
Protein-Energie-Mangelernährung (PEM) 143
Psychoanalyse 38, 162
Psychologie 19, 38, 114
Pyridoxin 11

Rauchen 144, 165
Ressourcenverknappung 129
Riboflavin 11

Sättigung 40-41
Säuglingsalter 158, 159-162
Säuglingsernährung 159
  Phasen 160-162
Schichtung
  soziale 100, 102
Schlaganfall 26
Schlankheitsideal 72
Schule 158, 168, 171, 174
Selbsterziehung 159, 174
Selbsthilfegruppen 182
Senioren 165
Sinnlichkeit 157
Skorbut 11
Soziale Ordnung
  Ernährung 100-105
Soziale Prozesse
  Ernährung 106-107
Sozialforschung
  empirische 110-113, 117
  Methoden 23
Sozialisation 155, 167
Sozialisationsinstanzen 157
Sozialisierungsprozeß 44, 137
Sozialmedizin 1
Sozialstruktur 100
  Ernährung 102-105
Sozialwissenschaften 18, 44, 72
  holistischer Ansatz 80
Soziologie 19, 89
  allgemeine 90
  Definition 80
  klassische 85-87
  spezielle 89
Spurenelemente 10, 53

Steuerung
  kognitive 44
Stickstoffbilanz 8
Stillen 159
Stoffwechsel 5, 8-9, 12
Stoffwechselprozesse 6, 9
Streß 44, 169
Streßmanagement 67
Strukturalismus
  symbolischer 82-84
Subsystem
  politisch-ökonomisches 139-141
  sozio-kulturelles 136-139
Suizid 69, 166
Süßigkeiten 169, 176
System
  Ernährungsökologie 121
  menschliches 141-146
  soziales 123, 135-141
Systemtheorie 123
Szientismus 12

Technisierung 133
Therapie
  durch Ernährung 146
Therapiekonzepte 39
Thiamin 10
Tischgemeinschaft 85, 100, 137
  häusliche 97 f.
Tischsitten 85, 162, 167
Tradition 92, 127, 146
Tryptophan 11

Überernährung 18, 38, 137, 141
Übergewicht 14, 25, 59, 62-68, 100
  Behandlung 66-68
  Definition 62
  Entstehung 62-63
  Klassifikation 63
  nach Broca 63
  Risikofaktor 144
  Verteilung 65
Umwelt 126, 141, 166
  Belastung 132 f., 163
  Definition 59
  natürliche 130-135, 139
  soziale 19, 45
Umweltbewußtsein 59, 92
Umweltgifte 160
Umweltpolitik 139
Umweltpsychologie 59
Umweltverhalten 59
Umweltzerstörung 139
Unterernährung 18, 41, 141, 143
  akute 143
  chronische 143
  Definition 52
  Erscheinungsformen 143
  Kosten 144
Untergewicht 63
Unterricht (s. Ernährungsunterricht)

Vegetarismus 54, 93, 108, 114
Verantwortung 121, 127, 130, 147
VERA-Studie 26, 28, 31
Verbraucherverhalten 60

Vergemeinschaftung
  traditionelle 97
Vergesellschaftung
  Formen 97
Verhalten
  abweichendes 100
  Definition 51
  gewohnheitsmäßiges 138
  soziales 19
  Untersuchungsgegenstand 19
Verhaltensänderung (s. auch Verhaltensmodifikation) 157, 170, 175, 179
  Programme 57
Verhaltensforschung
  sozialökonomische 20
Verhaltensmodifikation (s. auch Verhaltensänderung) 56, 67, 73, 179-183
Verhaltenstherapie 66
  spezielle Verfahren 181-183
Verhaltenstraining 174
Verhaltenswissenschaften 19, 22
Verwahrlosung 100
Vitamine 10-11, 53
  Entdeckung 11
  Mangel 52, 143
  Versorgung 28, 53
Vollwert-Ernährung 128, 149

Wandel
  sozialer 29, 89, 106
Werbung 41, 60-61, 94, 168
  aggressive 163
Wertewandel 29, 91
Wirtschaftswissenschaften 20
Wohlbefinden (s. auch Gesundheit) 28, 127, 141
Wohlstandsgesellschaft 14, 87

Zivilisation 86, 126, 135
Zivilisationskrankheiten (s. auch Ernährungsbedingte Krankheiten) 25, 128 f., 144
  Entstehung 25

MIX
Papier aus verantwortungsvollen Quellen
Paper from responsible sources
FSC® C105338

If you have any concerns about our products,
you can contact us on
ProductSafety@springernature.com

In case Publisher is established outside the EU,
the EU authorized representative is:
**Springer Nature Customer Service Center GmbH
Europaplatz 3, 69115 Heidelberg, Germany**

Printed by Libri Plureos GmbH
in Hamburg, Germany